艾滋病
机会性感染实例图谱

RADIOLOGICAL HALLMARKS OF OPPORTUNISTIC INFECTIONS IN AIDS:
A Compilation of In-Clinic Diagnostic Imaging

陈耀凯　吕圣秀　著

重庆大学出版社

图书在版编目(CIP)数据

艾滋病机会性感染实例图谱/陈耀凯,吕圣秀著
. -- 重庆:重庆大学出版社,2021.12
ISBN 978-7-5689-3004-8

Ⅰ.①艾… Ⅱ.①陈… ②吕… Ⅲ.①获得性免疫缺
陷综合征—诊断—图集 Ⅳ.①R512.910.4-64

中国版本图书馆 CIP 数据核字(2021)第 264358 号

艾滋病机会性感染实例图谱
AIZIBING JIHUIXING GANRAN SHILI TUPU
陈耀凯 吕圣秀 著
策划编辑:鲁 黎
特约编辑:兰明娟
责任编辑:陈 力 版式设计:鲁 黎
责任校对:关德强 责任印制:张 策
*
重庆大学出版社出版发行
出版人:饶帮华
社址:重庆市沙坪坝区大学城西路 21 号
邮编:401331
电话:(023)88617190 88617185(中小学)
传真:(023)88617186 88617166
网址:http://www.cqup.com.cn
邮箱:fxk@cqup.com.cn(营销中心)
全国新华书店经销
重庆俊蒲印务有限公司印刷
*
开本:889mm×1194mm 1/16 印张:16.75 字数:499 千
2021 年 12 月第 1 版 2021 年 12 月第 1 次印刷
ISBN 978-7-5689-3004-8 定价:128.00 元

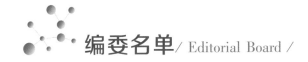

编委名单 / Editorial Board /

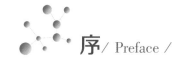

艾滋病是严重危害人类身体健康的传染病，已成为全球最为紧迫的公共卫生防治和社会问题之一，也是我国政府一直重点控制的主要传染病。重庆是全国艾滋病高发地区，历届政府都将艾滋病的防控作为卫生工作的主要任务之一。

重庆市公共卫生医疗救治中心成立70余年以来，一直致力于艾滋病等传染病的防治，做出了富有成效的工作，为重庆地区艾滋病的防治做出了突出的贡献。与此同时，也积累了丰富的诊断和治疗经验。重庆市公共卫生医疗救治中心组织多位知名专家编写了《艾滋病机会性感染实例图谱》，以展示重庆市公共卫生医疗救治中心在艾滋病机会性感染影像学诊断方面所取得的成绩，最重要的是总结了艾滋病机会性感染影像学的临床经验，为艾滋病防治工作提供了一部很有价值的学术著作。

《艾滋病机会性感染实例图谱》共12章，收集了200余例典型病例、900余幅高质量影像学图片，涵盖各个系统和部位的艾滋病机会性感染病例和与之相关的鉴别病例。全书内容丰富，图文并茂，对从事艾滋病防治工作的临床医师、影像科医师及其他相关专业的医师和医学生具有很好的借鉴价值和参考价值。

李宏军

2020 年 11 月

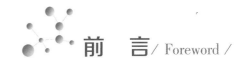

尽管我国的艾滋病防控工作已经取得了很大成绩,但我国艾滋病疫情仍然比较严重。在艾滋病机会性感染的诊断、治疗及筛查中,影像学检查起着举足轻重的作用。随着影像学检查技术和方法的不断涌现,有许多艾滋病机会性感染的影像学表现及征象已被重新认识。

为此,我们组织了重庆市公共卫生医疗救治中心、重庆医科大学、重庆市职业病防治院、海南省第三人民医院、深圳市第三人民医院等单位从事影像学诊断的中青年专家、博士、硕士等共同编写了《艾滋病机会性感染实例图谱》一书,全书以 200 余例艾滋病机会性感染患者 900 余幅 X 线、CT、MRI、B 超等影像学诊断及鉴别诊断资料为主要内容,辅以艾滋病机会性感染的概念、临床表现、实验室检查等进行系统介绍。

本书可供从事艾滋病防治工作的临床医师、影像科医师及其他相关专业医师和医学生使用。

鉴于作者水平有限,书中疏漏之处,望读者不吝赐教。

编　者

2020 年 11 月

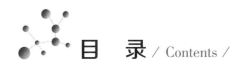

目 录 / Contents /

第一章 │ 艾滋病机会性感染简介

艾滋病,又称获得性免疫缺陷综合征(acquired immune deficiency syndrome,AIDS),是人类免疫缺陷病毒(human immunodeficiency virus,HIV)侵犯 CD4$^+$T 淋巴细胞引起的免疫缺陷性疾病。早期患者可无症状,晚期患者多死于机会性感染及机会性肿瘤。以下是常见的艾滋病相关性机会性感染及诊疗方法简介。

一、肺孢子菌肺炎

1. 诊断

①亚急性起病,呼吸困难逐渐加重,伴有发热、干咳、胸闷,症状逐渐加重,严重者发生呼吸窘迫。

②肺部阳性体征少,或可闻及少量散在的干湿啰音,体征与疾病症状的严重程度往往不成比例。

③胸部 X 线检查可见两肺从肺门开始的弥漫性磨玻璃影、网格状间质浸润,肺部 CT 显示两肺毛玻璃状改变,13% ~18% 的患者同时合并细菌或分枝杆菌感染,肺部影像学可有相应表现。

④血气分析示低氧血症,严重病例动脉血氧分压(PaO$_2$)明显降低,常在 60 mmHg(1 mmHg = 0.133 kPa)以下。

⑤血乳酸脱氢酶常 >500 mg/dL。

⑥确诊依靠病原学检查如痰液或支气管肺泡灌洗/肺组织活检等发现肺孢子菌的包囊或滋养体。

2. 治疗

(1)对症治疗

卧床休息,给予吸氧,注意水和电解质平衡。

(2)病原治疗

首选复方磺胺甲噁唑(SMZ-TMP),轻-中度患者口服 TMP 15 ~20 mg/(kg·d),SMZ 75 ~100 mg/(kg·d),分 3 ~4 次用,疗程 21 d,必要时可延长疗程。重症患者给予静脉用药,剂量同口服。SMZ-TMP 过敏者可试行脱敏疗法。替代治疗:①克林霉素,600 ~900 mg,静脉滴注,每 8 h 1 次,或 450 mg 口服,每 6 h 1 次;联合应用伯氨喹 15 ~30 mg,口服,1 次/d,疗程21 d。②氨苯砜,100 mg,口服,1 次/d;联合应用甲氧苄胺嘧啶200 ~400 mg,口服,2 ~3 次/d,疗程 21 d。③喷他脒,3 ~4 mg/kg,1 次/d,缓慢静脉滴注(60 min 以上),疗程 21 d。④卡泊芬净,首日 70 mg/d,后予以 50 mg/d 维持,疗程21d。

(3)激素治疗

中重度患者(PaO$_2$ <70 mmHg 或肺泡-动脉血氧分压差 >35 mmHg),早期(72 h 内)可应用糖皮质激素治疗,每次 40 mg,2 次/d,持续 5 d;然后每次 40 mg,1 次/d,持续 5 d;最后以每次 20 mg,1 次/d,直至治疗结束。

(4)辅助通气

常规予以鼻导管吸氧维持血氧饱和度;伴严重低氧血症的患者可予以高浓度面罩吸氧。在上述呼吸支持治疗后缺氧无明显改善者,可进行机械通气支持治疗。

(5)抗逆转录病毒治疗

尽早进行抗逆转录病毒治疗(anti-retroviral therapy,ART),通常在抗 PJP 治疗的 2 周内进行。

3. 预防

(1)预防指征　CD4$^+$T 淋巴细胞计数 <200 个/μL 的成人和青少年,包括孕妇及接受 ART 者。

(2)药物选择　首选 SMZ-TMP,2 片/d 与 1 片/d 同样有效。若患者对该药不能耐受,替代药品有氨苯砜。PJP 患者经 ART 后 CD4$^+$T 淋巴细胞计数增加到 >200 个/μL 并持续 ≥3 个月时,可停止预防用药。如果 CD4$^+$T 淋巴细胞计数又降低到 <200 个/μL 时,应重新开始预防用药。

二、结核病

1. 诊断

结核病可发生在任何 CD4$^+$T 淋巴细胞计数水平的艾滋病患者。艾滋病合并结核病的诊断需要结合临床表现、辅助检查、病理学检查及影像学检查结果来进行综合判断,尤其要注意发生于 HIV 感染者的结核病在临床表现及诊断方面有其自身特点,不能将一般结核病的诊断方法简单地套用于艾滋病合并结核病的诊断中,在进行诊断时应注意患者的免疫功能状态,CD4$^+$T 淋巴细胞计数较高患者的表现与普通结核病患者类似,而 CD4$^+$T 淋巴细胞计数低的患者常表现为肺外结核。抗酸染色涂片和培养仍是确诊结核病的主要方法。

2. 治疗

艾滋病患者结核病的治疗原则与非艾滋病患者相同,但抗结核药物使用时应注意与抗病毒药物之间的相互作用及配伍禁忌。

治疗药物:异烟肼(H)、利福平(R)、利福布汀(LB)、乙胺丁醇(E)、吡嗪酰胺(Z),根据情况也可选用对氨基水杨酸钠(PAS)、阿米卡星(A)、喹诺酮类抗菌药物及链霉素(S)等。

如果结核分枝杆菌对一线抗结核药物敏感,则使用异烟肼 + 利福平(或利福布汀)+ 乙胺丁醇 + 吡嗪酰胺进行 2 个月的强化期治疗,然后使用异烟肼 + 利福平(或利福布汀)进行 4 个月的巩固期治疗。对抗结核治疗的反应延迟(即在抗结核治疗 2 个月后仍有结核病相关临床表现或者结核分枝杆菌培养仍为阳性)、骨和关节结核病患者,抗结核治疗疗程应延长至 9 个月。中枢神经系统结核患者,疗程应延长到 9 ~ 12 个月。

对艾滋病合并结核病患者均建议先给予抗结核治疗,之后启动 ART 治疗。鉴于免疫炎性反应重建综合征(immune reconstitution inflammatory syndrome,IRIS)即便出现也很少导致死亡,目前主张尽早进行。对于 CD4$^+$T 淋巴细胞计数 <50 个/μL 的患者,建议肺结核患者抗结核治疗 2 周内开始 ART,对于 CD4$^+$T 淋巴细胞计数 ≥50 个/μL,肺结核病情较严重者,如低体重指数、低血红蛋白、低白蛋白血症及器官功能障碍等,建议在抗结核 8 周内抗病毒治疗,如病情较轻,则可在抗结核 2 周后再开始 ART。

3. 预防

如患者结核潜伏感染相关检测(推荐的检测方法为 T-SPOT 检测)结果为阳性,可用以下方案进行干预:

(1)优选方案　异烟肼 300 mg,1 次/d,口服,共 9 个月;或异烟肼,2 次/周,每次 900 mg,共用 9

个月。联合使用维生素 B$_6$ 可减少周围神经炎发生(25 mg/d,口服,用至预防用药疗程结束)。

(2)替代方案 利福平 600 mg,1 次/d,口服,连用 4 个月;或口服利福布汀,连用 4 个月(剂量依据 ART 用药不同而具体调整)。在进行预防性化疗之前应注意排除活动性结核病的可能。

三、非结核分枝杆菌感染

艾滋病患者可并发非结核分枝杆菌感染,其中主要为鸟分枝杆菌复合群(mycobacterium avium complex,MAC)感染。

1. 诊断

MAC 感染的临床症状同活动性结核病相似,但全身播散性病变更为常见,可累及多脏器,表现为贫血、肝脾肿大及全身淋巴结肿大。确诊有赖于从血液、淋巴结、骨髓以及其他无菌组织或体液中培养出非结核分枝杆菌,并通过 DNA 探针、高效液相色谱或生化反应进行菌种鉴定。胶体金法可用于临床非结核分枝杆菌的初步鉴定,采用 PCR 加基因测序的方法可对临床分离的常见分枝杆菌进行鉴定。粪便或活检组织的抗酸染色涂片与培养及影像学检查等可协助诊断。

2. 治疗

MAC 感染治疗的首选方案是克拉霉素 500 mg/次,2 次/d(或阿奇毒素 500 mg/d) + 乙胺丁醇 15 mg/(kg·d),同时联合应用利福布汀(300~600 mg/d)可提高生存率和降低耐药性。严重感染及严重免疫抑制(CD4$^+$T 淋巴细胞计数 <50 个/μL)患者可加用阿米卡星(10 mg/(kg·d),肌内注射,1 次/d)或喹诺酮类抗菌药物,如左氧氟沙星或莫西沙星,疗程 9~12 个月。其他分枝杆菌感染的治疗需根据具体鉴定的菌种及药敏检测结果采取相应的治疗措施。

在抗 MAC 治疗开始 2 周后尽快启动 ART。

3. 预防

CD4$^+$T 淋巴细胞计数 < 50 个/μL 的艾滋病患者需要给予预防性治疗,方案是克拉霉素 500 mg/次,2 次/d;或阿齐霉素,1 200 mg/周。如果患者不能耐受克拉霉素和阿齐霉素,可以选择利福布汀进行预防治疗,常规剂量为 300 mg,1 次/d。如患者经 ART 治疗使 CD4$^+$T 淋巴细胞数增加到 > 100 个/μL 并持续≥3 个月时,可停止预防用药。一旦患者 CD4$^+$T 淋巴细胞数 < 50 个/μL,就应再次给予预防性治疗。

播散性 MAC 感染者在完成治疗(12 个月以上)后,需要长期维持治疗(治疗方案与初始治疗方案一致)直至患者 CD4$^+$T 淋巴细胞数增加到 >100 个/μL,并持续≥6 个月时为止。

四、巨细胞病毒感染

巨细胞病毒(cytomegalovirus,CMV)感染是艾滋病患者最常见的疱疹病毒感染。CMV 可侵犯患者多个器官系统,包括眼、肺、消化系统、中枢神经系统等,其中巨细胞病毒视网膜脉络膜炎是艾滋病患者最常见的 CMV 感染。

1. CMV 视网膜炎的诊断和治疗

患者常表现为快速视力下降,确诊有赖于眼底镜检查。

治疗采用更昔洛韦 5~7.5 mg/kg,静脉滴注,每 12 h 1 次,疗程 14~21 d;然后以 5 mg/(kg·d)序贯维持治疗。也可使用膦甲酸钠 180 mg/(kg·d),分 2~3 次用(静脉应用需水化),2~3 周后改为 90 mg/(kg·d),静脉滴注,1 次/d。病情危重或单一药物治疗无效时可二者联用。CMV 视网膜炎可球后注射更昔洛韦。

2. 其他部位 CMV 感染的诊断和治疗

CMV 食道炎或者肠炎表现为发热、吞咽困难或吞咽疼痛、腹泻、水样便或者血水样便,伴有腹痛。胃镜或者肠镜可见到黏膜溃疡,组织病理学可以见到 CMV 的包涵体。治疗药物同上,疗程 3~4 周或症状体征消失后维持用药。CMV 脑炎表现为神经精神改变、昏睡、精神错乱、意识模糊、迟钝、失语、视力障碍、无力、癫痫发作、面瘫等。诊断依赖于脑脊液或者脑组织 PCR 进行 CMV DNA 的检测,敏感性为 80%,特异度为 90%。治疗上采用更昔洛韦联合膦甲酸钠治疗 3 ~ 6 周,剂量同上,而后维持治疗直至免疫功能重建。

在抗 CMV 治疗开始 2 周内尽快启动 ART。

3. 预防

CMV 感染不主张进行一级预防。对于 CD4$^+$T 淋巴细胞计数 <200 个/μL 的患者,可定期检查眼底。一旦出现 CMV 感染,应积极治疗,在疾病控制之后需序贯用药以预防复发。在经 ART 后 CD4$^+$T 淋巴细胞计数 >100 个/μL 且持续 6 个月以上时可以考虑停止预防给药。

五、弓形虫脑病

1. 诊断

临床表现为局灶或弥漫性中枢神经系统损害。头颅计算机断层成像(computer tomography,CT)平扫呈单个或多个低密度病灶,增强扫描呈环状或结节样增强,周围一般有水肿带。磁共振成像(magnetic resonance imaging,MRI)表现为颅内多发长 T1 和长 T2 信号。正电子发射断层成像(positron emission tomography,PET)检测有助于临床诊断。确诊依赖脑组织活检。

2. 治疗

(1)病原治疗　第一次乙胺嘧啶 100 mg,2 次/d,口服。此后剂量根据体重而变化:体重 ≤60 kg,乙胺嘧啶 50 mg,口服,1 次/d + 磺胺嘧啶 1 000 mg,口服,每 6 h 1 次 + 甲酰四氢叶酸 10 ~ 25 mg,口服,1 次/d;体重 >60 kg,乙胺嘧啶 75 mg,口服,1 次/d + 磺胺嘧啶 1 500 mg,口服,每 6 h 1 次 + 甲酰四氢叶酸 10 ~ 25 mg,口服,1 次/d。替代治疗:SMZ-TMP 30 mg/kg,口服,每 12 h 1 次加或不加克林霉素 600 mg/次,每 8 h 1 次,静脉给药;或者 SMZ-TMP 30 mg/kg,口服,每 12 h 1 次加或不加阿奇霉素 0.5 g,1 次/d,静脉给药。疗程至少 6 周。

(2)对症治疗　降颅压、抗惊厥、抗癫痫等。

(3)ART　在抗弓形虫治疗开始的同时尽快启动 ART。

3. 预防

对无弓形虫脑病病史但 CD4$^+$T 淋巴细胞数 <100 个/μL 且弓形虫抗体 IgG 阳性的患者应给予预防用药,一般采用 SMZ-TMP,2 片/次,1 次/d。对既往患过弓形虫脑病者要长期用乙胺嘧啶(25 ~ 50 mg/d)联合磺胺嘧啶(2 ~ 4 g/d)预防,直至 CD4$^+$T 淋巴细胞增加到 >200 个/μL 并持续 ≥3 个月。一旦 CD4$^+$T 淋巴细胞数下降到 <100 个/μL,需重新开始预防用药。

六、真菌感染

1. 诊断

临床上常见的是假丝酵母菌感染和新型隐球菌感染。除此之外在南方或潮湿多雨地区马尔尼菲篮状菌病也较常见,诊断依靠临床表现或感染部位发现病原体。血或脑脊液隐球菌乳胶凝胶实验可辅助诊断新型隐球菌感染。

2. 治疗

(1)假丝酵母菌感染　口腔假丝酵母菌感染首选制霉菌素局部涂抹加碳酸氢钠漱口水漱口,疗效欠佳时选用口服氟康唑 100 mg/d,持续 7 ~ 14 d。

(2)食道假丝酵母菌感染　氟康唑 100 ~ 400 mg/d,口服,不能耐受口服者静脉注射氟康唑治疗,疗程 14 ~ 21 d。或者伊曲康唑 200 mg,1 次/d,口服,共 14 ~ 21 d。对于合并口腔真菌感染的患者应尽快进行 ART,可在抗真菌感染的同时进行 ART。

（3）新型隐球菌感染 ①病原治疗：分为诱导期、巩固期和维持期3个阶段进行治疗。诱导期治疗经典方案为两性霉素B+5-氟胞嘧啶。诱导治疗期至少2周，在脑脊液培养转阴后改为氟康唑（400 mg/d）进行巩固期治疗，巩固治疗期至少8周，而后改为氟康唑（200 mg/d）进行维持治疗，维持期至少1年，持续至患者通过抗病毒治疗后CD4$^+$T淋巴细胞计数>200个/μL并持续至少6个月时可停药。②降颅压治疗：首选甘露醇，颅压不易控制者可行腰椎穿刺术降低颅压，重症者可行侧脑室外引流或脑脊液脑室腹腔分流术。③ART：合并隐球菌脑膜炎的艾滋病患者过早进行ART可能会增加病死率，故ART应考虑适当延迟，一般在抗隐球菌治疗4~6周后开始ART。

（4）肺隐球菌感染 推荐使用氟康唑，400 mg/d口服或静脉滴注，疗程12个月，如抗病毒治疗后CD4$^+$T淋巴细胞计数>100个/μL，在治疗1年后停止氟康唑维持治疗。艾滋病合并隐球菌肺炎的患者应在抗隐球菌治疗2周内尽早进行ART。

（5）马尔尼菲篮状菌病 ①推荐方案：两性霉素B脂质体3~5 mg/(kg·d)，静脉给药，持续2周，序贯口服伊曲康唑，400 mg/d，持续10周，然后予以二级预防治疗；轻度患者可予以伊曲康唑400 mg/d，持续8周，然后伊曲康唑200 mg/d，口服至CD4$^+$T淋巴细胞计数>100个/μL且持续6个月。②替代方案：伏立康唑6 mg/(kg·d)，每12 h 1次，静脉滴注1 d，然后改为4 mg/(kg·d)，每12 h 1次，静脉滴注3 d，改为伊曲康唑200 mg，2次/d，口服达12周，然后伊曲康唑200 mg，1次/d，口服至CD4$^+$T淋巴细胞计数>100个/μL且持续6个月。

3. 预防

一般不推荐一级预防，如患者反复出现假丝酵母菌感染或感染的程度较重，可考虑预防用药，首选氟康唑口服：100 mg/次，1次/d。对于曾患隐球菌感染的患者需长期维持治疗以防止复发，首选氟康唑口服：200 mg/次，1次/d，也可使用同剂量的伊曲康唑替代。当患者的CD4$^+$T淋巴细胞计数>100个/μL并持续至少3个月时，可停止预防用药。一旦CD4$^+$T淋巴细胞计数<100个/μL，需再次给予预防性治疗。

第二章 │ 影像学检查

第一节　X 线成像

一、X 线成像检查技术

近年来,X 线成像技术几乎全部实现了数字化,即数字化 X 射线摄影技术(digital radiography,DR)取代了传统的 X 线摄影技术和计算机 X 射线摄影技术(computed radiography,CR)。

X 线检查可分为常规检查、特殊检查和造影检查 3 大类。

(一)常规检查

常规检查包括透视和 X 线摄影。除了观察病变的动态变化,一般很少应用透视做出诊断。X 线摄影大多采用 DR。DR 图像具有较高分辨率,图像锐利度好,细节显示清晰,图像层次丰富;时间分辨力高,成像速度快;曝光宽容度大,可修正后处理调节;后处理功能强大;图像可在计算机中存储、传输、调阅;可直接与影像存储与传输系统(picture archiving and communication system,PACS)联网,实现远程会诊,适应数字化网络时代的要求。

(二)特殊检查

很少应用。对于特殊的器官如乳腺的检查,利用软射线进行钼靶摄影。

(三)造影检查

利用引入对比剂的方法产生和(或)增加人体组织器官之间的密度对比而显影的技术。根据对比剂引入途径的不同可分为 2 类。一类是直接引入法,包括口服法(食管及胃肠钡餐检查)、灌注法(钡剂灌肠,支气管造影,逆行胆道造影,逆行泌尿道造影,瘘管、脓腔造影及子宫输卵管造影等)、穿刺注入法(可直接或经导管注入器官或组织内,如心血管造影、关节造影和脊髓造影等)。另一类是间接引入法,即造影剂先被引入某一特定组织或器官内,后经吸收并聚集于欲造影的某一器官内,从而使之显影,包括吸收性造影与排泄性造影 2 类。吸收性造影如淋巴管造影;排泄性造影如静脉胆道造影、静脉肾盂造影和口服法胆囊造影等。常用的造影方法介绍如下。

1. 数字减影血管造影

数字减影血管造影(digital subtraction angiography,DSA)是一种在具有数字化成像和减影功能的血管造影机上进行的血管造影检查。由于所获图像是数字化和减影后的,无血管以外组织结构影像的干扰,可对图像进行多种后处理以改善影像质量,配合使用各种软件功能,可进行心脏、血管的形态、功能及腔内结构的运动和血流动力学研究。血管造影多用于血管疾病的诊断和良、恶性肿瘤的鉴别。

2. 胃肠钡剂造影

钡剂造影是消化道疾病的首选影像学诊断方法。

(1)上消化道钡剂造影　吞服钡剂时及吞服后在 X 线透视下从各种角度观察食管、胃、十二指肠、空肠、回肠、回盲部等形态,以及黏膜、蠕动、张力及通畅性等变化,分析并发现病变,摄片记录所见。

(2)下消化道钡剂造影　经肛门将钡剂及气体灌入结肠,行气钡双重对比检查,以发现结肠黏膜溃疡、息肉、肿瘤等病变。

3. 尿路造影

(1)排泄性尿路造影(excretory urography)　又称静脉肾盂造影(intravenous pyelography),是泌尿系统最常用的造影方法。由静脉注入有机碘溶液,通过肾排泄使泌尿系统显影。此法不仅可显示肾实质以及肾盏、肾盂、输尿管和膀胱的管腔形态,还可了解双侧肾脏排泄功能。碘过敏,严重肝、肾或心脏功能不全和急性肾炎等应列为禁忌证。

(2)逆行肾盂造影(retrograde pyelography)　先做膀胱镜检查,然后向输尿管开口插入输尿管导管,使导管顶端置于肾盂输尿管交接部,每侧缓慢注入 12.5% 碘化钠或 30% 泛影葡胺 7 ~ 10 mL 后立即摄片。本法显示肾盂肾盏形态较好,但不能了解肾脏的排泄功能。本法主要用于排泄性尿路造影显影不良或不宜检查者,有急性尿路感染和尿道狭窄者禁用。

(3)膀胱造影(cystography)　造影前清洁洗肠并排尿,将导管插入膀胱,注入 3% ~ 6% 碘化钠 100 ~ 200 mL,摄正位及左右斜位片,显影后将造影剂排出,必要时可注入适量空气进行双对比造影。

(4)尿道造影(urethrography)　将导尿管插入前尿道或将注射器直接抵住尿道口,注入 20% ~ 30% 泛影葡胺,同时摄片,也可在做完膀胱造影后拔出导尿管,嘱患者排尿,在排尿时摄片。排尿时全尿道处于松弛状态,对观察尿道狭窄、瘘管等更为适用。

二、X 线成像的临床应用

1. X 线诊断

为了做出正确的 X 线诊断,在分析和诊断中应遵循一定的原则和步骤。

(1)观察分析 X 线片时,应注意投照技术条件。例如,摄影位置是否准确,摄影条件是否恰当,即照片质量是否满足 X 线诊断需要。

(2)为了不遗漏重要 X 线征象,应按一定顺序,全面而系统地进行观察。例如,分析 X 线片时,应注意胸廓、肺、纵隔、横膈及胸膜,并应结合临床,着重对其中某一方面的观察。在分析胸部 X 线片时,应从肺尖到肺底,从肺门到肺周依次进行观察。在分析骨关节 X 线片时,应依次观察骨骼、关节及软组织。在分析骨骼时,则应注意骨皮质、骨松质及骨髓腔等。否则很容易被引人注目的部分所吸引,忘记或忽略观察其他部分,而这部分恰好是更重要而且必须阅读的部分。

(3)在观察分析过程中,应注意区分正常与异常,应熟悉正常解剖和变异及其 X 线表现。

(4)观察异常 X 线表现,应注意观察其部位和分布、数目、形状、大小、边缘、密度及其均匀性与器官本身的功能变化和病变邻近器官组织的改变。

(5)在分析判断时,还需找出一个或一些有关键意义的 X 线表现,以便提出一个或几个疾病来解释这些表现,也就是提出初步的 X 线诊断。

(6)前述初步考虑的 X 线诊断是否正确,还必须用其他临床资料和影像诊断检查结果加以验证。临床资料中的年龄、性别、职业史、接触史、生活史、体征及重要检查发现和治疗经过等,对确定 X 线诊断都具有重要意义。如初步考虑的 X 线诊断与其他临床资料是吻合的,则诊断的准确性就比较大;如不吻合,则需复核观察与分析是否准确,推理是否符合逻辑,X 线诊断是否妥当,临床资料是否齐全与准确。

X 线诊断结果基本上有 3 种情况:①肯定性诊断,即经过 X 线检查,可以确诊。②否定性诊断,即经过 X 线检查,排除了某些疾病。但应注意它有一定限制,因病变从发生到出现 X 线表现需要一定时间,在该时间内 X 线检查可以呈阴性;病变与其所在器官组织间的自然对比好坏也会影响 X 线征象的显示。因此,要正确评价否定性诊断的意义。③可能性诊断,即经过 X 线检查,发现了某些 X 线征象,但不能确定病变性质,因而列出几个可能性。每种可能性诊断的可能性大小存在很大的差别,在诊断结论中需要用不同的词汇准确表达出这种可能性大小的差异。

2. X 线诊断的临床应用

X 线诊断用于临床已有百年历史。尽管其他一些先进的影像检查技术,例如 CT 和 MRI 等对一部分疾病的诊断显示出了很大的优越性,但它们并不能完全取代 X 线检查。X 线检查具有经济、简便等特点,仍然是最基本的影像诊断方法。

第二节　计算机断层成像

计算机断层成像(computed tomography,CT)是从 1895 年伦琴发现 X 线以来在 X 线诊断方面的最大突破,是近代飞速发展的电子计算机控制技术和 X 线检查摄影技术相结合的产物。

一、CT 检查方法

1. 平扫

平扫(plain scan)是指不用对比增强或造影的普通扫描,在做 CT 检查时一般都是先行平扫。

2. 增强扫描

增强扫描(contrast scan)是指经静脉注入水溶性有机碘对比剂后再行扫描的方法,较常应用。血管内注入碘对比剂后,正常组织与病变内碘的浓度可产生差别,形成密度差,用以显示平扫上未被显示或显示不清的病变,并可通过病变强化的方式对病变进行定性诊断。

3. 图像后处理技术

螺旋 CT 扫描时间与成像时间短,扫描范围广,层厚较薄并可获得连续横断层面数据,经过计算机后处理,可重组任意方位的二维、三维重组图像,CT 血管造影图像等。常用的技术有再现技术、仿真内镜显示技术和 CT 灌注成像等。

(1)再现技术　再现技术有 3 种,即表面再现、最大密度投影和容积再现。再现技术可获得 CT 的三维立体图像,使被检查器官的影像有立体感,通过旋转可在不同方位上观察,多用于骨骼的显示和 CT 血管造影(CT angiography,CTA)。

(2)仿真内镜显示技术　仿真技术是一种计算机技术,它与 CT 或 MRI 结合而开发出仿真内镜功能。容积数据同计算机领域的虚拟相结合,如管腔导航技术或漫游技术可模拟内镜检查的过程,即从一端向另一端逐步显示管腔器官的内腔。行假彩色编码,使内腔显示更为逼真。有仿真血管镜、仿真支气管镜、仿真喉镜、仿真鼻窦镜、仿真胆管镜和仿真结肠镜等,效果较好。

(3)CT 灌注成像　CT 灌注成像是经静脉团注有机水溶性碘对比剂后,对感兴趣器官,例如脑、肝、肾、心脏等器官,在固定的层面行连续扫描,得到多帧图像,通过不同时间影像密度的变化,绘制出每个像素的时间-密度曲线,而算出对比剂到达病变的峰值时间、平均通过时间、局部血容量和局部血流量等参数,再经假彩色编码处理可得 4 个参数图。分析这些参数与参数图可了解感兴趣区毛细血管血流动力学,即血流灌注状态。CT 灌注成像是一种功能成像。

二、CT 图像的特点

1. 断层显示解剖结构

常规 X 线摄影是重叠成像,不同密度、不同厚度的结构相互遮挡,无法分辨。CT 是断层图像,可以把常规 X 线摄影所遮挡的解剖或病理结构显示得非常清晰。

2. 密度分辨率高

CT 与 X 线图像相比密度分辨力高 10 ~ 20 倍,而且可通过窗宽、窗位的调整,使全部灰阶通过分段得到充分显示,弥补了人肉眼观察分辨灰阶的限制,可以显示许多密度差别很小的结构和病变。

3. 建立了数字化标准

CT 是数字化成像,CT 值的测量可使我们在诊断过程中有相对统一的标准,可以通过组织的绝对 CT 值和 CT 值的动态变化确定组织的性质,从而提高诊断的准确程度。

三、CT 的临床应用

1. 中枢神经系统疾病的诊断

CT 对颅内肿瘤、脓肿与肉芽肿、寄生虫病、外伤性血肿与脑损伤、缺血性脑梗死与脑出血以及椎管内肿瘤与椎间盘突出等疾病诊断效果好,诊断较为可靠。螺旋 CT 可获得比较精细和清晰的血管重组图像,即 CTA,而且能做到三维实时显示,所以临床应用日趋广泛。

2. 头颈部疾病的诊断

CT 对眶内占位病变、早期鼻窦癌、中耳小胆脂瘤、听骨破坏与脱位、内耳骨迷路的轻微破坏、耳先天发育异常及鼻咽癌的早期发现等具有较好的诊断价值。

3. 胸部疾病的诊断

CT 对肺癌和纵隔肿瘤等的诊断很有帮助。低辐射剂量扫描可用于肺癌的普查。肺间质和实质性病变也可以得到较好显示。CT 对 X 线片较难显示的病变,例如与心、大血管重叠病变的显示,更具优越性。对胸膜、膈、胸壁等病变,也可清楚显示。

4. 心脏及大血管疾病的诊断

心脏及大血管 CT 诊断价值的大小取决于 CT 装置。需要使用多层螺旋 CT 或电子束 CT,而普通 CT 诊断价值不大。螺旋 CT 和电子束 CT 检查可以很好显示冠状动脉和心瓣膜的钙化和大血管壁的钙化,对诊断冠心病有所帮助。心血管造影 CT 对先天性心脏病如心内、外分流和大血管狭窄以及瓣膜疾病的诊断有价值。多层螺旋 CT 通过图像重组可显示冠状动脉的软斑块。CT 灌注成像还可对急性心肌缺血进行观察。

5. 腹部及盆部疾病的诊断

CT 检查应用日益广泛,主要用于肝、胆、胰、脾、腹膜腔及腹膜后间隙以及肾上腺及泌尿生殖系统疾病的诊断,尤其是肿瘤性、炎症性和外伤性病变等。胃肠病变向腔外侵犯以及邻近和远处转移等,CT 检查有重要价值。胃肠管腔内病变诊断主要依赖钡剂造影和内镜检查及病理活检。

第三节　磁共振成像

磁共振成像(magnetic resonance imaging, MRI)是在物理学领域发现磁共振现象的基础上,于 20 世纪 70 年代继 CT 之后,借助电子计算机技术和图像重建数学的进展和成果而发展起来的一种新型医学影像检查技术。近年来,MRI 技术发展十分迅速。

一、MRI 检查方法

MRI 技术有别于 CT,它不仅可行横断面成像,还可行多方位成像,同时还可获得多种参数的图像,如 T1 加权像、T2 加权像等。若要获取这些图像必须选择适当的脉冲序列和成像参数。

1. 脉冲序列技术

MRI 的高敏感性基于正常组织与病理组织弛豫时间的不同,并受质子密度、脉冲序列的影响。常用的脉冲序列有:

(1)自旋回波(spin echo,SE)序列　常规 SE 序列是临床上最常用的成像序列,采用"90°-180°"脉冲组合形式构成。其特点为可消除由于磁场不均匀性所致的去相位效应,磁敏感伪影小。但其采集时间较长,尤其是 T2 加权成像,重 T2 加权时信噪比较低。该序列为 MRI 的基础序列。

(2)反转恢复(格式调整)(inversion recovery, IR)序列　IR 序列由"180°-90°-180°脉冲组合形式构成。其特点为具有较强的对比,以显示解剖,通过选择适当的反转时间(time of inversion, TI)可得到不同质子纵向磁化的显著差异。还可根据需要设定 TI,饱和特定组织产生具有特征性对比的图像,如短反转恢复(short TI inversion recovery,STIR)、液体衰减反转恢复 (fluid attenuated inversion recovery,FLAIR)等序列。

(3)快速自旋回波(turbo SE,TSE;fast SE,FSE)序列　采用"90°-180°-180°"脉冲组合形式构成。其图像对比性特征与 SE 相似,磁敏感性更低,成像速度加快,使用大量180°射频脉冲,使扫描时间显著缩短。

(4)梯度回波(gradient echo, GRE)序列　梯度回波技术是常用的快速成像脉冲序列,且有多种类型,其中常规 GRE 序列最为成熟。该序列激励脉冲小于90°,翻转脉冲不使用180°,取而代之的是一对极性相反的去相位梯度磁场及相位重聚梯度磁场,其方法与 SE 中频率编码方向的去相位梯度及读出梯度的相位重聚方法相同。由于小翻转角使纵向磁化快速恢复,缩短了重复时间 TR,也不会产生饱和效应,故使数据采集周期变短,提高了成像速度。其最常用的 2 个序列是快速小角度激发(fast low angle shot, FLASH)序列和稳态进动快速成像(fast imaging with steady state precession,FISP)序列。

(5)平面回波成像(echo planar imaging,EPI)　EPI 技术是迄今最快的 MRI 技术,它是在一次射频脉冲激励后在极短的时间内(30～100 ms)连续采集一系列梯度回波,用于重建一个平面的 MRI 图像。EPI 技术已在临床广泛应用,单次激发 EPI,以扩散成像、灌注成像、脑运动皮质功能成像为目前主要的应用领域,多次激发 EPI 则在心肌灌注加权成像、腹部快速成像及腹部脏器的灌注加权成像等领域取得进展。

2. MR 对比增强检查

MRI 影像具有良好的组织对比,但正常与异常组织的弛豫时间有较大的重叠,其特异性仍较差。为提高 MRI 影像对比度,一方面着眼于选择适当的脉冲序列和成像参数,以更好地反映病变组织的实际大小、程度及病变特征;另一方面则致力于人为地改变组织的 MRI 特征性参数,即缩短质子弛豫时间。

MRI 对比剂可克服普通成像序列的限制,能改变组织和病变的弛豫时间,从而提高组织与病变的对比。MRI 对比剂按增强类型可分为阳性对比剂和阴性对比剂;按对比剂在体内分布分为细胞外间隙对比剂、细胞内分布或与细胞结合对比剂、网状内皮细胞向性对比剂和胃肠道磁共振对比剂。

3. 血管成像技术

磁共振血管成像(magnetic resonance angiography,MRA)是对血管和血流信号特征显示的一种技术。MRA 作为一种无创伤性的检查,与 CT 及常规放射学相比具有特殊的优势:它一般不需使用对比剂,流体的流动即是 MRI 成像固有的生理对比剂。流体在 MRI 影像上的表现取决于其组织特征、流动速度、流动方向、流动方式及所使用的序列参数。近年来,为提高 MRA 的准确性,又推出了对比剂增强的 MRA。

4. 磁共振电影成像技术

磁共振电影成像(magnetic resonance cine,MRC)技术是利用 MRI 快速成像序列对运动脏器实施快速成像,产生一系列运动过程的不同时段(时相)的"静态"图像。将这些"静态"图像对应于脏器的运动过程依次连续显示,即产生了运动脏器的电影图像。MRC 成像不仅具有很好的空间分辨率,更重要的是它具有优良的时间分辨率,对运动脏器的运动功能评价有重要价值。

对于无固定周期运动的脏器,如膝关节、颞颌关节等,其 MRC 的方法是将其运动的范围分成若干相等的空间等分,在每一个等分点采集一幅图像,然后将每个空间位置的图像放在一个序列内连续显示即成为关节运动功能的电影图像。

5. 磁共振水成像技术

磁共振水成像(MR hydrography)技术主要是利用静态液体具有长 T2 弛豫时间的特点。在使用重 T2 加权成像技术时,稀胆汁、胰液、尿液、脑脊液、内耳淋巴液、唾液、泪水等流动缓慢或相对静止的液体均呈高信号,而 T2 较短的实质器官及流动血液则表现为低信号,从而使含液体的器官显影。MR 水成像技术包括 MR 胰胆管成像、MR 泌尿系统成像、MR 椎管成像、MR 内耳成像、MR 涎腺管成像、MR 泪道成像及 MR 脑室系统成像等。

6. 磁共振功能成像

磁共振功能成像(functional MRI,fMRI)是指应用磁共振技术对人体进行的功能进行研究和检测。广义的磁共振功能成像包括扩散加权成像(diffusion weighted imaging,DWI)、扩散张量成像(diffusion tensor imaging,DTI)、灌注加权成像(perfusion weighted imaging,PWI)、血氧合水平依赖成像(blood oxygenation level dependent, BOLD)、磁共振波谱成像(magnetic resonance spectroscopy,MRS)等。

(1)扩散加权成像 DWI 是利用水分子扩散运动的特性对其进行扩散测量和成像的方法。与以往常规的 T1 加权像(T1 weighted imaging,T1WI)、T2 加权像(T2 weighted imaging,T2WI)不同,DWI 使 MRI 对人体的研究深入更微观的水平,反映了人体组织的空间结构信息及病理生理状态下各组织成分间水分子交换的功能状态。

扩散是人体生理功能活动中的一种重要物理过程,也是分子的随机运动,即水分子自由扩散(布朗运动)。纯水分子的扩散运动在各个方向上都相同,即各向同性,而在生物体组织结构中,水分子的扩散过程受到多种局部因素的限制,表现为不同方向的扩散度各不相同,即各向异性。而各向异性的大小与介质的物理学特性和限制分子运动的障碍物有关。因此,获得单位体积内水分子扩散的各向异性信息,即可研究生物体的细微解剖结构及功能改变。

DWI 序列的 MR 信号衰减程度取决于特定温度和压力下水的扩散能力(扩散系数 D)以及扩散敏感系数 b。D 值越大,扩散越快;反之,则越慢。b 值越大,扩散权重的程度越大。在 DWI 上,分子扩散受许多因素影响(如血流、脑脊液流动和细胞膜等),所以通常采用综合了上述因素的表观扩散系数(apparent diffusion coefficient, ADC)来代替 D 值。根据不同的 b 值可以计算出 ADC 图。ADC 图上的信号强度与分子扩散运动能力的大小呈正相关。组织扩散快,信号衰减大,ADC 值高,DWI 上呈低信号,ADC 图上呈高信号;组织扩散慢,则相反。DWI 受 T2 值和扩散双重影响,ADC 图不受 T2 影响,较 DWI 能更真实地反映扩散变化,但受到扩散敏感梯度方向的影响。

(2)扩散张量成像 DTI 是近年来在扩散加权磁共振成像基础上迅速发展起来的磁共振。成像的最新技术是当前唯一能有效观察和追踪脑白质纤维束的非侵袭性检查方法。DTI 基本原理就是利用水分子在有髓鞘的神经纤维中沿着轴突方向的扩散速度远大于垂直方向的扩散,即扩散的各向异性而示踪神经纤维束。各向异性分数(fractional anisotropy,FA)是最常用的各向异性的量化指标,其大小与髓鞘的完整性、纤维致密性及平行性有关,其范围为 0(扩散无方向依赖性)~1(沿单一方向扩散)。脑白质联合纤维(胼胝体)的 FA 值最大,即各向异性程度最高,其次为脑白质的投射纤维(内囊),再次为联合纤维(半卵圆中心)。当各种病变累及白质纤维束的轴突和(或)髓鞘时,受累区域的 FA 值会有不同程度的下降。FA 可用向量图及彩色编码的 FA 图来表示,其亮度与 FA 大小成正比。

扩散张量纤维束成像(diffusion tensor tractography,DTT)又称纤维示踪技术(fiber tractography),是

利用扩散张量数据,在活体上三维显示脑白质纤维束的一种无创性成像方法。由于该技术具有显示经纤维和功能束的走行方向和立体形态的能力,因而有助于理解正常脑功能和多种影响脑功能疾病的病理过程。

(3)灌注加权成像　灌注(perfusion)是指血流通过毛细血管网,将携带的氧和营养物质输送给组织细胞的过程。灌注在一定程度上能反映器官和组织的血流动力学状态及其功能情况。由于组织器官的生理性和病理性改变都与其血流灌注变化密切相关,因此监测组织器官的血流灌注变化,能够揭示组织器官的病理过程,从而尽早诊断或对其功能状态进行判断。

PWI 是一种利用磁共振快速成像序列和图像后处理技术来反映血管变化程度和血流灌注情况,提供组织器官血流动力学方面信息的功能性成像方法。目前,PWI 最常采用的方法是经静脉内注射磁共振对比剂后,行快速成像序列成像,获得对比剂首次通过感兴趣区血管床的图像。由于钆对局部组织的磁化率产生影响,增加局部磁场的不均匀,明显缩短 T1 和 T2 弛豫时间,其中对 T2 弛豫时间的缩短影响更大,因此 PWI 多采用 T2 加权成像。其信号降低程度与组织局部对比剂浓度成正比,能够反映局部组织灌注的血容量情况。PWI 反映毛细血管床内血流分布特征的指标主要包括①容量指标:局部脑血容积（regional cerebral blood volume,rCBV）;②速度指标:血液通过组织的平均通过时间（mean transition time, MTT）和局部灌注达峰时间（time to peak,TTP）;③流量指标:局部脑血流量（regional cerebral blood flow, rCBF）。随时间变化,局部组织信号下降,得到信号强度-时间曲线,进而得到对比剂浓度-时间曲线,其曲线下的面积反映组织内的脑血容量,即 rCBV,通过工作站对各区域 rCBV 值进行处理,将其以相应的灰度或色彩显示出来,即所谓 rCBV 图;同样还可得到对比剂的 rCBF 图、MTT 图及 TTP 图。

(4)血氧合水平依赖成像　BOLD 成像是应用最广泛的 fMRI 技术,主要是利用大脑在执行某项任务或受到某种刺激时,某些脑区神经元的活动增强,引起邻近静脉血和毛细血管床的血流量和血流容量增加,导致局部氧合血红蛋白含量增加,而耗氧量相对增加不明显,使得氧供应和氧消耗之间失衡,导致该区域脱氧血红蛋白含量降低,脱氧血红蛋白作为顺磁性物质,具有明显的 T_2 缩短效应。因此,在激活状态下,该脑区由于脱氧血红蛋白的减少导致 T_2 弛豫时间相对延长,MR 信号强度增加,在脑功能图像上表现为高信号。因此,在 BOLD-fMRI 成像中,脱氧血红蛋白起到类似内源性对比剂的作用。

BOLD-fMRI 能以较高的时间和空间分辨率实时地显示出大脑特定区域的功能活动情况,使人们能够更客观、更精细、更直接地了解大脑的活动情况,因此在现代科学尤其是神经、认知和心理等科学领域得到广泛的应用,并取得了众多具有突破性的进展。

(5)磁共振波谱分析　MRS 是一种利用磁共振现象和化学位移作用,对一系列特定原子核及其化合物进行定量分析的方法,是目前唯一对人体无损伤性、用于研究活体组织器官代谢和生化变化及化合物定量分析的方法。MRS 实际上就是某种原子的化学位移分布图。其横轴表示化学位移,即频率;纵轴是化合物的信号强度,表示各种具有不同化学位移原子的相对含量。MRS 探测的不同物质的频率差别,以 ppm 表示。从某种意义上讲,MRS 是真正的分子成像技术,对一些由于体内代谢物含量改变所致的疾病有一定的诊断价值。

目前,可用于医学领域波谱研究的原子核有 ^{1}H、^{31}P、^{13}C、^{19}F 等,其中以 ^{1}H 和 ^{31}P 应用最为广泛。

^{1}H-MRS 中常用的人脑代谢物的共振峰及意义如下:

N-乙酰天门冬氨酸(NAA):主峰位于 2.02 ppm,在正常 MRS 中为最高峰。NAA 主要位于神经元及其轴索,被认为是神经元的内标志物。许多脑疾病(炎症、感染、肿瘤、痴呆、胶质增生等)可引起神经元的功能损害而致 NAA 下降,NAA 升高少见,仅见于海绵状脑白质营养不良(Canavan)病。

胆碱(Cho):共振峰位于 3.22 ppm 处。Cho 包括磷酸胆碱、磷脂酰胆碱和磷酸甘油胆碱,是细胞膜翻转的标志物,在白质中其含量高于灰质。Cho 升高代表细胞膜合成增加或细胞数量增加,见于损伤修复、肿瘤、胶质增生、脱髓鞘等病变。Cho 降低则代表细胞密度下降,见于痴呆、脑卒中、艾滋病等疾病。

肌酸/磷酸肌酸(Cr):共振峰位于 3.0 ppm 和 3.94 ppm,在正常脑波谱中,是第二或第三高波峰。Cr 是能量利用、储存的重要化合物,标志着细胞的能量状态。婴儿含量低,随年龄而升高;病理性升高见于创伤、高渗状态;降低见于缺氧、卒中、肿瘤等。

乳酸(Lac):共振峰位于 1.33 ~ 1.35 ppm,为双峰,正常脑组织中不可见。Lac 是糖酵解的终产物。它的出现提示有氧呼吸不再有效进行,当 TE 从短 TE 变为长 TE 时,Lac 峰会发生翻转。脑肿瘤、脓肿、囊肿及梗死时会出现乳酸峰。

肌醇(mI):共振峰位于 3.56 ppm 及 4.06 ppm。主要为调节渗透压、营养细胞、抗氧化作用及生成表面活性物质,是神经胶质的标志物,其升高被认为是胶质增生的标志。

谷氨酰胺及谷氨酸复合物(Glx):共振峰位于 2.2 ~ 2.4 ppm(β + γ 峰)及 3.6 ~ 3.8 ppm(α 峰)。Glx 具有兴奋毒性作用,在脑组织缺血缺氧状态和肝性脑病时增高。

脂质(Lip):共振峰位于 0.9 ~ 1.3 ppm,正常脑组织中不可见。其升高见于高分级的肿瘤、脓肿、急性炎症、急性卒中等。

二、MRI 图像的特点

1. 多参数成像

人体不同器官的正常组织与病理组织的值是相对固定的,而且它们之间有一定的差别,T2 值也是如此。这种组织间弛豫时间上的差别,是磁共振成像诊断的基础。值得注意的是,MRI 的影像虽然也以不同的灰度显示,但其反映的是 MRI 信号强度的不同或弛豫时间 T1 与 T2 的长短,而不像 CT 图像,灰度反映的是组织密度。一般而言,组织信号强,图像所相应的部分就亮;组织信号弱,图像所相应的部分就暗。由于组织反映出不同信号强度变化,就构成组织器官之间、正常组织和病理组织之间图像明暗的对比。

MRI 图像若主要反映组织间特征参数时,为 T1WI,它反映的是组织 T1 的差别,T1WI 有利于观察解剖结构。若主要反映组织间 T2 特征参数时,则为 T2WI。T2WI 对显示病变组织较好。还有一种称为质子密度加权像(proton density weighted imaging,PDWI)的图像,其图像的对比主要依赖组织的质子密度。

MRI 是多参数成像,因此,在 MRI 成像技术中,采用不同的扫描序列和成像参数,可获得 T1WI、T2WI 和 PDWI。在经典的自旋回波序列中,通过调整重复时间(repetition time,TR)和回波时间(echo time,TE),就可得到上述 3 种图像。

2. 多方位成像

MRI 可获得人体横断位、冠状位、矢状位及任意倾斜层面的图像,有利于解剖结构和病变的三维显示和定位。

3. 流空效应

心血管内的血流由于流动迅速,使发射 MR 信号的氢原子核离开接受范围之外,所以测不到 MR 信号,在 T1WI 和 T2WI 中均呈黑色,这就是流空效应(flow void phenomenon)。这一效应使得心腔和血管不使用对比剂即可显影,是 MRI 成像的一个特点。流动血液信号与血流方向、速度、层流、湍流有关。

4. 质子弛豫增强效应与对比增强

一些顺磁性和超磁性物质使局部产生磁场,可缩短周围质子弛豫时间,此现象称为质子弛豫增强效应。这一效应是 MRI 行对比剂增强检查的基础。钆是顺磁性物质,可作为 MRI 的对比剂。

三、MRI 临床应用及限度

MRI 检查技术在临床上应用广泛,是医学影像学的一个飞跃,但也有其局限性。

MRI 的多方位、多参数、多轴倾斜切层及三维空间对中枢神经系统病变的定位定性诊断极其优越。在对中枢神经系统疾病的诊断中,除对颅骨骨折及颅内急性出血不敏感外,其他如对脑部肿瘤、颅内感染、脑血管病变、脑白质病变、脑发育畸形、脑退行性病变、脑室及蛛网膜下腔病变、脑挫伤、颅内亚急性血肿以及脊髓的肿瘤、感染、血管性病变及外伤的诊断中,均具较大的优势。

MRI 不产生骨伪影,对后颅凹及颅颈交界区病变的诊断优于 CT。MRI 具有软组织高分辨率特点及血管或血液流空效应,可清晰显示咽、喉、甲状腺、颈部淋巴结、血管及颈部肌肉。

纵隔内血管的流空效应及纵隔内脂肪的高信号特点,形成了纵隔 MRI 图像的优良对比。MRI 对纵隔及肺门淋巴结肿大和占位性病变的诊断具有较高的价值,但对肺内钙化及小病灶的检出不敏感。运用心电门控触发技术,可以对心包病变、某些先天性心脏病做出准确诊断。MRI 可显示心脏大血管内腔,故对心脏大血管的形态学与动力学的研究可在无创的检查中完成。特别是 MR 电影、MRA 的应用,使得 MRI 检查在对心血管疾病的诊断方面具有良好的应用前景。

多参数技术在肝病变的鉴别诊断中具有重要价值。多参数技术使得大部分肝病变不需注入对比剂即可通过 T1 加权像和 T2 加权像直接诊断和鉴别肝囊肿、海绵状血管瘤、肝癌及转移癌。胰腺周围有脂肪衬托,采用抑脂技术可使胰腺得以充分显示,MRCP 对胰胆管病变的显示具有独特的优势。肾与其周围脂肪囊在 MRI 图像上形成鲜明的对比,肾实质与肾盂内尿液也可形成良好对比,MRI 对肾疾病的诊断具有重要价值。

MRI 多方位、大视野成像可清晰显示盆腔的解剖结构。尤其对女性盆腔疾病诊断有价值,对盆腔内血管及淋巴结的鉴别比较容易。

MRI 对四肢骨骨髓炎、四肢软组织内肿瘤及血管畸形有较好的显示效果,可清晰显示软骨、关节囊、关节液及关节韧带,对关节软骨损伤、韧带损伤、关节积液等病变的诊断具有其他影像学检查所无法比拟的价值,在关节软骨的变性与坏死诊断中,早于 X 线和 CT 等其他的影像学方法。

由于 MRI 磁场对电子器件及铁磁性物质的作用,有些患者不宜行此项检查,如植有心脏起搏器的患者;颅脑手术后动脉夹存留的患者;铁磁性植入物者;心脏手术后换有人工金属瓣膜患者,金属假肢和人工关节患者;体内有胰岛素泵、神经刺激器患者,以及妊娠 3 个月以内的早孕患者等均应视为 MRI 检查的禁忌证。

第四节　超声检查

一、超声影像诊断学的定义

超声影像诊断学是医学影像学的一个重要分支,是利用超声波的物理特性与人体组织的声学特性相互作用所产生新的医学信息(声像图及曲线图),从而诊断人体疾病的科学。其具体成像过程为:当利用超声诊断仪向人体组织中发射超声波,遇到各种不同的物理界面时,便产生不同的反射、散射、折射和衰减的信号差异。将这些不同的信号差异加以接收放大和信息处理,从而显示各种声像图、曲线图以供分析诊断。

二、超声影像诊断学研究的主要内容

1. 形态学诊断

超声图像诊断是以形态学表现为依据的,因此,它的基础是人体正常解剖学、病理解剖学等形态学改变以及由病变所致的组织声学变化及其与图像上的联系,从而有助于做出病变的定位与定性诊断。

2. 生理学诊断

生理学诊断即功能性检测,是研究某些脏器、组织的生理特点在声像图上或超声多普勒图上所出现的规律性变化,如超声心动图以及多普勒双功系统对心脏收缩与舒张功能的测定,对胆囊的收缩及胃的排空功能的鉴别等。

3. 血管、血流检测

多普勒超声能无创地检测人体的血管、血流状态及有关血流动力学参数。彩色多普勒超声更能直观地显示血流的方向、流速和血流性质等。

4. 组织质地测定

组织质地的测定即超声弹性成像技术,能了解组织的质地(或硬度),通过静态应变成像如彩色评分法或应变比值,可半定量地间接反映组织的相对硬度。另外还可采用实时剪切波弹性成像定量分析组织或病变的硬度,有助于鉴别病变的良、恶性。

5. 超声造影

超声造影即将某种物质引入"靶"器官或病灶内,以提高图像信息量的方法。自 1968 年 Gramiak 等提出超声造影这一方法之后,在心脏超声造影方面已取得了良好的效果。目前这一技术已推广到腹部和小器官的病变诊断。

6. 介入性超声

介入性超声包括内镜超声和术中超声等。介入性超声的发展促使超声诊断与临床病理细胞学、组织学密切结合,进一步提高了超声诊断水平,扩大了应用范围。超声引导下经皮肝穿刺胆道造影(Percataneous transhepatic cholangiography,PTC)以及肝、肾囊肿的介入性治疗等均有较大的应用前景。

三、超声诊断仪器的类型和技术进展

1. 目前临床上使用的超声仪器

(1)B 型超声诊断仪　B 型超声诊断仪回声信号的调制属于亮度调制型,通过探头的快速扫描构成实时的二维灰阶断面图像形成声像图。

(2)彩色多普勒血流显像仪　彩色多普勒血流显像仪是在多点选通式多普勒基础上,将其所接收信号经自相关技术处理后并以伪彩色编码形式来显示血流的变化。一般将朝向探头的血流定为红色,背离探头的血流定为蓝色,湍流以绿色表示。正向湍流的颜色接近黄色(红色与绿色混合所致),负向湍流近于湖蓝色(蓝色与绿色混合所致),正向血流属于层流,故显示出纯净的红色或蓝色,而红、蓝色的亮度与其相应的血流成正比。彩色多普勒显示的实时二维血流图能形象直观地显示血流的方向、流速和血流的性质。

2. 超声诊断技术的新进展

(1)二维超声　二维超声成像技术乃是超声诊断方法中最为基础的环节,也是现代超声的主体部分。近年来随着高清超声工程技术的发展,诸如全数字化声束形成技术和信号处理技术的进步,大大提高了图像的分辨率,减少了斑点噪声,提高了信噪比,获取了更好的组织信号。在探头技术方面,由于采用了超高密度和超宽频带技术以及高效能的匹配层和强吸收力的背材,从而消除了近场干扰,能观察表层 0 ~ 3 mm 结构。另一方面,由于能量损失减少,穿透性增加,能使用较高频的探头探测深部组织(例如腹部可用5.0 MHz)。不同类型探头的出现满足了临床不同检查的需要,尤其是超高频探头的应用(20~40 MHz)。采用20 MHz频率的体表探头可以进行皮肤厚度、层次及弹性的测定。

(2)双功及彩色多普勒超声 双功多普勒超声技术的发展可以实时地为临床提供解剖断层形态和血流动力学信息。脉冲多普勒和连续多普勒技术仅能提供一维的血流信息和参数,而彩色多普勒血流成像则能进行实时的二维血流成像,可形象直观地显示血管的形态、血流的方向、流速和血流的性质(层流或湍流)等。彩色多普勒血流图显示的模式除了常规的速度模式和加速度模式外,近来又研制成功了一种新的能量模式即彩色多普勒能量图。其显示的参数不是速度,而是与血液中散射体大小相对应的能量信号,因而有助于极低速血流的显示。

(3)腔内超声 腔内超声包括经食管超声、经直肠超声、经阴道超声和内镜式超声(如超声胃十二指肠镜)等,已获得了较为广泛的应用,受到了临床的高度重视。近年来,随着高频的微型探头研制成功,管腔内超声有了新的发展。一种微小的带导管的超声探头,不仅在血管腔内应用,且现已被用于许多非血管腔。

(4)超声造影 由于新型超声造影剂研制成功及其相关技术的发展,超声造影已取得很大进展。如氟碳类造影剂,其微泡直径一般在2~5 μm,经静脉注射后能通过肺毛细血管,进入人体循环后微泡仍保持较高浓度,可使心脏、肝脏和肾脏等脏器的灰阶和彩色多普勒血流信号得到增强,有助于了解组织的血流灌注和对肿瘤组织的边界、血管的分布达到细微的显示。

(5)三维超声成像 由于计算机和超声成像技术的发展已有了新的进展,引起了很多研究者的关注。静态三维及动态三维重建系统均能提供脏器和组织的立体影像,有助于空间定位、提高空间分辨率,并可使定量分析更精确(如对容积的测量等)。动态三维成像能从各种角度观察心脏三维动态的变化,现已成功用于先天性心脏病等的诊断。静态三维超声成像在诸如胎儿、血管、肿瘤和乳腺、前列腺等器官中已开展了应用研究。

(6)超声弹性成像 Ophir等在1991年首次提出了弹性成像这一概念,其原理是利用不同组织及同一组织在不同状态下其硬度不同,在一定的外力作用下产生不同的应变率即超声生物力学成像。它是对传统超声成像的一个重要补充。超声弹性成像有静态应变成像,如彩色评分或应变率比值为半定量,间接反映组织相对硬度。近期推出的声脉冲辐射力成像技术是一种可用来评价组织弹性硬度的超声成像技术,主要包括声触诊组织成像技术及声触诊组织量化技术。

(7)分子影像学 分子影像学的出现是医学影像学发展史上的又一个里程碑。分子影像学是运用影像学手段显示组织水平和细胞水平的特定分子,反映活体状态下分子水平的变化,对其生物学行为在影像方面进行定性和定量研究的科学。因此,分子影像学是将分子生物技术和现代医学影像相结合的产物。通过发展新的工具、试剂及方法,探查疾病过程中细胞和分子水平的异常,在尚无解剖改变的疾病前检出异常,为探索疾病的发生、发展和转归,评价药物的疗效,起到连接分子生物学与临床医学的"桥梁"作用。

第三章 | 肺孢子菌肺炎

第一节　概述

肺孢子菌肺炎（*Pneumocystis jirovecii* pneumonia，PJP）是由肺孢子菌引起的艾滋病最常见的机会性感染。70%～80%的艾滋病患者发生 PJP，PJP 病死率高达 90%～100%，近几年来由于强效抗病毒治疗的应用，病死率为 26%～28%。肺孢子菌感染被认为是艾滋病的定义性疾病，发生 PJP 时，CD4$^+$T 淋巴细胞计数通常低于 100 个/μL，而在 PJP 被诊断时，平均 CD4$^+$T 淋巴细胞计数约为 50 个/μL。

1. 病因及发病机制

肺孢子菌生活史包括滋养体、囊前期和包囊期。分子生物检测证实传播方式为人与人之间的呼吸道传染，传染源是带菌者及患者。在免疫缺陷的条件下，处于潜伏状态的肺孢子菌大量繁殖，并在肺泡内扩散，肺泡毛细血管通透性增加，肺泡 I 型细胞脱落，肺泡内充满肺孢子菌及泡沫样渗出物，如淋巴细胞、浆细胞等。肺泡表面活性物质减少，肺的顺应性下降，弥散功能受损。Ⅱ型上皮细胞呈代偿性肥大，肺泡间隙上皮细胞增生、肥厚，部分脱落导致透明膜形成间质纤维化，引起血气交换功能障碍。

2. 病理生理基础

肉眼可见肺弥漫受侵犯，质地柔软似浸满水的海绵，颜色乳白间有黑斑，严重受累的肺肿大，质量增加，浮沉试验阳性。镜下表现为间质性肺炎和肺泡性肺炎，肺泡内及细支气管内充满泡沫样物质（坏死虫体和免疫球蛋白的混合物）。肺泡间隔有浆细胞及淋巴细胞浸润，以致肺泡间隔增厚，为正常的 5～20 倍。包囊开始位于肺泡间隔的巨噬细胞浆内，继而含有包囊的肺泡细胞脱落，进入肺泡腔；包囊壁破后孢子排出成为游离的滋养体进入肺泡腔。

3. 临床症状及体征

起病隐匿或亚急性，早期有低热、干咳、胸闷、气促，晚期常出现严重的呼吸困难、发绀。PJP 潜伏期一般为 2 周，而发生于艾滋病患者时潜伏期为 4 周左右。少数患者可有数次复发。典型三联征包括干咳、低热、逐渐加重的运动性呼吸困难，数天至数周内胸部不适的症状恶化。轻症患者肺部检查通常无阳性体征，随着病情的加重，可出现气促、发绀、心动过速及干性啰音。症状严重程度与体征不一致性为 PJP 的典型临床征象。

4.实验室检查

（1）常规实验室检查　血白细胞计数显示多在正常范围或稍增高,分类正常或核左移,嗜酸性粒细胞增加,淋巴细胞绝对值减少。动脉血气分析示低氧血症和呼吸性碱中毒,晚期出现呼吸性酸中毒,pH 值正常或升高,动脉血氧分压降低,肺泡-动脉血氧分压差增大,二氧化碳分压也降低;肺总气量、肺活量均减少,乳酸脱氢酶明显升高。

（2）病原体检查　由于 PJP 临床症状没有特异性,因此,目前主要依靠病原学检查来确诊。通常以肺组织或下呼吸道分泌物标本发现肺孢子菌的包囊和滋养体为金标准。

（3）免疫学检测　血清学检查:抗体的检测对肺孢子菌肺炎的早期诊断无应用价值,可用于流行病学调查。抗原检测:用荧光素标记单克隆抗体进行直接免疫荧光法或酶标记单克隆抗体进行免疫组织化学染色法检测痰液、支气管肺泡灌洗液、肺活检组织中的肺孢子菌滋养体或包囊,阳性率高,特异性强。

（4）PCR 方法　对于痰液、支气管肺泡灌洗液、肺组织活检标本以及血清/全血标本均可用 PCR法检测。PCR 的敏感性均高于镜检,但特异性较低。

5.影像学检查及表现

（1）X 线胸片　早期（渗出期)肺间质浸润及弥漫性粟粒状肺泡渗出,可见双侧肺野弥漫性颗粒状阴影,自肺门向周围扩展;中期（浸润融合期)肺泡渗出融合性肺实变,可见肺内病变融合成磨玻璃样或云雾状阴影,两侧对称,似蝶翼状;中期（实变期)肺组织实变表现高密度影伴支气管充气征,肺外带呈带状透光影;晚期(肺纤维化期)肺间质纤维化肺组织间质增厚呈致密索条状及不规则斑片状阴影。肺外带显示致密实变阴影并出现肺气肿、纵隔气肿,也可出现气胸。

（2）胸部 CT　早期（渗出期)病变由肺门区向肺野辐射发展,在早期弥漫性渗出病灶呈肺腺泡状分布,表现呈斑点状、颗粒状阴影;中期（浸润融合期)病变融合才出现典型的肺泡渗出性病变的特征,表现为非特异浸润,呈磨玻璃样阴影;中晚期（实变期)肺内实变表现可见明显的充气支气管征;晚期（肺纤维化期)双肺小叶间隔明显增厚,肺野呈索条状网格状改变,透亮度降低,可合并肺气囊肿,囊壁薄而清晰,内无液气平面。

（3）HRCT　早期显示多发对称性弥漫粟粒状结节阴影,边缘清楚;中期呈稀薄云雾状阴影或磨玻璃样阴影;中晚期显示肺组织实变阴影,可见充气支气管征,外带呈"柳叶状"透光区;晚期显示纤维索条状阴影,部分肺组织代偿性肺气肿、纵隔气肿,也可出现气胸。

6.诊断依据

（1）病史 HIV/AIDS 患者。

（2）临床症状起病隐匿或亚急性,早期有低热、干咳、胸闷、气促,晚期常出现严重的呼吸困难、发绀、进行性低氧血症、呼吸衰竭。肺部阳性体征少,或可闻及少量散在的干湿啰音。

（3）病原学检查可用痰或诱导痰标本,纤维支气管镜刷检、经支气管镜肺活检、支气管肺泡灌洗、经皮肺穿刺和开胸肺活检等发现肺孢子菌的包囊或滋养体可以确诊。

（4）胸部 X 线/CT 检查符合间质性肺炎改变时,高度怀疑 PJP,试验性治疗有效。

7.鉴别诊断

艾滋病相关性 PJP 还应与巨细胞病毒肺炎、肺出血性疾病、真菌性肺炎、细菌性肺炎、肺结核等相鉴别。

第二节　典型病例

病例1　肺孢子菌肺炎,早期（渗出期)

女,42 岁,间断发热 20 d,喘累 10 d,HIV（＋)1 d;丈夫 HIV（＋)。二氧化碳分压 30 mmHg,氧分压 77 mmHg。CD4 $^+$T 淋巴细胞:7 个/μL。

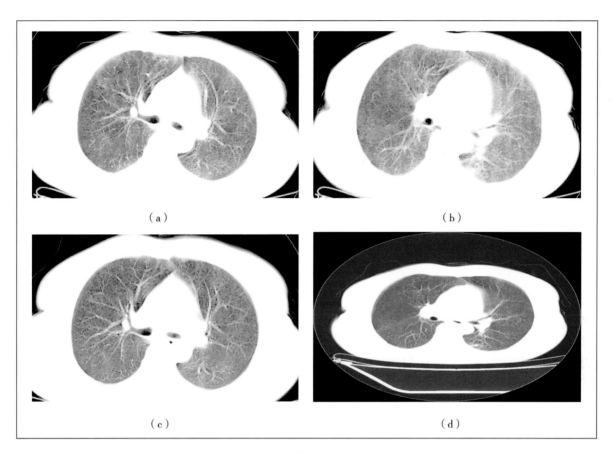

（a） （b）

（c） （d）

图 3-1

CT 平扫:双肺支气管血管束增多增粗,双肺透光度下降,双肺散在多发斑点状、颗粒状密度增高影及少许小斑片影[图 3-1(a)、(b)]。抗 PJP 治疗 11 d 后,双肺病灶吸收好转[图 3-1(c)、(d)]。

病例 2 肺孢子菌肺炎,早期(渗出期)

男,50 岁,喘累、发热 1 周,HIV(+)2 个月。二氧化碳分压 41 mmHg,氧分压 76 mmHg。CD4$^+$T 淋巴细胞:63 个/μL。

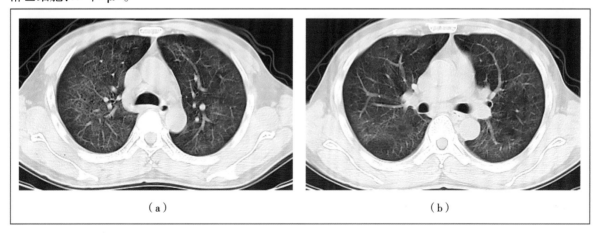

（a） （b）

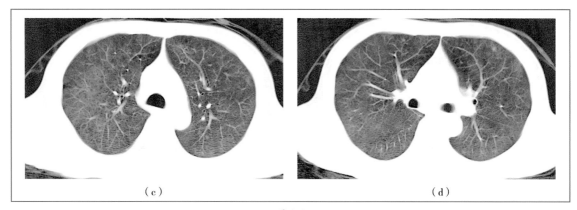

（c）　　　　　　　　　　　　（d）

图 3-2

　　CT 平扫:双肺支气管血管束增多增粗,双肺透光度下降,可见弥漫分布斑点状、颗粒状密度增高影及少许磨玻璃密度影,边界模糊[图 3-2(a)、(b)]。抗 PJP 治疗 23 d 复查,双肺病变吸收好转[图 3-2(c)、(d)]。

　　病例 3　肺孢子菌肺炎,早期(渗出期)

　　男,56 岁,发热、咳嗽 7 d,气促伴喘累 5 d,HIV(+)6 个月,有冶游史。二氧化碳分压 38 mmHg,氧分压 75 mmHg。CD4$^+$T 淋巴细胞:45 个/μL。

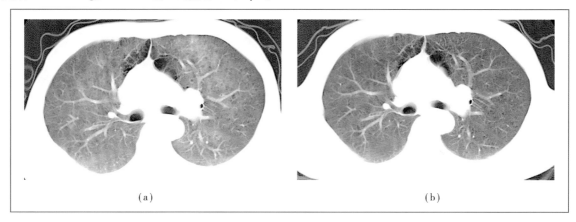

（a）　　　　　　　　　　　　（b）

图 3-3

　　CT 平扫:双肺弥漫性分布斑点状、颗粒状、网格状及少量磨玻璃影[图 3-3(a)]。抗 PJP 治疗 21 d 复查,双肺病变吸收好转[图 3-3(b)]。

　　病例 4　肺孢子菌肺炎,中期(浸润融合期)

　　男,25 岁,发热、喘累、咳嗽 10 d,HIV(+)1 年,有冶游史。CD4$^+$T 淋巴细胞:5 个/μL。

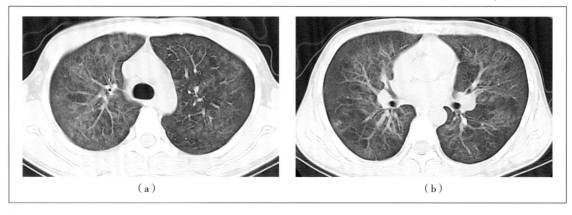

（a）　　　　　　　　　　　　（b）

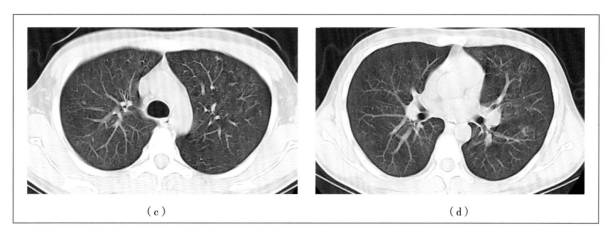

（c）　　　　　　　　　　　　　　　　　（d）

图 3-4

CT 平扫:双肺可见弥漫性斑片及片状磨玻璃密度影,中内带分布为主[图 3-4(a)、(b)]。抗 PJP 治疗 21 d 后双肺病变吸收好转[图 3-4(c)、(d)]。

病例 5　肺孢子菌肺炎,中期(浸润融合期)

男,51 岁,发热、咳嗽、气促 2 d,HIV(＋)6 d,有冶游史。CD4$^+$T 淋巴细胞:89 个/μL。

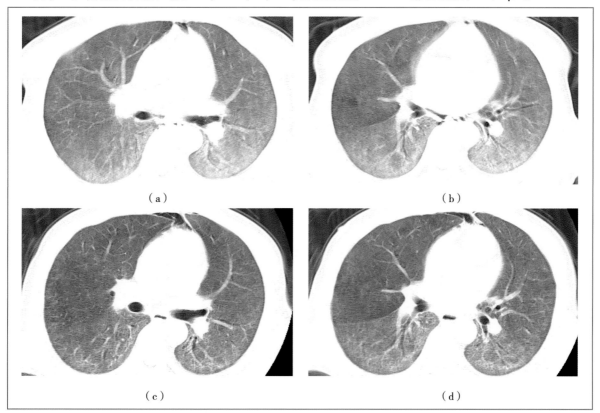

（a）　　　　　　　　　　　　　　　　　（b）

（c）　　　　　　　　　　　　　　　　　（d）

图 3-5

CT 平扫:双肺纹理增多增粗,双肺透光度下降,可见弥漫性渗出病灶呈片状、磨玻璃影,可见充气支气管及纵隔气肿征象[图 3-5(a)、(b)]。抗 PJP 治疗 8 d 后,双肺磨玻璃病灶吸收好转[图 3-5(c)、(d)]。

病例6　肺孢子菌肺炎,中期(浸润融合期)

男,42岁,发热、咳嗽、气促伴喘累7 d, HIV(+)1 d感染,有静脉吸毒史。CD4$^+$T淋巴细胞:
31个/μL。

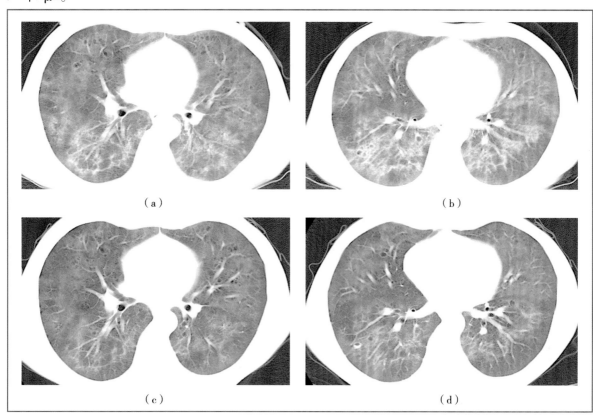

(a)　　　　　　　　　　　　(b)

(c)　　　　　　　　　　　　(d)

图3-6

CT平扫:双肺可见对称磨玻璃样密度增高影,散在囊状影[图3-6(a)、(b)]。抗PJP治疗11 d
后,双肺病变吸收好转[图3-6(c)、(d)]。

病例7　肺孢子菌肺炎,中期(浸润融合期)

男,47岁,咳嗽、喘累9 d, HIV(+)5 d,有治游史。二氧化碳分压41 mmHg,氧分压74 mmHg。
CD4$^+$T淋巴细胞:73个/μL。

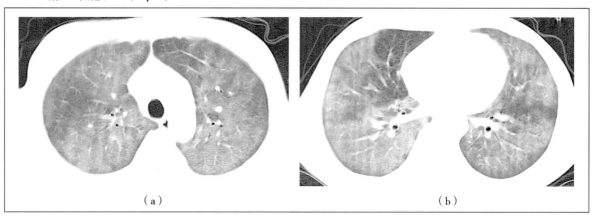

(a)　　　　　　　　　　　　(b)

前　言 / Foreword /

2.病原体检查

(1)涂片镜检 为诊断结核病的一种方法,病灶部位穿刺液等标本查到抗酸杆菌。该方法阳性率较低,即使涂片阴性也不能排除结核病,连续检查≥3次可提高检出率。

(2)病原体分离 分离培养法是结核菌检测和药敏试验的金标准,在未治疗的患者中菌落培养的敏感性和特异性均高于涂片检查,且可鉴别非结核分枝杆菌。传统罗氏培养法耗时较长,为4~6周;液体培养系统更为敏感和快速,1~3周即可检测到分枝杆菌的生长。

(3)特异性核酸检测 PCR技术可扩增标本中微量的MTB DNA,提取过程中标本易被污染而出现假阳性。PCR无法区分活菌和死菌,不能用于疗效评估。

3.免疫学检测

(1)结核菌素皮肤试验 结核菌素是MTB的代谢产物,从液体培养基培养的MTB中提炼而成,主要成分为MTB的分泌性蛋白。PPD 5IU(0.1 mL)于左前臂内侧上中1/3交界处皮内注射,使局部形成皮丘,72 h后观察注射部位皮肤硬结直径:直径<5 mm为阴性;5~9 mm为弱阳性;10~19 mm为阳性反应;直径≥20 mm或<20 mm但有水疱或坏死提示强阳性。结果呈阳性提示存在对MTB的细胞免疫反应,存在结核感染的可能性大,强阳性反应提示活动性结核病的可能;结果呈阴性,特别是较高浓度试验仍呈阴性一般可排除结核病。

(2)血清学诊断 现有血清学抗体检测方法的差异性较大,敏感性较低。该方法操作简单易行,可对结核病进行协助诊断。

三、颅内结核

(一)影像学检查及表现

CT及MRI影像学检查逐渐成为颅内结核临床诊断标准的主要组成部分。中华医学会结核病学分会组织全国结核病影像及临床专家制定《颅内结核影像学分型专家共识》,按照颅内结核临床、影像学表现、发病部位等特点,将颅内结核影像学分为脑膜结核、脑实质结核、混合型颅内结核3种基本类型。

1.脑膜结核

结核病灶累及脑膜,包括硬脑膜、软脑膜、基底池脑膜及室管膜等,包括结核性脑膜增厚、脑膜结核瘤、硬膜下(外)结核性脓肿等,脑膜结核常出现脑梗死、脑萎缩及脑积水等继发性改变。

CT:平扫表现不明显,增强扫描受累部位可出现明显征象:①渗出物位于脑基底池、外侧裂等,密度增高伴明显异常强化;②脑膜粟粒状结核灶呈小的低密度结节,增强扫描明显异常强化。间接征象:①交通性或梗阻性脑积水;②脑基底池、脑沟、脑裂内血管管腔狭窄或阻塞所致的脑梗死,常见于大脑中动脉供血区。

MRI:T2WI可见脑基底池闭塞,信号增高,以鞍上池最多见,其次为环池与侧裂池,呈长T2信号,FLAIR序列呈明显高信号,增强扫描显示脑基底池脑膜明显增厚、强化,有时累及其他蛛网膜下腔。可见大脑中动脉皮层分布区与基底节区的脑梗死,呈点状、片状长T1信号与长T2信号。可发生脑出血、脑积水等,脑积水多为交通性脑积水,也可为梗阻性脑积水。

2.脑实质结核

结核病灶累及脑实质,包括结核结节、结核瘤、结核性脑炎和结核性脑脓肿等。

CT:①平扫呈等密度影或低密度脑水肿,增强扫描呈环状或结节状强化,周围脑水肿病变未见强化。②脑脓肿:CT平扫显示脓肿呈单发或多发圆形或椭圆形低密度区,病灶周围水肿及占位效应明显。CT增强扫描呈环形强化,壁较厚,也可较薄。

MRI:肉芽肿或结核瘤形成时,平扫呈单发或多发的不规则片状长 T1 信号与长 T2 信号;注射 Gd-DTPA 后扫描显示的结核瘤比 CT 增强显示的瘤灶多。往往呈位于大脑皮髓质区多发灶,可见结节状强化或环状强化,有些呈不规则融合状或串珠状强化,结核瘤较大者中心坏死区呈长 T1 信号与长 T2 信号。肉芽肿环呈短 T1 信号与短 T2 信号,脑水肿呈长 T2 信号。

3. 混合型颅内结核

同一病例同时存在脑膜结核和脑实质结核即为混合型颅内结核。

CT:同时存在脑膜结核和脑实质结核 CT 表现。

MRI:同时存在脑膜结核和脑实质结核 MRI 表现。

(二)诊断依据

当患者出现发热、头痛、呕吐等症状时,可考虑颅内结核,进一步可根据临床表现、实验室检查、影像学检查明确诊断,依据为:①临床表现为脑膜刺激征、颅内压增高、脑神经损害、脑实质损害等;②脑脊液抗酸杆菌染色检查发现 MTB 是金标准;③脑脊液白细胞数和蛋白、糖氯化物定量等结果一般显示为细胞数增多(以单核细胞为主),蛋白量增多,糖含量减少,氯化物含量下降等;④相应影像学表现。

(三)鉴别诊断

颅内结核需与病毒性脑膜炎、化脓性脑膜炎、真菌性脑膜脑炎、弓形虫脑病、乙型脑炎、脑脓肿、颅内肿瘤等鉴别。

(四)典型病例

病例 1 脑膜结核

男,40 岁,反复咳嗽、发热 1 个月,加重 1 周;HIV(+)2 d;CD4$^+$T 淋巴细胞:21 个/μL;结核分枝杆菌荧光染色阳性(3 +),结核 RNA 恒温扩增检测:弱阳性;脑脊液生化:总蛋白 1 043.29 mg/L,氯化物 106.7 mmol/L,葡萄糖 3.09 mmol/L。

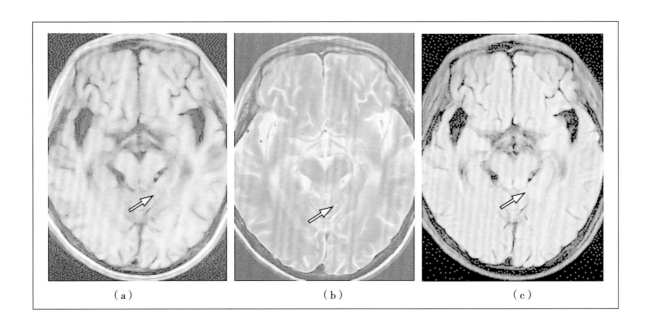

|（a）|（b）|（c）|

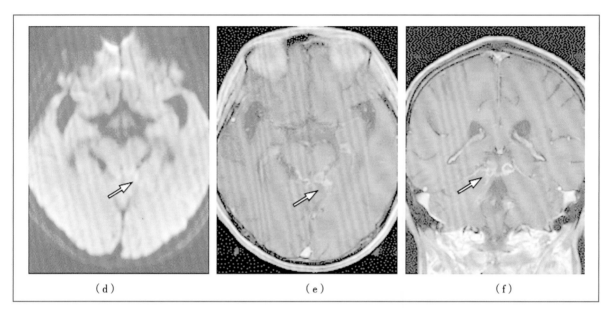

（d）　　　　　　　　（e）　　　　　　　　（f）

图 4-23

MRI 平扫：基底池稍变窄、模糊，内见条片状异常信号影，T1WI 等、低密度信号，T2WI 高信号影、部分病变中心低信号，T2FLAIR 呈高信号［图 4-23（a）—（c）］，DWI 呈稍高信号［图 4-23（d）］；增强扫描后基底池脑膜明显增厚，呈斑片、结节、条片状强化［图 4-23（e）、（f）］。

病例 2　脑膜结核伴脑实质结核

男，49 岁，头痛、发热、行为异常半月余；HIV（＋）5 d；CD4$^+$T 淋巴细胞：50 个/μL；结核分枝杆菌复合群 DNA（PCR）检测阳性；脑脊液生化：总蛋白 2 031.47 mg/L，氯化物 117.4 mmol/L，葡萄糖 2.08 mmol/L。

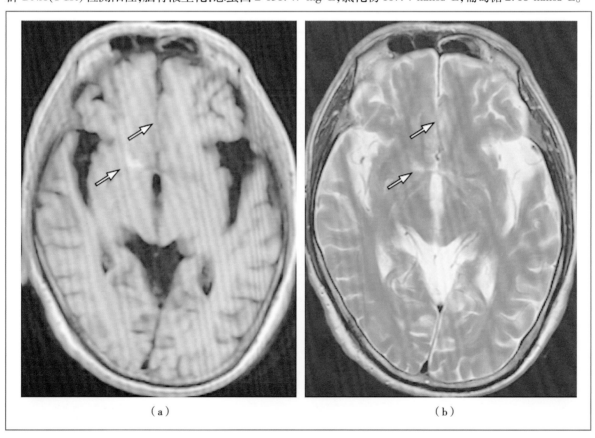

（a）　　　　　　　　　　　　　　　（b）

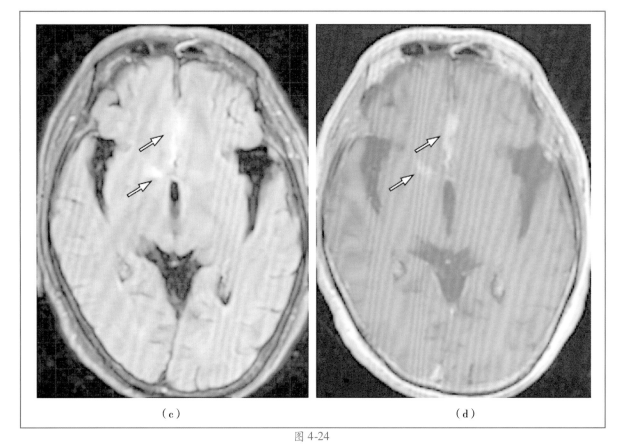

（c）　　　　　　　　　　　　　　　（d）

图 4-24

MRI 平扫:右侧额叶及大脑镰片状、结节状 T1WI 等高信号,T2WI 高信号影,T2FLAIR 序列呈等信号[图 4-24(a)—(c)];增强扫描后呈片状、条片状强化,边界不清[图 4-24(d)]。

病例 3　脑实质结核

女,25 岁,头昏、头痛 1 个月;HIV(＋)6 年;CD4$^+$T 淋巴细胞:18 个/μL;结核分枝杆菌 BD960 快速培养阳性,结核分枝杆菌复合群 DNA(PCR)检测阳性;脑脊液生化:总蛋白 1 605.32 mg/L,氯化物 106.37 mmol/L,葡萄糖 2.05 mmol/L。

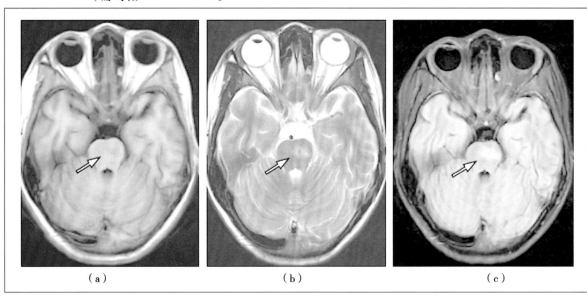

（a）　　　　　　　　　　（b）　　　　　　　　　　（c）

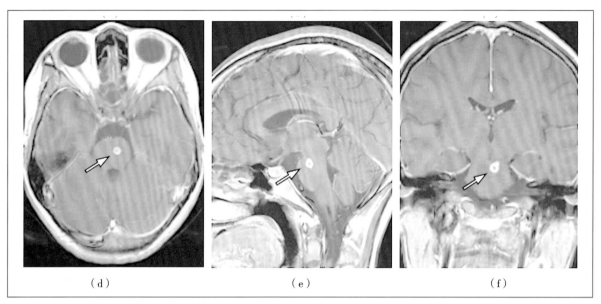

图 4-25

MRI 平扫：中脑见结节状异常信号，T1WI 呈等、稍低信号，T2WI 中心呈低信号，周围呈稍高信号，T2FLAIR 中心呈低信号，周围呈稍高信号［图 4-25（a）—（c）］；增强扫描呈环形强化，部分软脑膜增厚［图 4-25（e）、（f）］。

病例 4　脑实质结核

女，44 岁，咳嗽、发热、头痛 2 周；HIV（＋）1 d；CD4$^+$T 淋巴细胞：122 个/μL；结核分枝杆菌 BD960 快速培养阳性，结核 RNA 恒温扩增检测阳性，彭氏夹层杯集菌（抗酸杆菌涂片镜检）阳性（＋）；脑脊液生化：总蛋白 1 246.5 mg/L，氯化物 107.9 mmol/L，葡萄糖 2.04 mmol/L。

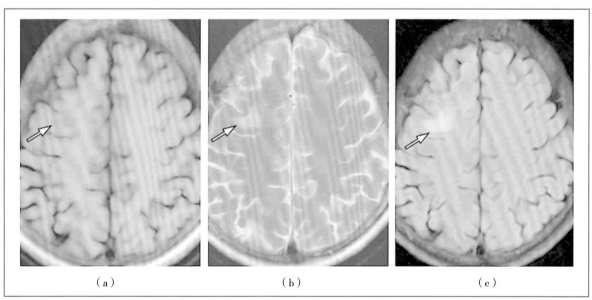

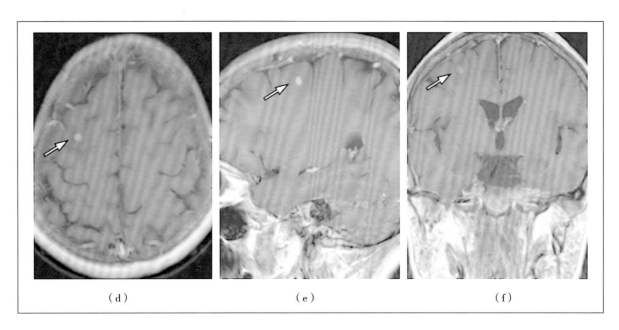

（d）　　　　　　　　　　　（e）　　　　　　　　　　　（f）

图 4-26

　　MRI 平扫:右侧额叶见结节状 T1WI 低、T2WI 高信号影,T2FLAIR 序列呈高信号[图 4-26(a)—(c)];增强扫描后呈结节状强化,病变周围可见无强化水肿带[图 4-26(d)—(f)]。

　　病例 5　脑实质结核

　　男,42 岁,咳嗽、发热、头痛、头晕 1 个月;HIV(＋)8 d;CD4$^+$T 淋巴细胞:56 个/μL;结核 RNA 恒温扩增检测阳性,彭氏夹层杯集菌(抗酸杆菌涂片镜检)阳性(2＋);脑脊液生化:总蛋白 1 101.7 mg/L,氯化物 105.6 mmol/L,葡萄糖 1.9 mmol/L。

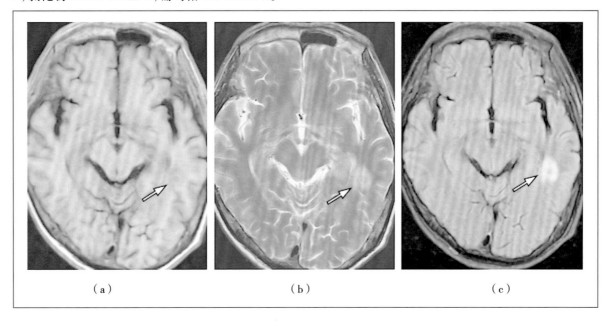

（a）　　　　　　　　　　　（b）　　　　　　　　　　　（c）

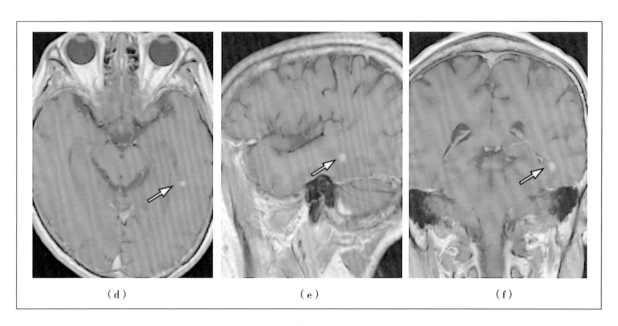

(d) (e) (f)

图 4-27

MRI 平扫:左侧颞叶见结节状 T1WI 低信号、T2WI 边缘高信号及中心低信号影,T2FLAIR 序列呈中心低信号、边缘高信号[图 4-27(a)—(c)];增强扫描后左侧颞叶病灶呈结节状强化,周围见片状无强化水肿带[图 4-27(d)—(f)]。

病例 6 脑膜结核并脑实质结核

男,36 岁,发热、头痛 1 个月,右侧肢体抽搐 1 次;HIV(+)5 d;CD4$^+$T 淋巴细胞:52 个/μL;结核分枝杆菌 BD960 快速培养阳性,结核 RNA 恒温扩增检测阳性;脑脊液生化:总蛋白 1 646.42 mg/L,氯化物 123.4 mmol/L,葡萄糖 1.36 mmol/L。

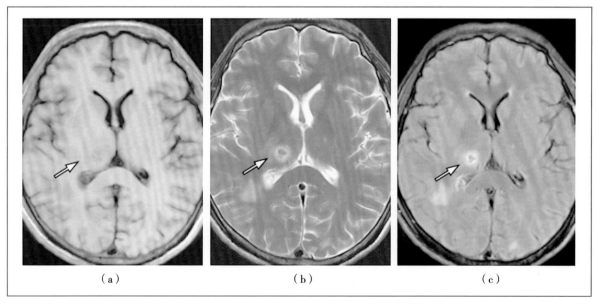

(a) (b) (c)

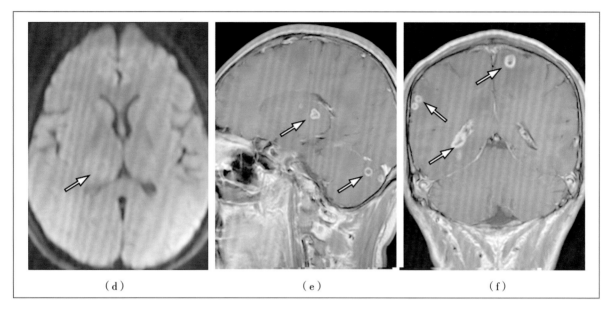

（d）　　　　　　　　　　（e）　　　　　　　　　　（f）

图 4-28

MRI 平扫：双侧大脑半球、小脑多发结节状、斑片状 T1WI 呈等、低密度信号，T2WI 呈等、高信号影、部分见中心低信号，T2FLAIR 序列呈高信号、部分中心低信号［图 4-28（a）—（c）］，DWI 呈环状稍高信号［图 4-28（d）］；增强扫描后病灶呈环形强化，周围见无强化水肿带，脑膜增厚，并可见条片、结节状强化［图 4-28（e）、（f）］。

病例 7　混合型颅内结核

女，52 岁，反复发热 4 个月，再发伴乏力 1 d；HIV（＋）3 d；CD4$^+$T 淋巴细胞：219 个/μL；结核感染 T 细胞检测阳性，结核 RNA 恒温扩增检测阳性，彭氏夹层杯集菌（抗酸杆菌涂片镜检）阳性（＋＋）；脑脊液生化：总蛋白 619.56 mg/L，氯化物 99.3 mmol/L，葡萄糖糖 1.9 mmol/L。

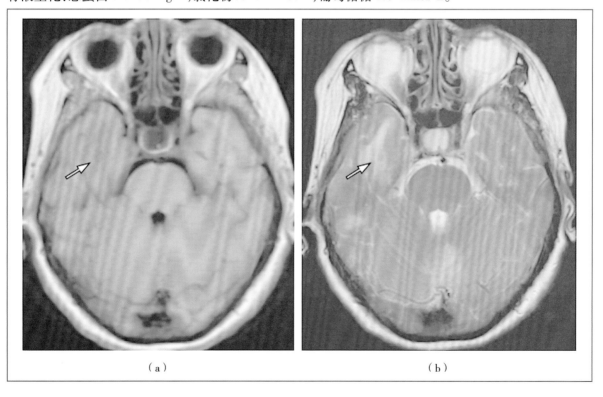

（a）　　　　　　　　　　　　　　　　（b）

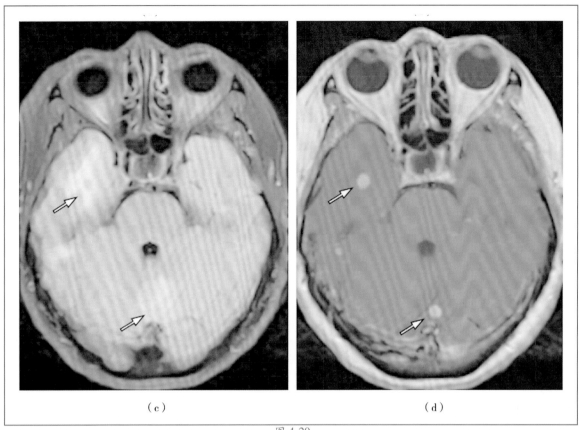

（c）　　　　　　　　　　（d）

图 4-29

MRI 平扫：右侧颞叶、小脑半球、小脑幕见多发、片状结节样 T1WI 等及稍低信号，T2WI 及
T2FLAIR 高及稍高信号影，部分病变中心呈低信号[图 4-29（a）—（c）]；增强扫描后病灶呈环状及结
节样强化，周围见片状无强化水肿带[图 4-29（d）]。

病例 8　混合型颅内结核

男，35 岁，发热、头痛、头晕 3 个月；HIV（＋）5 d；CD4$^+$ T 淋巴细胞：2 个/μL；抗酸杆菌涂片阳性
（＋＋），彭氏夹层杯集菌抗酸杆菌阳性（＋＋＋＋）；脑脊液生化：总蛋白 542.16 mg/L，氯化物 119 mmol/L，
葡萄糖 2.3 mmol/L。

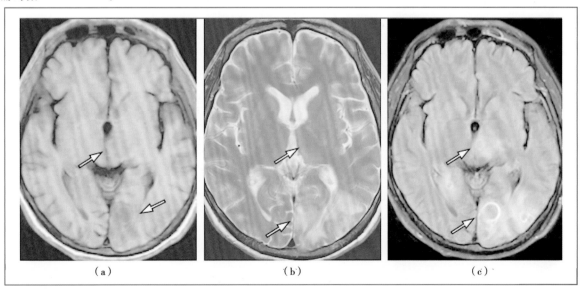

（a）　　　　　　　　　（b）　　　　　　　　　（c）

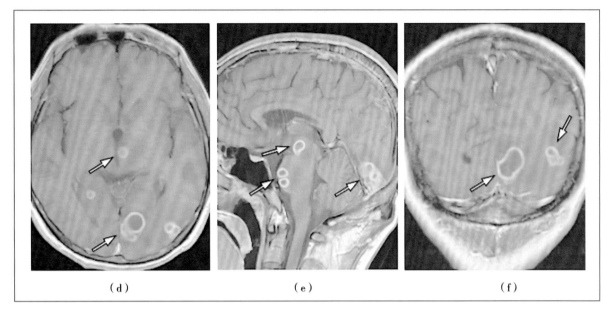

（d）　　　　　　　　　　（e）　　　　　　　　　　（f）

图 4-30

MRI 平扫:左侧丘脑、双侧枕叶、脑干多发斑片状、结节状 T1WI 等、低信号,T2WI 及 T2FLAIR 高信号影、中心呈低信号[图 4-30(a)—(c)];增强扫描后病变呈环状、结节状强化,周围见无强化水肿带,脑膜增厚[图 4-30(d)—(f)]。

病例9　混合型颅内结核

男,67 岁,头痛、头晕 1 周;HIV(+)5 个月;CD4$^+$T 淋巴细胞:62 个/μL;结核 RNA 恒温扩增检测阳性;脑脊液生化:总蛋白 775.04 mg/L,氯化物 72.2 mmol/L,葡萄糖 3.7 mmol/L。

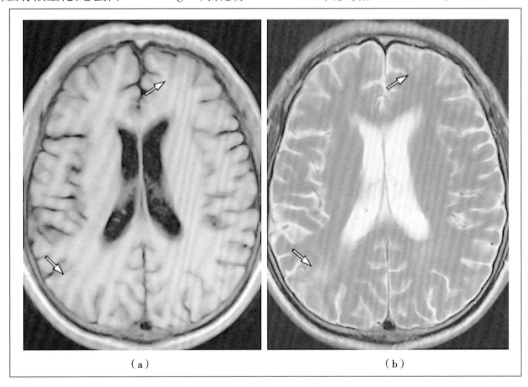

（a）　　　　　　　　　　　　　　　（b）

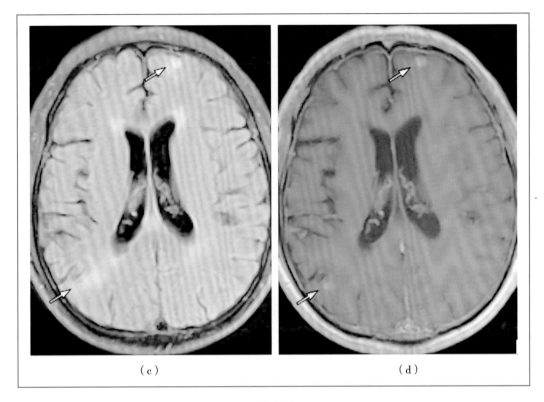

（c） （d）

图 4-31

MRI 平扫：左侧额叶及右侧顶叶见斑片状、结节状 T1WI 等及略低信号，T2WI 及 T2FLAIR 序列高信号影，中心呈低信号［图 4-31（a）—（c）］；增强扫描后呈结节状及环形强化，部分脑膜稍增厚［图 4-31（d）］。

（五）鉴别病例

病例 1　神经梅毒

男，53 岁，头昏、呕吐 1 周；HIV（＋）2 年；CD4$^+$T 淋巴细胞：113 个/μL；梅毒螺旋体抗体阳性，梅毒快速血浆反应素实验阳性。

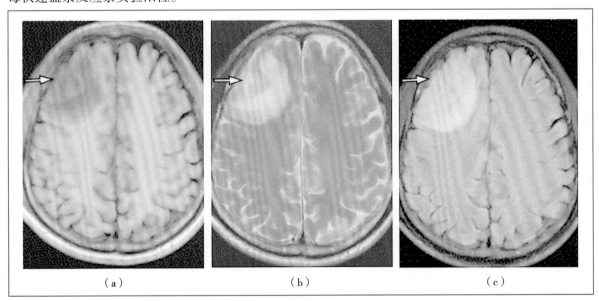

（a） （b） （c）

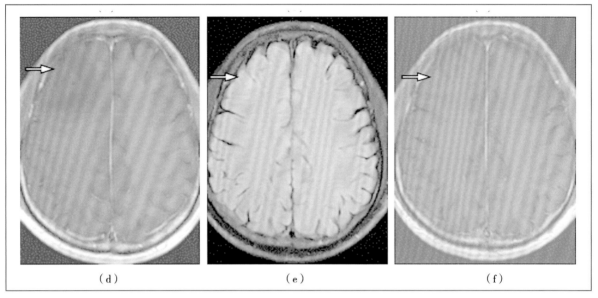

（d）　　　　　　　　　（e）　　　　　　　　　（f）

图 4-32

　　MRI 平扫:右侧额叶见大片状 T1WI 低 T2WI 高信号影,T2FLAIR 序列呈高信号[图 4-32(a)—(c)];增强扫描后强化不明显[图 4-32(d)];驱梅治疗后复查,右额叶病变基本吸收[图 4-32(e)、(f)]。

病例 2　隐球菌脑病

　　男,31 岁,气促 5 个月,吐词不清 5 d;HIV(＋)2 个月;CD4$^+$T 淋巴细胞:11 个/μL;脑脊液新型隐球菌抗原阳性,脑脊液新型隐球菌涂片镜检(墨汁染色):见新型隐球菌。

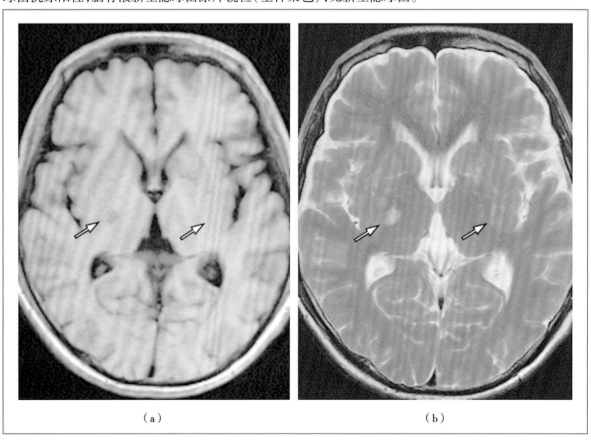

（a）　　　　　　　　　　　　　　　（b）

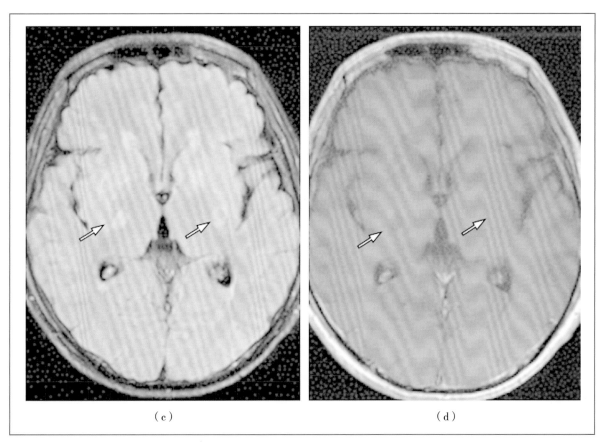

（c）　　　　　　　　　　　　　（d）

图 4-33

MRI 平扫：双侧基底节区血管周围间隙扩大，见对称分布斑片状、结节样 T1WI 低 T2WI 高信号影，T2FLAIR 序列呈高信号［图 4-33（a）—（c）］；增强扫描后病变强化不明显［图 4-33（d）］。

病例 3　弓形虫脑病

男，35 岁，嘴角麻木、吐词不清、头部胀痛半个月；HIV（＋）7 年；CD4$^+$T 淋巴细胞：68 个/μL；弓形虫抗体（＋）。

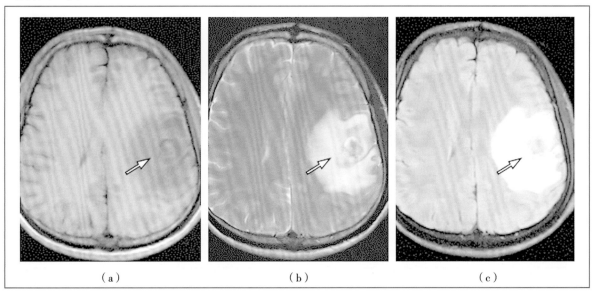

（a）　　　　　　　　　　　　（b）　　　　　　　　　　　　（c）

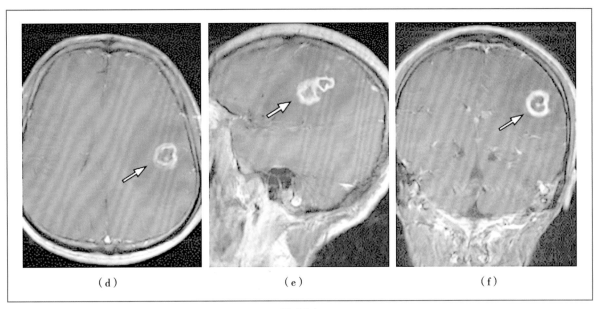

图 4-34

MRI 平扫:左侧额、顶叶见环状 T1WI 等、低信号,T2WI 及 T2FLAIR 序列等、高信号,邻近侧脑室稍受压,中线结构轻度右移[图 4-34(a)—(c)];增强扫描后左侧额、顶叶病灶呈环形强化,其内可见结节,呈"靶征"改变,周围大片状水肿带无强化[图 4-34(d)—(f)]。

病例 4 脑膜瘤

女,63 岁,偶有头昏、头痛;HIV(+)半年;CD4$^+$T 淋巴细胞:45 个/μL。

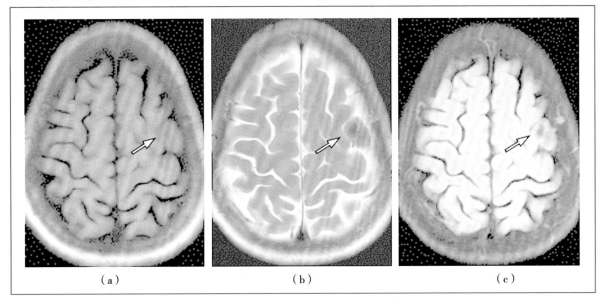

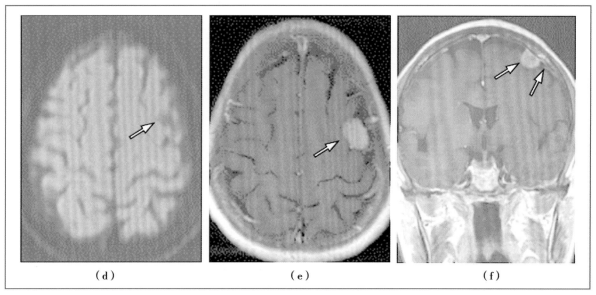

（d） （e） （f）

图 4-35

MRI 平扫：左侧额部脑外颅骨内板下见椭圆形异常信号，基底宽，T1WI 呈等、低信号［图 4-35
（a）］，T2WI 及 T2FLAIR 序列呈等、低信号［图 4-35（b）、（c）］，DWI 呈低信号［图 4-35（d）］；增强扫描
后呈明显均匀强化［图 4-35（e）、（f）］，可见脑膜尾征［图 4-35（f）］。

病例 5　颅内转移瘤

男，56 岁，右侧胸痛、咳嗽、头晕 1 个月；癫痫发作 1 次；HIV（＋）2 d；CD4$^+$T 淋巴细胞：443 个/
μL；右肺下叶病灶病理：鳞癌。

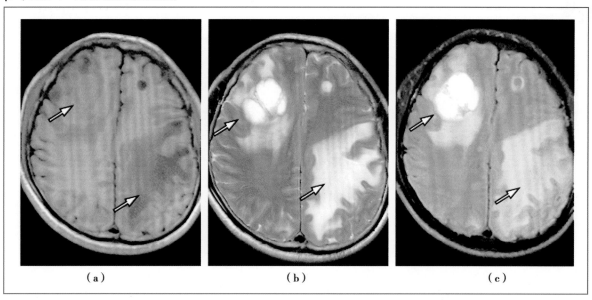

（a） （b） （c）

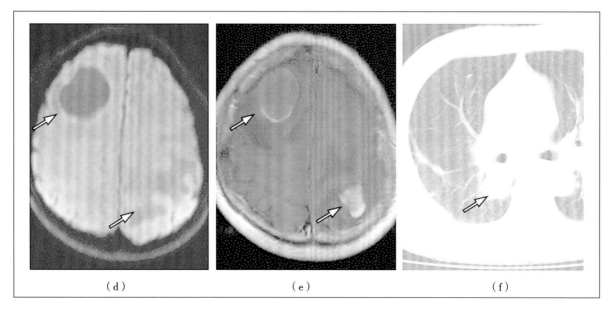

（d）　　　　　　　　　（e）　　　　　　　　　（f）

图 4-36

MRI 平扫：双侧额叶及左侧顶叶见结节、团片状 T1WI 等、低信号、T2WI 高信号影，T2FLAIR 序列呈高信号［图 4-36（a）—（c）］；DWI 呈低信号［图 4-36（d）］；增强后呈环形强化，边界清楚，周围大片状无强化水肿带［图 4-36（e）］；右肺下叶肺门区见肿块影［图 4-36（f）］。

四、颈部淋巴结结核

（一）影像学检查及表现

X 线：对颈部淋巴结结核没有太多的诊断价值。

超声成像：可清晰显示颈部病变淋巴结的位置、形态、大小、数目及内部回声特点，尤其能探查临床较难触及的颈深淋巴结受累情况，而彩色多普勒更能显示淋巴结内血流分布。与其他影像学检查相比，超声具有无创、价廉、可动态观察等特点。

根据淋巴结结核不同的病理阶段，超声成像分为三型：淋巴结炎型、低回声团块型和液化型。淋巴结炎型相当于病理改变的肉芽肿阶段，包膜完整，内部结构无明显破坏，皮髓质分界清，皮质相对增厚，回声均匀性减低，淋巴结未被完全破坏，可见点状及条状血流；低回声团块型相当于病理改变的干酪样病变阶段，淋巴组织增生形成大量结核结节，髓质消失或被挤到边缘呈偏心窄带或树枝状高回声，皮质回声增粗、分布不均，淋巴结血运较为丰富；液化型病理上见融合成片的干酪样及液化坏死，可在液化灶内见粗大的强回声光点、光斑或光团，整个淋巴结发生坏死，淋巴结内无任何血流信号。

CT：可明确颈部肿大淋巴结的位置、分布、大小及与周围结构之间的关系。颈部 CT 平扫淋巴结呈软组织密度，一般情况密度比较均匀，液化坏死时中间密度略低。增强扫描根据淋巴结的不同病理阶段而表现不同。淋巴结炎阶段呈均匀强化，中心无低密度区。淋巴结干酪样坏死时呈不均匀强化，可见病变中心不同程度的不强化区。典型表现为薄壁环形强化，部分病例呈不规则厚壁环形强化，也可呈分隔强化。少数淋巴结强化环不完整，周围脂肪间隙消失。

MRI：相比 CT，该检查对淋巴结的坏死显示更敏感。肿大淋巴结在 T1WI 呈略低信号，中央坏死时信号更低，T2WI 呈略高信号，中央坏死时信号增高。淋巴结炎为主时，在 T2WI 加脂肪抑制周围组织信号增高。淋巴结多呈簇状聚集，部分可有融合。在矢状位或冠状位上显示淋巴结呈串珠样排列。增强扫描肿大淋巴结强化方式与 CT 类似。

根据颈部淋巴结结核不同的病理阶段,颈部 MRI 和 CT 分为四型:①结核结节和肉芽肿型:增生的淋巴组织形成肉芽肿或结核结节,淋巴结大小和形态正常,平扫见簇状聚集,边缘光滑,有清晰的脂肪间隙,增强扫描见实性强化。②干酪样坏死型:淋巴结内出现干酪样坏死,MRI 可见淋巴结增大,内部有斑点状,T1WI 呈低信号,T2WI 呈稍高信号,而 CT 平扫显示欠清,增强扫描后见增大淋巴结内部密度不均,有点状强化区。③淋巴结周围炎型:融合的淋巴结出现淋巴结周围炎,MRI 见淋巴结混杂信号,增强扫描见环形融合强化,CT 增强扫描见淋巴结周边融合,脂肪浑浊,中央见低密度不均匀强化区。④脓肿及窦道型:干酪样物质外漏形成冷脓肿或窦道,CT 和 MRI 见周围肌肉和皮下组织炎性浸润,有窦道。

（二）诊断依据

结合流行病学史,当患者出现颈部淋巴结肿大,并有低热、盗汗、乏力、消瘦等结核的全身中毒症状时,可考虑颈部淋巴结结核可能。AIDS 患者颈部淋巴结结核的诊断主要依赖影像学表现及穿刺活检。影像学检查为淋巴结结核诊断提供重要的依据。典型表现为颈部一侧或两侧有多个大小不等的肿大淋巴结,常常位于胸锁乳突肌的前、后缘,肿大淋巴结可融合花瓣状或多环状,形成"多房征",增强扫描出现中心低密度的环状强化,环壁厚薄较均匀,内外壁光滑。

（三）鉴别诊断

诊断颈部淋巴结结核时,需与马尔尼菲篮状菌病、淋巴结转移瘤、非霍奇金淋巴瘤、卡波西肉瘤及慢性淋巴结病等相鉴别。

（四）典型病例

病例1 颈部淋巴结结核（周围淋巴结炎型）

女,50 岁,咳嗽、咳痰 1 个月,左侧颈部包块逐渐增大 1 周,伴发热 4 d;HIV（＋）5 d;$CD4^+T$ 淋巴细胞:33 个/μL;肺结核病史;分枝杆菌快速培养阳性,分枝杆菌菌种初步鉴定阳性;颈部包块穿刺活检提示:慢性肉芽肿性炎,符合结核。

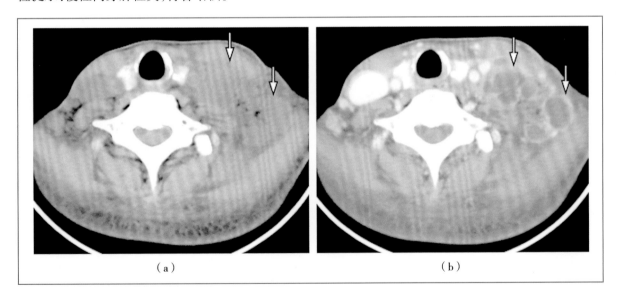

（a）　　　　　　　　　　　　　（b）

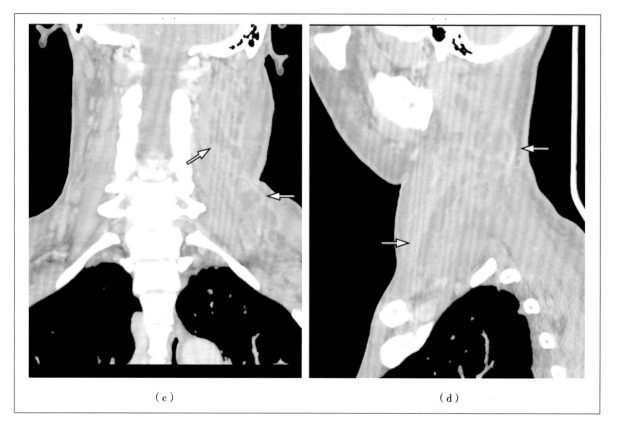

（c）　　　　　　　　　　　　　　（d）

图 4-37

CT 平扫：左侧颈内静脉链淋巴结上、中、下及双侧颈后三角淋巴结组多发结节影，部分融合，邻近脂肪间隙模糊［图 4-37（a）］；增强扫描后病灶呈环状、串珠样强化，中心呈片状低密度区无强化［图4-37（b）—（d）］。

病例2　颈部淋巴结结核（脓肿及窦道型）

女，24 岁，反复发热 20 d，双侧颈部包块逐渐增大 3 个月；HIV（＋）半个月，CD4⁺T 淋巴细胞：44个/μL；颈部包块淋穿刺液：中性粒细胞为主炎性细胞，抗酸染色 3 次（＋），考虑结核性炎症。

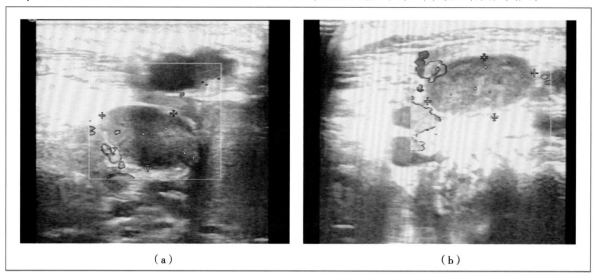

（a）　　　　　　　　　　　　　　（b）

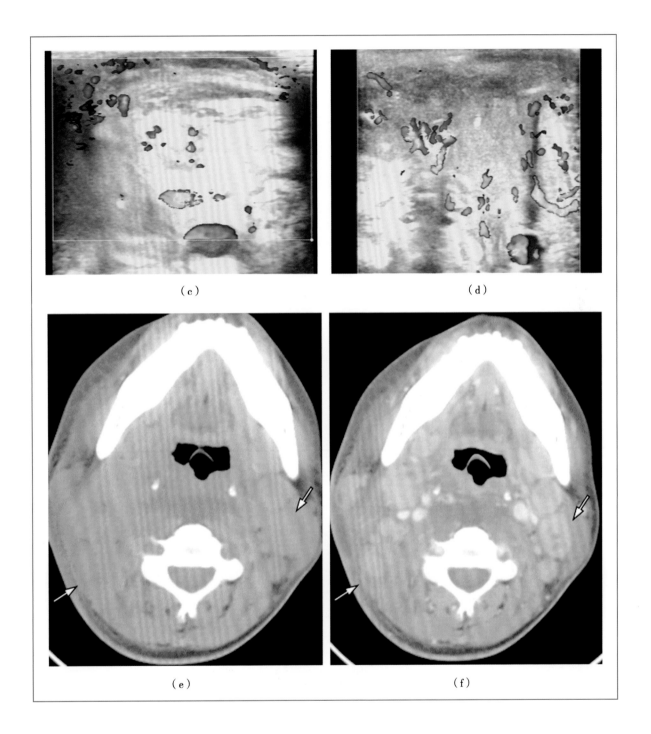

（c）

（d）

（e）

（f）

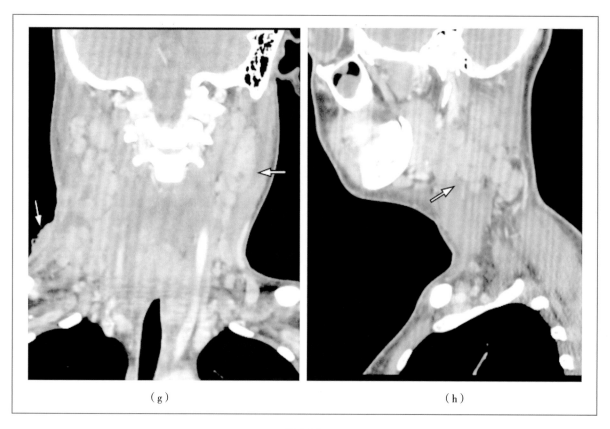

（g） （h）

图 4-38

颈部超声成像：双侧颈部Ⅰ、Ⅱ、Ⅲ、Ⅳ、Ⅴ区可探及数个低回声结节影，最大约 2.2 cm × 1.4 cm。边界模糊，淋巴门结构消失，皮质不均匀增厚。CDFI：内可见条状血流信号［图 4-38（a）—（d）］。

CT 平扫：双侧颌下淋巴结组、双侧颈静脉链淋巴结上、中、下及颈后三角淋巴结组及双侧锁骨窝多发软组织结节、团块影，部分融合，周围脂肪间隙模糊、密度增高［图 4-38（e）］；增强扫描后呈不均匀强化，部分呈环形强化。右下颈部局部皮肤破溃，可见窦道形成［图 4-38（f）—（h）］。

病例 3 颈部淋巴结结核（结核结节和肉芽肿型）

女，32 岁，右侧颈部包块半年；HIV（＋）3 年；CD4$^+$T 淋巴细胞：303 个/μL；颈部淋巴结穿刺活检病理提示：慢性炎症伴坏死，符合结核。

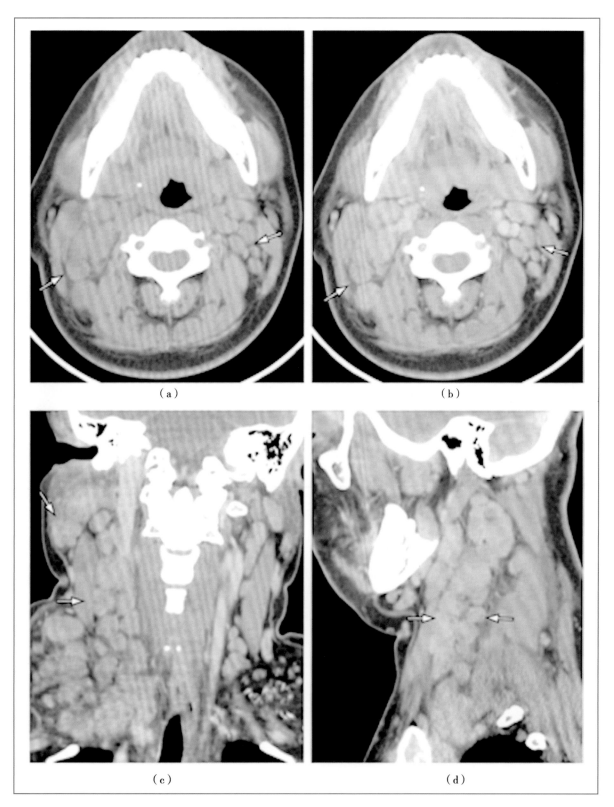

（a）

（b）

（c）

（d）

图 4-39

CT平扫:双侧颌下淋巴结组、双侧颈静脉链淋巴结上、中、下及颈后三角淋巴结组、腮腺内多发结节、团块状软组织密度影,部分融合,周围脂肪间隙稍模糊[图4-39(a)];增强扫描后病灶不均匀强化,内见小结节状低强化区[图4-39(b)—(d)]。

病例4　颈部淋巴结结核(淋巴结周围炎型)

男,51岁,右侧颈部包块5个月,红肿20 d;HIV(＋)1年;CD4$^+$T淋巴细胞:61个/μL;颈部包块穿刺液抗酸染色3次(＋),脱落细胞见大量脓细胞伴坏死,考虑结核性炎症。

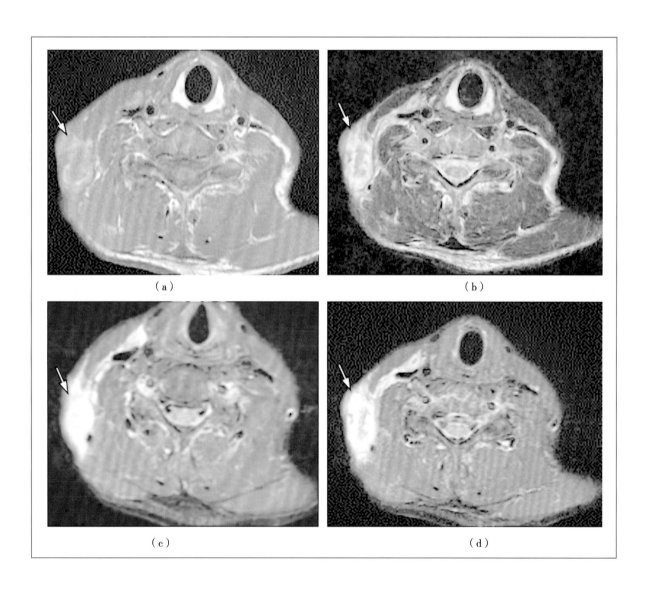

（a）

（b）

（c）

（d）

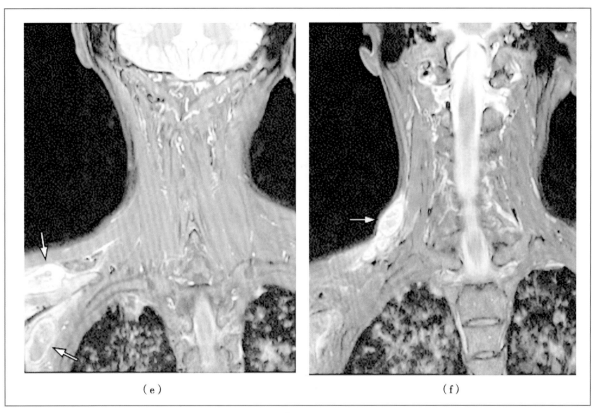

（e） （f）

图 4-40

MRI 平扫：右颈后三角区、右侧锁骨上窝及右侧腋窝多发环状 T1WI 高信号、中心呈等、低密度信号区，T2WI 边缘高信号、中心呈等、低密度信号区，壁较厚、内壁不光整，周围脂肪间隙明显水肿（图 4-40）。

（五）鉴别病例

病例 1 淋巴瘤

男，57 岁，双侧颈部包块持续增多、增大 1 年；HIV（＋）2 年；CD4$^+$T 淋巴细胞：176 个/μL；颈部淋巴结穿刺活检病理提示：弥漫性大 B 细胞淋巴瘤。

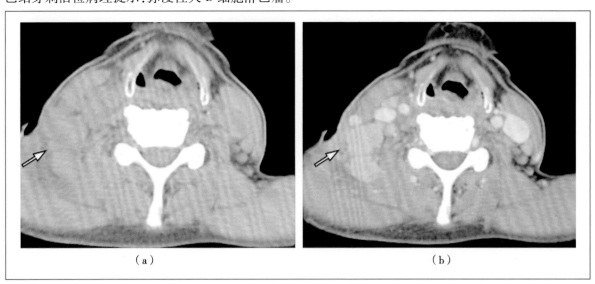

（a） （b）

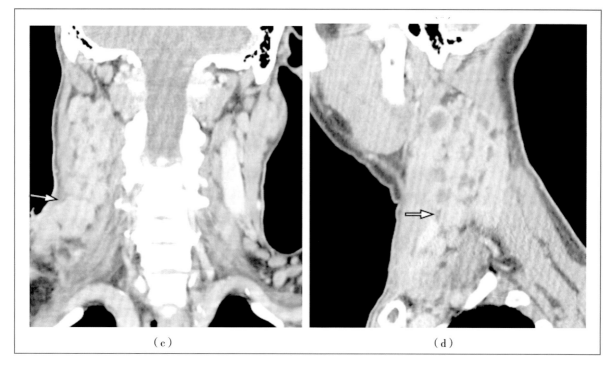

（c）　　　　　　　　　　　　　（d）

图 4-41

　　CT 平扫：双侧颈静脉链淋巴结上、中、下及颈后三角淋巴结组多发结节、团块影，形态不规则，部分可见融合，密度欠均匀，周围脂肪间隙尚清［图 4-41（a）］；增强扫描后部分病灶呈均匀明显强化，内结构不清，部分呈边缘强化，壁较厚，内壁较光整［图 4-41（b）—（d）］。

　　病例 2　淋巴瘤

　　女，61 岁，右侧颈部、腋窝包块持续增多、增大 6 个月；HIV（ + ）1 年；CD4$^+$T 淋巴细胞：56 个/μL；颈部淋巴结穿刺活检病理提示：经典型霍奇金淋巴瘤。

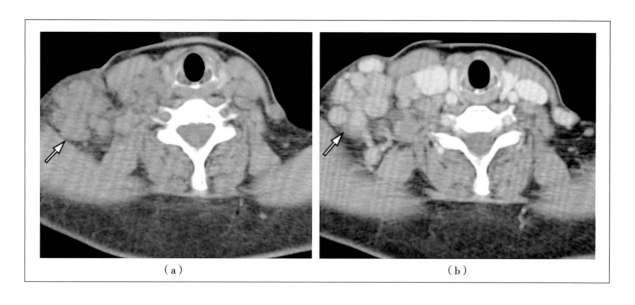

（a）　　　　　　　　　　　　　（b）

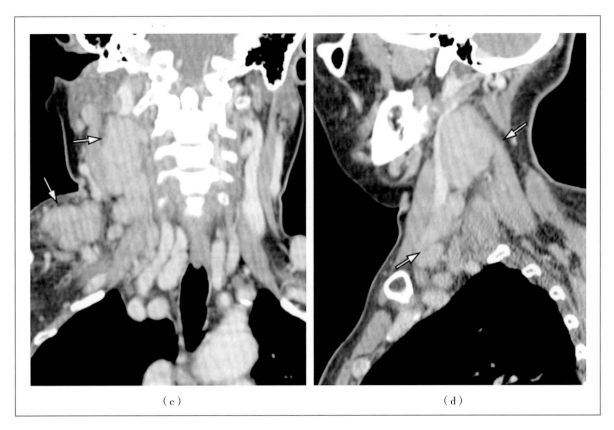

（c） （d）

图 4-42

CT 平扫：右侧颈静脉链淋巴结上、中、下及颈后三角淋巴结组、锁骨上窝多发结节、团片状软组织密度肿块影，形态不规则，部分融合，周围脂肪间隙清晰［图 4-42（a）］；增强扫描后呈均匀强化，其内结构不清［图 4-42（b）—（d）］。

病例 3 转移瘤

男，54 岁，颈部包块 2 个月；HIV（＋）2 年；CD4⁺T 淋巴细胞：160 个/μL；颈部淋巴结活检：转移性鳞癌。

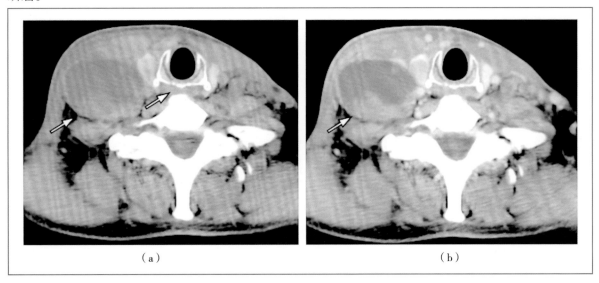

（a） （b）

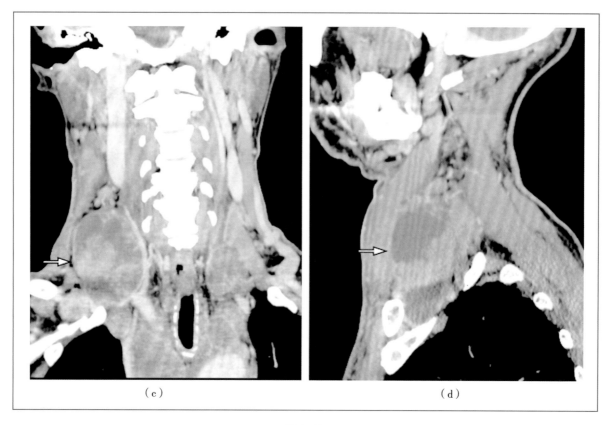

（c）　　　　　　　　　　　　　　　（d）

图 4-43

CT 平扫:双侧颈静脉链淋巴结下组、上纵隔区可见多发结节、团片状混杂密度影,内见壁结节,周围脂肪间隙清楚[图 4-43(a)];增强扫描后病灶实性部分呈中度强化[图 4-43(b)—(d)]。

病例 4　淋巴结反应性增生

女,48 岁,颈部包块 2 个月;HIV(+)9 d;CD4$^+$T 淋巴细胞:142 个/μL;颈部淋巴结穿刺活检病理提示:淋巴结增生。

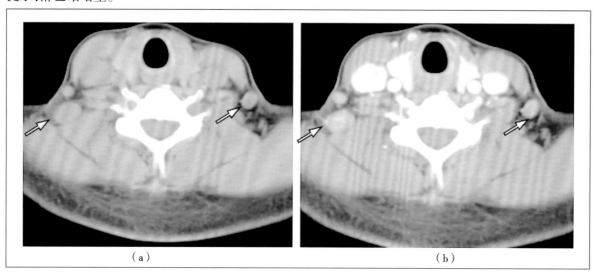

（a）　　　　　　　　　　　　　　　（b）

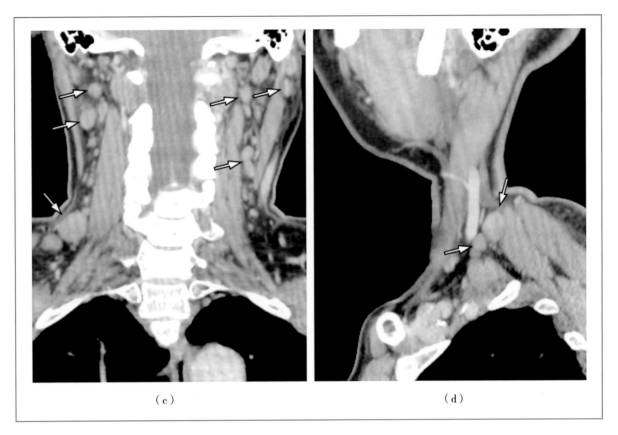

（c） （d）

图 4-44

CT 平扫：双侧颈静脉链及颈后三角淋巴结组多发大小不一结节影，其内结构尚清，密度均匀，周围脂肪间隙清晰[图 4-44（a）]；增强扫描后病灶呈均匀明显强化，可见血管影穿行其中[图 4-44（b）—（d）]。

五、骨结核

（一）影像学检查及表现

影像学检查对骨结核诊断至关重要，按照发病部位等特点可将其分为长骨干结核、骨骺端结核、关节结核、Pott 病等。

1. 长骨干结核

X 线及 CT：病变早期为局限性骨质疏松，进展期出现骨干髓腔内单个或多个圆形或卵圆形的骨质破坏区，边缘清晰，可有硬化表现。病变发展侵及骨皮质，可呈囊状膨胀性破坏，并引起骨膜增生，骨干呈梭形增粗变形，部分病例可见死骨形成。病变进展缓慢者，囊状破坏区周围可有较明显骨质增生硬化。常双侧发病，累及多骨，但同一骨很少发生多处病灶。严重的骨破坏可延及整个骨干，但很少侵及关节。相较于 X 线，CT 可更清楚了解破坏区的范围、大小及形态，能及时发现病骨内的小死骨、脓肿及周围软组织、附件累及情况等。

2. 骨骺端结核

X 线：骨骺端结核的特点为横跨骺线的破坏，分为中心型和边缘型。中心型病变早期表现为局限性骨质疏松，随后出现点状骨质吸收区，逐渐扩大并互相融合成圆形、椭圆形或不规则形低密度骨质破坏区。病灶边缘多清晰，邻近无明显骨质增生现象，骨膜反应较轻微。边缘型多见于骺板愈合后的骺端，特别是长管骨的骨突处。早期为局部骨质破坏，进展可形成不规则的骨质缺损，常伴薄层硬化缘，周围软组织肿胀。

CT：平扫见骨骺与干骺端骨松质内低密度骨质破坏区，边缘清楚，并见小死骨及砂砾样钙化，还可清晰显示关节或周围软组织受累情况。增强扫描病灶呈斑片状及环形强化，病变周围脂肪间隙可清楚或消失。

3. 关节结核

X 线及 CT：表现为多发骨质破坏，边缘环绕骨硬化缘，冷脓肿形成，部分脓肿边缘可见钙化，增强扫描见边缘环形强化，称为"边缘征"。软组织钙化及死骨亦为特征性改变。

4. Pott 病

X 线：常常可见相邻 2 个椎体骨质被破坏，髓核疝入椎体并破坏致椎间隙变窄或消失。后突畸形为脊柱结核常见征象，可伴有侧弯。颈椎结核形成咽喉壁脓肿，表现为咽喉壁软组织影增宽，且呈弧形前凸；胸椎结核形成椎旁脓肿，表现为胸椎两旁梭形软组织肿胀影；腰椎结核可形成腰大肌脓肿，表现为腰大肌轮廓不清或呈弧线突出。

CT：表现为骨质破坏，破坏周围形成骨硬化、死骨，椎体塌陷后突成角，椎旁及腰大肌脓肿、钙化，继发椎管狭窄及硬膜囊压迫。融冰样或碎玻璃样骨质破坏、破坏区内砂砾样死骨、冷脓肿形成是 Pott 病的典型 CT 表现。椎体前侧方软组织肿胀、椎体轻微骨质破坏不伴死骨及钙化、椎间隙无明显受累时，是 Pott 病不典型的 CT 表现。

（二）诊断依据

AIDS 患者出现发热、盗汗、消瘦、局部疼痛、肿胀等非特异性症状时需考虑骨结核。诊断依据包括：①脓肿和（或）窦道脓液培养、组织穿刺活检检测出 MTB；②结核菌素试验、抗结核抗体 ELISA 酶联免疫吸附测定可协助诊断；③常合并其他部位结核，如肺结核等；④影像学协助诊断。

（三）鉴别诊断

骨结核需与骨髓炎、骨脓肿、骨软骨瘤、痛风等相鉴别。骨骺端结核需与骨囊肿、骨脓肿、骨母细胞瘤及软骨细胞瘤相鉴别。关节结核需与关节骨折、骨关节炎等相鉴别。Pott 病需与细菌性脊柱炎、脊柱骨折等疾病相鉴别。

（四）典型病例

病例 1　腰椎结核，椎旁软组织、双侧腰大肌及左侧髂窝脓肿形成

女，25 岁。胸背痛 6 个月，加重半个月，腰椎植骨术后；HIV（＋）1 年；CD4$^+$T 淋巴细胞：25 个/μL；结核直接检查（荧光 PCR）（＋），结核潜伏感染检查（QFT-GIT）阳性。

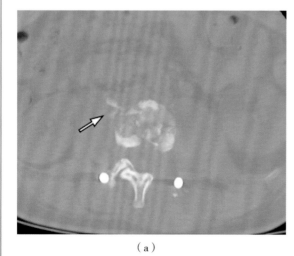 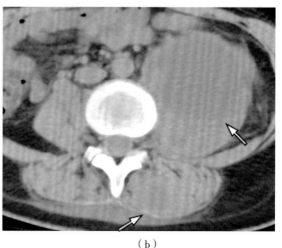

(a)　　　　　　　　　　　　　(b)

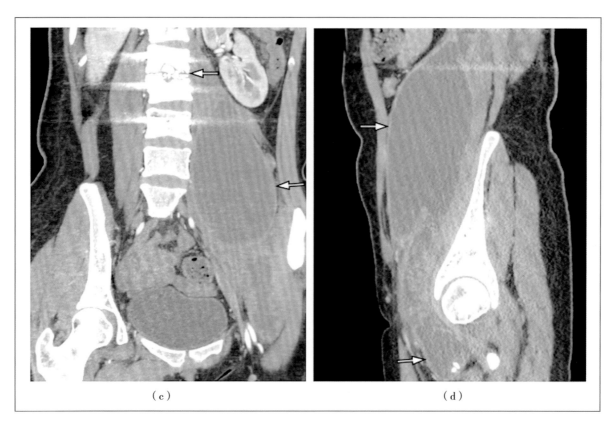

（c） （d）

图 4-45

CT 平扫:腰 1、2 椎体见明显骨质破坏并多发死骨形成[图 4-45(a)],腰背部、椎旁及双侧腰大肌肿胀,可见团片状稍低密度影[图 4-45(b)];增强扫描病灶后呈边缘强化,中心呈大片状低密度无强化区[图 4-45(c)、(d)]。

病例 2 胸腰椎结核,椎旁软组织、腰背部软组织、左侧腰大肌及髂窝脓肿形成

男,71 岁,胸背痛 1 年,加重伴活动障碍 3 年,左侧腰部见肿块并逐渐增大;HIV(+)3 年;CD4+ T 淋巴细胞:84 个/μL;穿刺引流液、脓液培养:结核分枝杆菌。

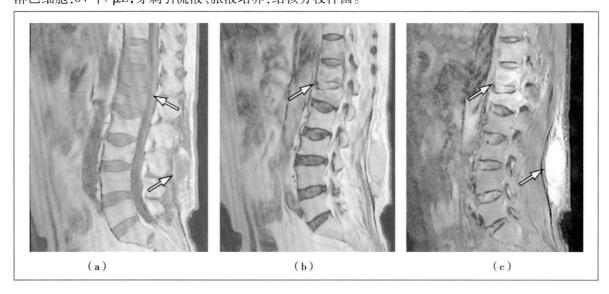

（a） （b） （c）

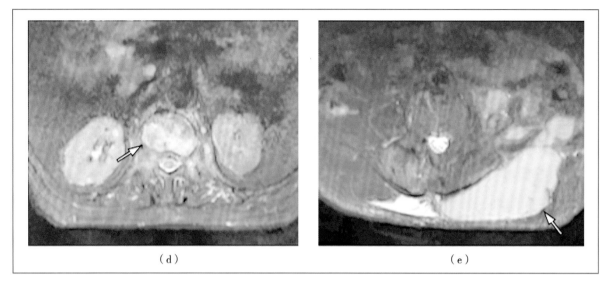

（d）　　　　　　　　　　　　　　　　　（e）

图 4-46

　　MRI 平扫:胸 11-腰 3 椎体不同程度变扁,可见骨质破坏及明显骨髓水肿[图 4-46(a)、(b)、(d)];胸 12-腰 1 椎间盘信号增高[图 4-46(c)];椎旁、左侧腰大肌及腰背部软组织明显水肿,其内见团片状 T1WI 低、T2WI 高信号灶[图 4-46(a)、(c)、(e)]。

　　病例 3　右侧膝关节结核,伴脓肿形成,腘窝淋巴结肿大

　　女,29 岁,右膝关节红肿疼痛伴功能障碍 2 年;HIV(+)3 年;CD4$^+$T 淋巴细胞:84 个/μL;穿刺引流液、脓液培养:结核分枝杆菌(+),结核 RNA 恒温扩增检测阳性,结核直接检测(荧光 PCR)阳性。

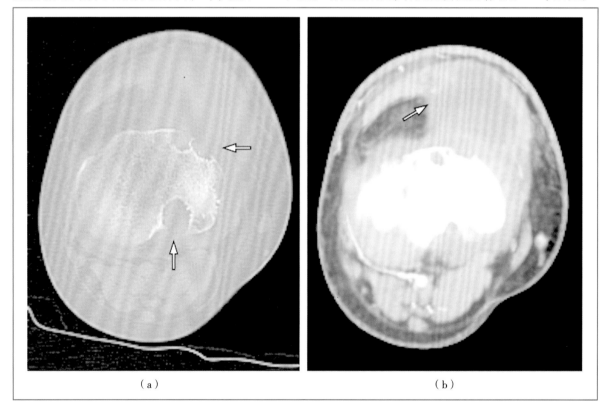

（a）　　　　　　　　　　　　　　　　　（b）

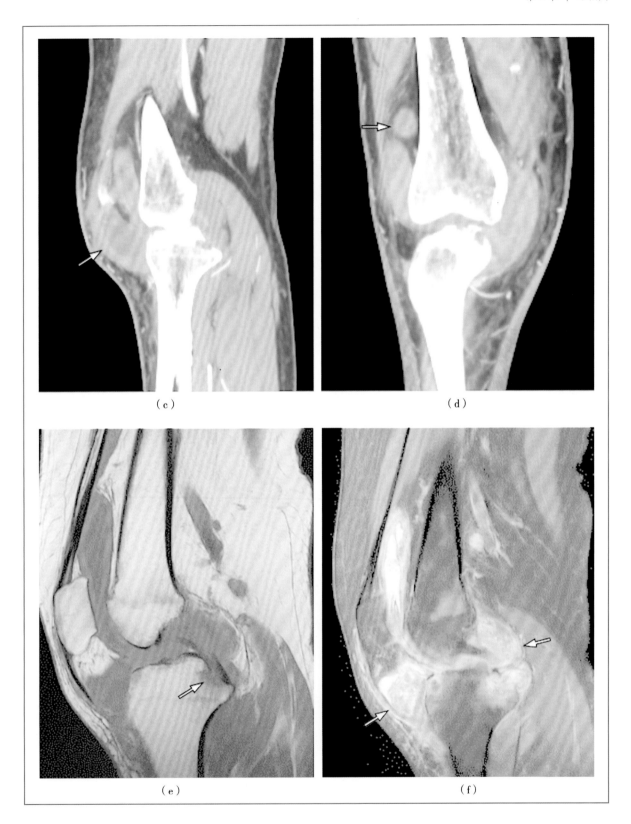

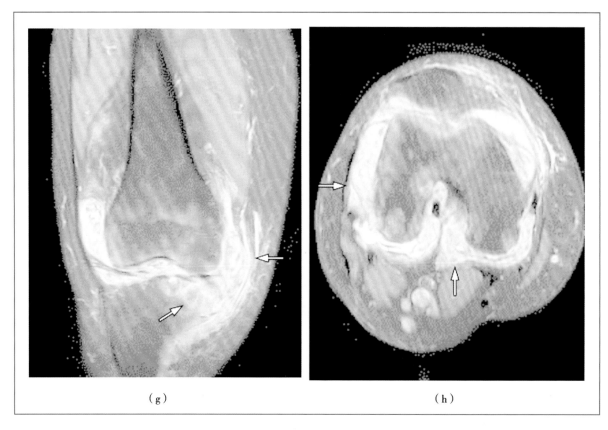

（g）　　　　　　　　　　　　（h）

图 4-47

　　CT 平扫:右膝关节间隙变窄,关节面毛糙,右股骨下段外侧髁及胫骨平台见虫蚀样骨质破坏,少许死骨形成[图 4-47(a)];膝关节周围软组织肿胀,可见团片状低密度影,增强后呈边缘强化[图 4-47(b)、(c)];腘窝见淋巴结肿大[图 4-47(d)]。

　　MRI 平扫:右膝关节明显水肿,关节间隙变窄,股骨下端、胫骨平台及髌骨见骨质破坏及明显骨髓水肿,关节面局部软骨缺损,髌上下囊及关节腔明显积液,滑膜呈团片状增生;腘窝淋巴结增大[图 4-47(e)—(f)]。

　　病例 4　右侧膝关节结核,伴窦道形成

　　男,26 岁,反复右膝肿痛 5$^+$年;HIV(+)3 年;CD4$^+$T 淋巴细胞:374 个/μL;结核 RNA 恒温扩增检查阳性,结核 PCR 检查阳性;膝关节镜取病灶组织活检:肉芽肿性炎伴干酪样坏死,考虑结核。

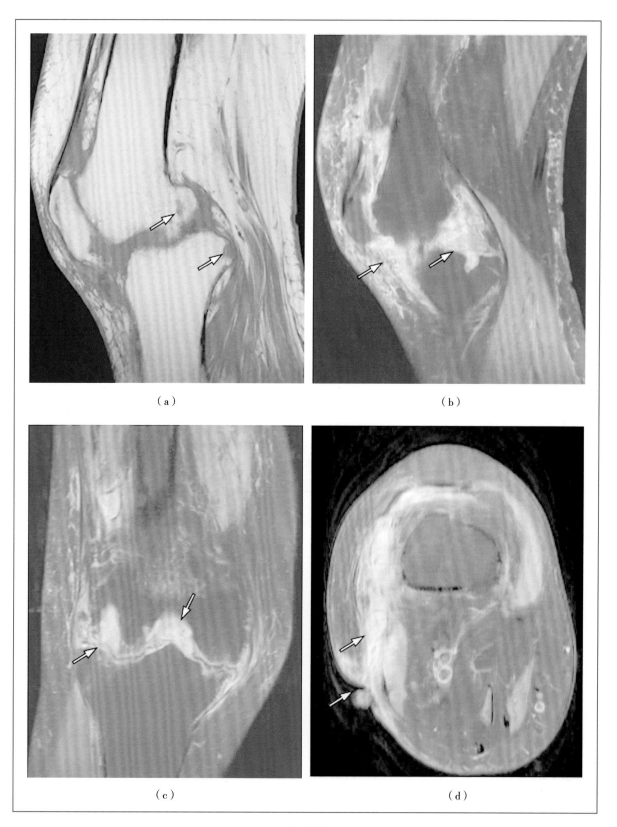

（a）

（b）

（c）

（d）

图 4-48

MRI 平扫:右膝关节肿胀,关节间隙变窄,股骨下端稍向前移位。股骨下端、胫骨平台可见轻度骨髓水肿;髌上囊及关节腔内见团片状 T1WI 低 T2WI 高信号影,滑膜明显增生。腘窝可见窦道形成(图4-48)。

病例 5　右侧腕关节结核

男,35 岁,肺结核、全身多处结核 6 个月,左腕疼痛 2 个月;HIV(+)2 年;CD4$^+$T 淋巴细胞:144 个/μL。

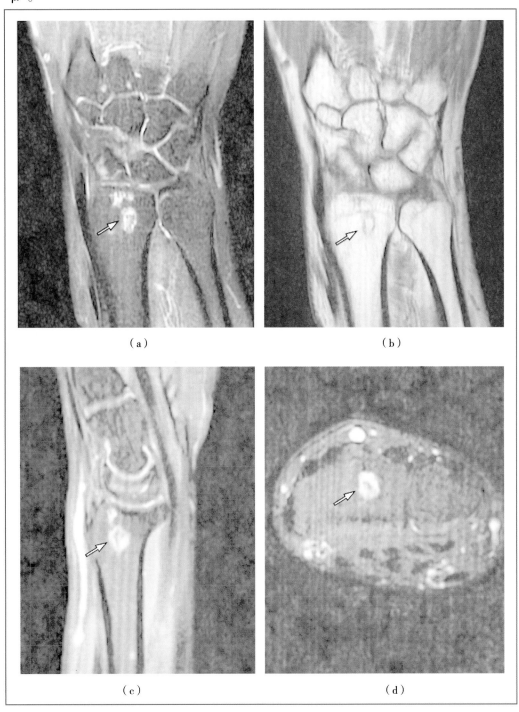

(a)　　　　　　　　　　　　(b)

(c)　　　　　　　　　　　　(d)

图 4-49

左侧腕关节 MR 平扫：左侧桡骨远端见少量骨质破坏及骨髓水肿，T1WI 呈等、低密度信号，T2WI 呈等高信号(图 4-49)。

病例 6　左侧肋骨结核

男，35 岁，左侧胸痛 1 个月；HIV(+)18 个月；CD4 $^+$ T 淋巴细胞：338 个/μL；穿刺活检病理提示：慢性肉芽肿性炎症伴坏死，考虑结核。

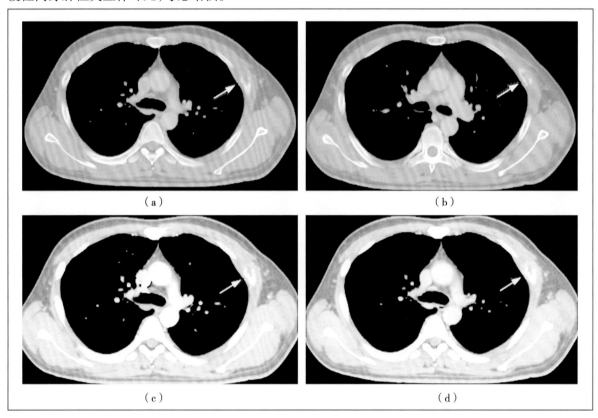

(a)   (b)

(c)   (d)

图 4-50

CT 平扫：左侧第 4 肋骨腋中段可见骨质破坏，并可见砂砾状死骨形成[图 4-50(a)、(b)]；增强后左侧胸壁增厚软组织可见较均匀强化[图 4-50(c)、(d)]。

病例 7　胸椎、腰椎、骶椎椎体结核

男，50 岁，反复腰背痛半年，加重 1 个月；HIV(+)7 年；CD4 $^+$ T 淋巴细胞：51 个/μL；穿刺引流脓液结核荧光染色检测：分枝杆菌荧光染色阳性(+ + + +)。

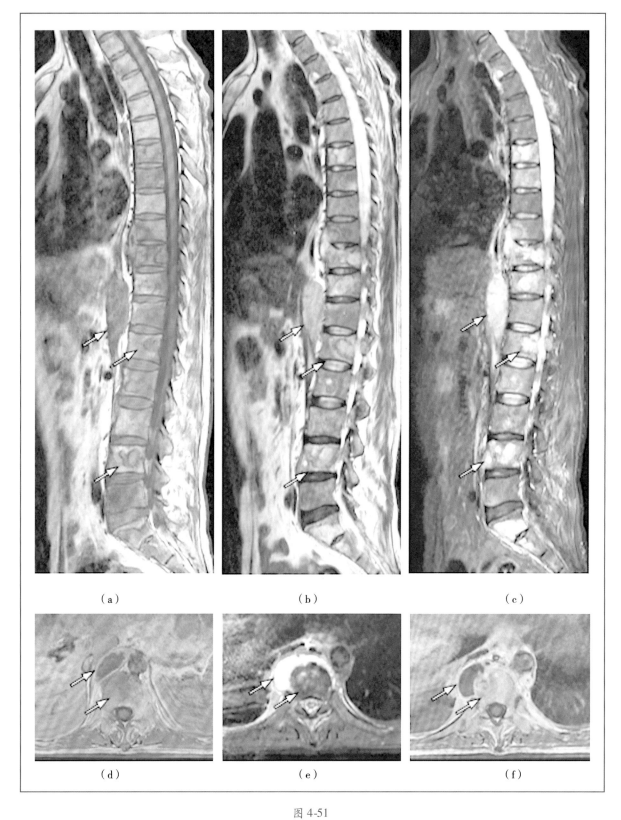

（a）　　　　　　　　　（b）　　　　　　　　　（c）

（d）　　　　　　　　　（e）　　　　　　　　　（f）

图 4-51

MRI 平扫:胸 1-3、胸 6-7、胸 9-骶 3 椎体可见不同程度 T1WI 等低、T2WI 高信号样骨髓水肿及骨质破坏,胸 6 及胸 10 椎体变扁,胸 9-10 椎间隙稍变窄,椎间盘在 T2WI 序列信号稍减低。椎旁见团片状 T1WI 低信号、T2WI 高信号灶[图 4-51(a)—(e)];增强扫描后椎体及椎旁病灶呈边缘强化[图 4-51(f)]。

病例 8　双侧髂骨、坐骨、耻骨、双侧股骨结核

男,50 岁,髋部疼痛 1 个月;HIV(＋)18 个月;CD4$^+$T 淋巴细胞:338 个/μL;穿刺活检病理提示:慢性肉芽肿性炎伴坏死,考虑结核。

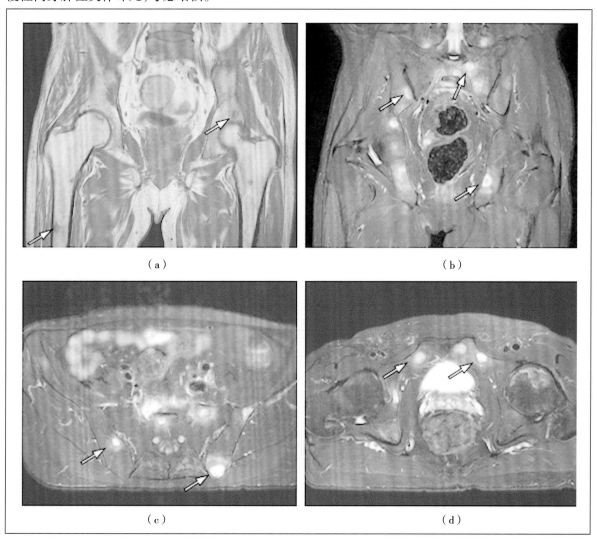

（a）　　　　　　　　　　　（b）

（c）　　　　　　　　　　　（d）

图 4-52

MRI 平扫:双侧髂骨、坐骨、耻骨、双侧股骨可见散在骨髓水肿及骨质破坏,T2WI 呈等/低信号,T2WI 呈高信号,邻近软组织轻度水肿(图 4-52)。

病例 9　右侧肩关节结核,伴脓肿形成

男,51 岁,发现颈、腋部包块 5 个月,加重 1 个月;HIV(＋)1 年;CD4$^+$T 淋巴细胞:61 个/μL;腋下包块穿刺液 3 次抗酸染色(＋)。

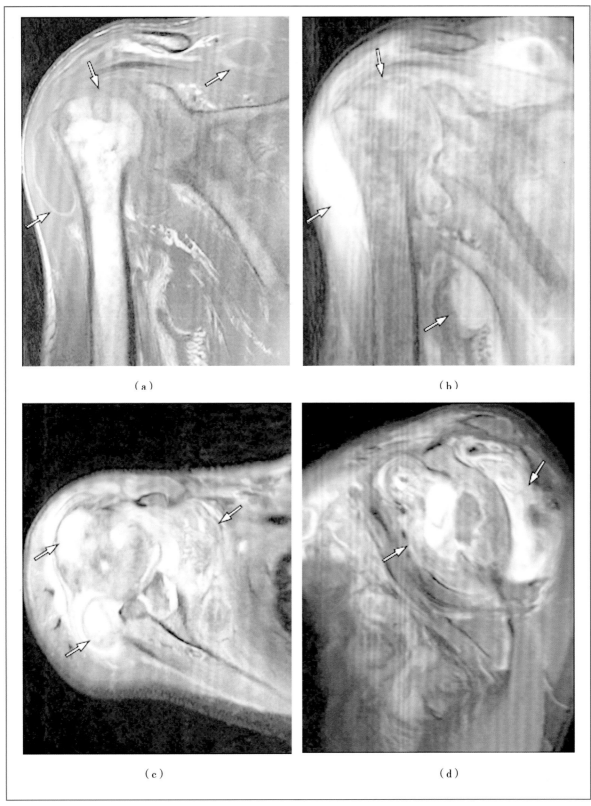

图 4-53

MRI 平扫:右肩关节诸骨多发 T2WI 等/低信号、T2WI 高信号样骨质破坏及骨髓水肿[图 4-53（a）、（c）];肩关节间隙消失,周围软组织明显水肿,可见团片状脓肿形成[图 4-53（a）、（b）、（d）];右侧腋窝多发淋巴结肿大,其内信号不均[图4-53(b)]。

(五)鉴别病例

病例1　肺癌伴全身多发骨转移

男,66岁,腰痛2个月,HIV(＋)1个月;CD4$^+$T淋巴细胞:109个/μL;肺部病变穿刺活检病理提示:腺癌。

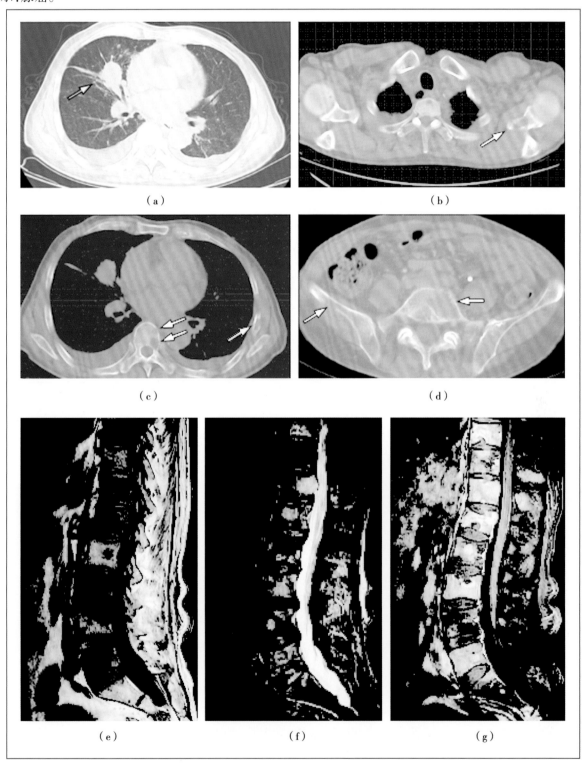

(a)　　　　　　　　　(b)

(c)　　　　　　　　　(d)

(e)　　　　　(f)　　　　　(g)

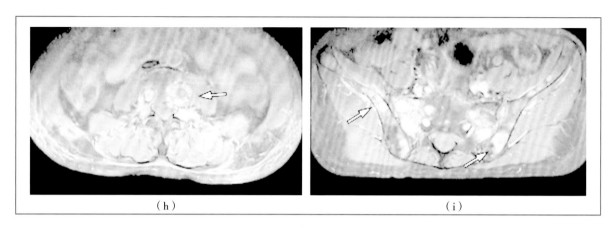

（h）　　　　　　　　　　　　　　（i）

图 4-54

CT 平扫:右肺中叶见软组织肿块及多发结节,肿块可见分叶及毛刺[图 4-54(a)];左肩胛骨、肋骨、胸腰椎、髂骨多发溶骨性骨质破坏[图 4-54(b)—(d)]。

MRI 平扫:胸腰骶椎体、棘突、髂骨可见多发骨质破坏,T2WI 呈低信号、T2WI 呈等及稍高信号,邻近软组织无水肿[图 4-54(e)、(f)];增强扫描后病变呈均匀强化[图 4-54(g)—(i)]。

病例 2　双侧股骨下段、胫骨上段骨梗死

男,32 岁,反复双下肢疼痛半年,HIV(＋)2 年;CD4$^+$T 淋巴细胞:401 个/μL。

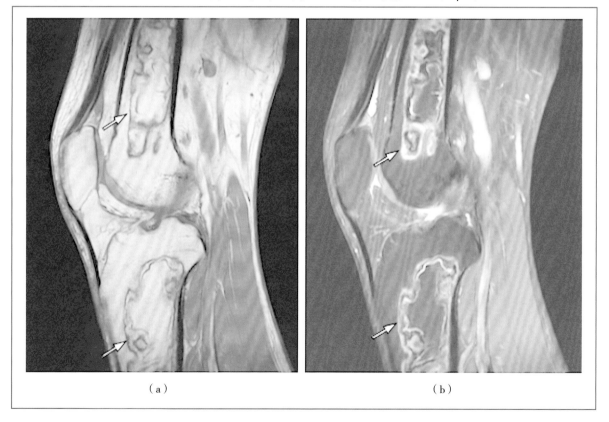

（a）　　　　　　　　　　　　　　（b）

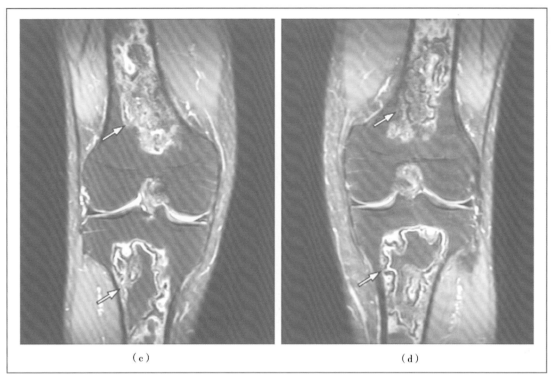

图 4-55

MRI 平扫:双侧股骨下段、胫骨上段可见较对称分布的骨质异常信号,呈"地图样"改变,病变中央部分在 T1WI 呈等信号,周围可见低信号影环绕[图 4-55(a)];质子加权序列病变中央呈等信号影,周围可见高信号影环绕[图 4-55(b)—(d)]。

病例 3 双侧肩关节、膝关节、髋关节骨梗死

男,37 岁,髋膝肩部痛 2 年,加重伴活动受限 2 个月;HIV(+)6 个月;CD4$^+$T 淋巴细胞:50 个/μL。

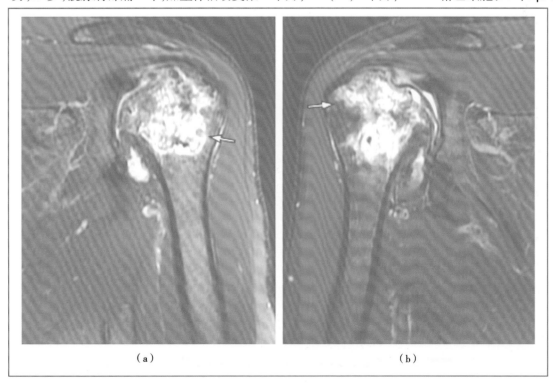

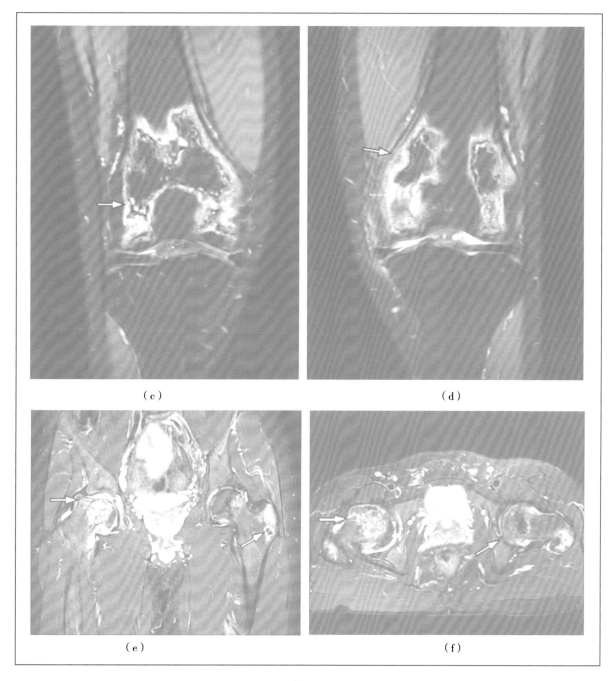

图 4-56

　　MRI 平扫：双侧肱骨头、股骨上段、股骨下段、胫骨上段可见较对称分布的骨质异常信号，呈"地图样"改变，病变中央部分在 T1WI 呈等信号，周围可见低信号影环绕，质子加权序列病变中央呈等信号影，周围可见高信号影环绕（图 4-56）。

　　病例 4　肝癌伴胸椎转移

　　女，59 岁，左侧腰骶部疼痛 4$^+$ 年，加重半个月；HIV（+）1 年；CD4$^+$ T 淋巴细胞：395 个/μL；肝脏穿刺活检病理提示：胆管细胞癌。

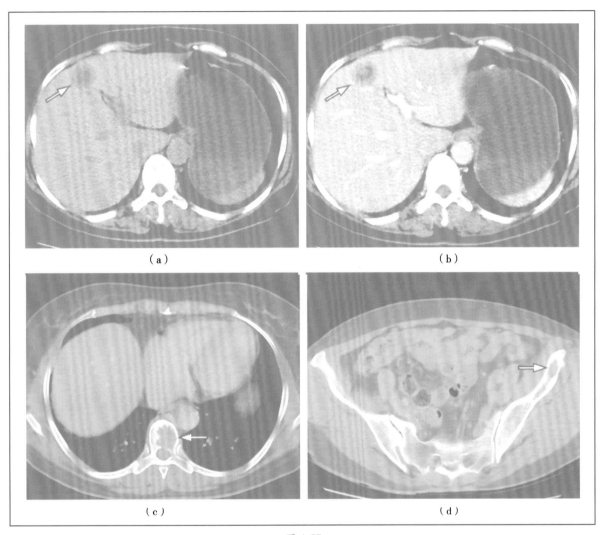

图 4-57

CT 平扫:肝脏 S4 段见环状低密度结节灶,边缘尚清,增强后呈边缘轻度强化[图 4-57(a)、(b)];胸椎及左侧髂骨见溶骨性骨质破坏,边缘不清楚[图 4-57(c)、(d)]。

六、腹腔结核

(一)影像学检查及表现

1. 肝脏结核

CT:增强扫描后肝脏不均匀强化,合并粟粒性肺结核时,提示粟粒型肝结核;单发或多发稍低密度结节,无论病灶边缘有无钙化,当同时出现肺或腹腔等脏器结核时,根据以上 CT 表现做出肝结核的诊断,结论将更加可靠。另外,"粉末状"钙化是肝胆结核的特征性改变。

2. 脾脏结核

CT:脾脏结核不同病期以及不同病变有不同的 CT 影像特点。粟粒型脾结核,通常仅表现为脾肿大。干酪型和伴有脓肿形成的脾结核表现为单个或多个大小不等的较低密度灶,边缘模糊且不规则,CT 值为 37~50 Hu,冷脓肿 CT 值变低,可在 20 Hu 以下或近似于水密度。增强扫描病灶中央无强化,边界清楚,呈坏死表现特征。纤维硬结钙化型常为愈合期表现,依据原有病灶的形态,会有不同的钙化形态。脾外征象:脾门胰周及邻近大血管周围可见肿大淋巴结伴或不伴"正常大小"的淋巴结数量增多,肿大淋巴结有融合趋势,坏死液化致密度不均。增强扫描淋巴结呈环状强化,内缘光滑,中央干酪、液化区无强化,具有脓肿的特征。

3.结核性腹膜炎

CT:①高密度腹水,腹水受限且多位于肠外;②腹膜广泛增厚,但表面光滑且伴有强化现象;③肠系膜改变,同时合并散在肠系膜间呈环状强化的肿大淋巴结。

4.淋巴结结核

腹腔淋巴结结核主要分布于肠系膜及其根部、小网膜、肝门、胰周及大血管周围,以肠系膜、胰周淋巴结为主,且腹腔淋巴结受累程度明显重于腹膜后间隙淋巴结。

CT:肿大的淋巴结中心为干酪样坏死组织,CT平扫时与周围淋巴组织呈等密度,边界不清。部分淋巴结可融合成蜂窝状肿块,后期可出现点状、不规则状钙化。呈环状强化的淋巴结处于干酪样坏死期,内壁光滑,呈现中心密度低而周边密度高的征象,为淋巴结结核比较特征性的表现。多个环状强化的淋巴结粘连成块,呈现出花瓣状或多房样CT征象,进一步表现为蜂窝状强化。

(二)诊断依据

根据流行病学史、临床表现及体征、实验室检查、影像学检查及表现、病理检查等综合考虑腹腔结核的诊断。

(三)鉴别诊断

腹腔结核需要与①肝病或肾病引起的腹腔积液进行鉴别;②卵巢肿瘤、腹膜肿瘤等引起的腹腔积液相鉴别;③结节病、淋巴瘤、转移性病变等鉴别;④克罗恩病、结肠癌、溃疡、淋巴瘤、肠管周围炎症等疾病进行鉴别。

(四)典型病例

病例1　脾脏结核、淋巴结结核

男,41岁,发热3 d,伴乏力、纳差;HIV(+)1周;CD4$^+$T淋巴细胞:21个/μL;结核集菌抗酸染色(+)。

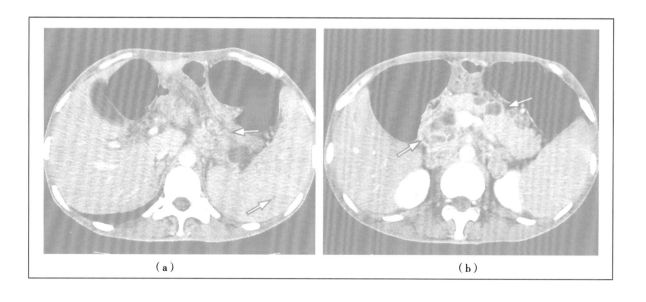

(a)　　　　　　　　　　　　　(b)

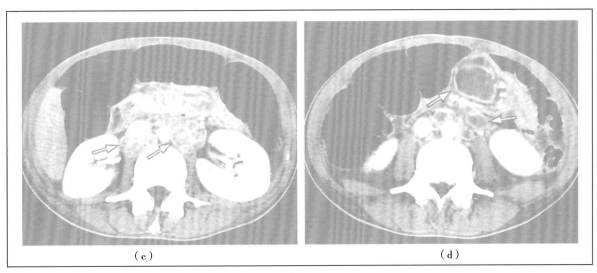

（c）　　　　　　　　　　　　　　　（d）

图 4-58

　　CT 平扫:脾脏见弥漫分布粟粒结节,肠系膜增厚,腹膜后、肠系膜多发软组织密度肿块及结节影,部分融合。增强后病变不均匀结节状强化及环形强化(图 4-58)。

　　病例 2　肠结核、淋巴结结核

　　女,54 岁,腹痛、反酸、纳差 3 个月,加重 1 d;HIV(＋)8 年;CD4＋T 淋巴细胞:53 个/μL;肠镜示:回盲部肠黏膜红肿、糜烂、溃疡;取病理结果示:慢性肉芽肿性炎,大便抗酸杆菌(＋)。

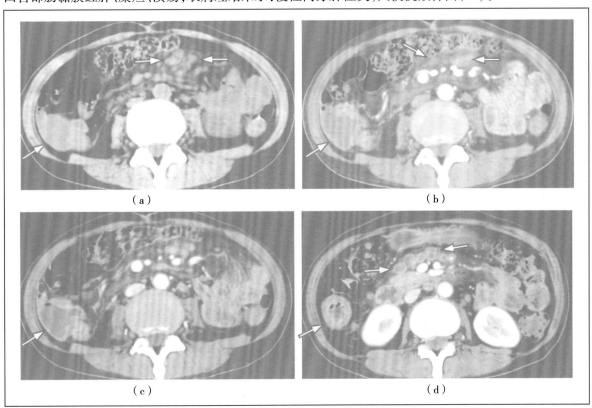

（a）　　　　　　　　　　　　　　　（b）

（c）　　　　　　　　　　　　　　　（d）

图 4-59

　　CT 平扫:回盲部肠壁明显增厚,内壁不光整,腹膜后及肠系膜多发淋巴结肿大,周围脂肪间隙模糊,部分可见融合[图 4-59(a)];增强后回盲部及升结肠肠壁分层样强化,腹膜后及肠系膜淋巴结呈环形强化[图 4-59(b)—(d)]。

病例 3 结核性腹膜炎、肠结核、淋巴结结核

男,28 岁,纳差 3 个月,腹痛半个月;HIV(+)1 年;CD4$^+$T 淋巴细胞:55 个/μL;结核直接检测(荧光 PCR)(+);肠镜示:回盲部及横结肠黏膜明显水肿,可见溃疡形成;病理检查示:慢性肉芽肿性炎伴坏死。

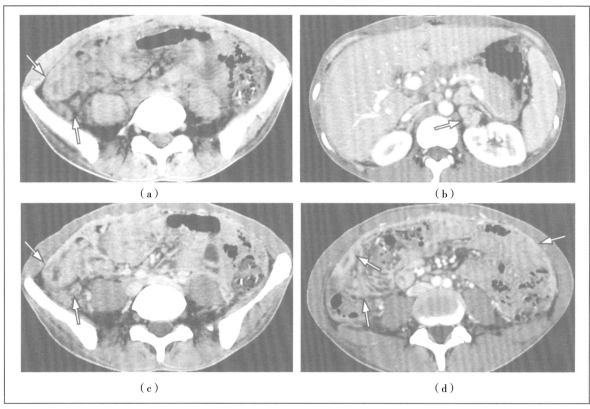

图 4-60

CT 平扫:回盲部肠壁明显增厚,腹膜、大网膜增厚,部分呈小结节样改变,肠系膜浑浊、密度增高,可见条片状软组织密度影,肠间隙模糊不清,腹膜后及肠系膜周围多发淋巴结肿大[图 4-60(a)];增强后回盲部肠壁呈不均匀强化,内壁欠光整;腹膜及大网膜均匀强化,肠系膜及腹膜后淋巴结结节状强化,部分不均匀强化[图 4-60(b)—(d)]。

病例 4 结核性腹膜炎、肠结核、淋巴结结核

男,44 岁,右下腹疼痛 1 个月;HIV(+)12 d;CD4$^+$T 淋巴细胞:90 个/μL;肠镜回盲部活检病理提示:肉芽肿性炎伴坏死。符合结核改变。

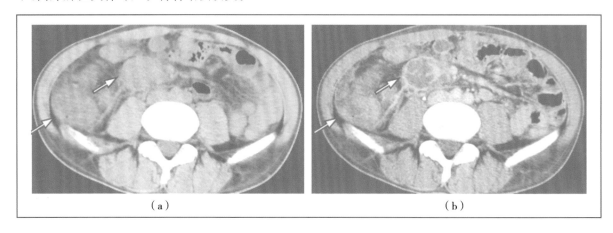

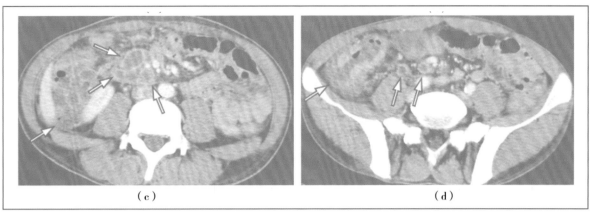

图 4-61

CT 平扫:回盲部肠壁不均匀增厚,腹膜后及肠系膜多发肿大淋巴结影,腹腔少许积液[图 4-61(a)];增强后肠壁不均匀及分层样强化,腹膜后及肠系膜淋巴结环形强化[图 4-61(b)—(d)]。

病例 5 淋巴结结核

男,37 岁,左侧腹股沟包块 2 个月;HIV(+)10 d;CD4$^+$T 淋巴细胞:51 个/μL;腹股沟淋巴结病理提示:慢性肉芽肿性炎伴坏死。考虑结核。

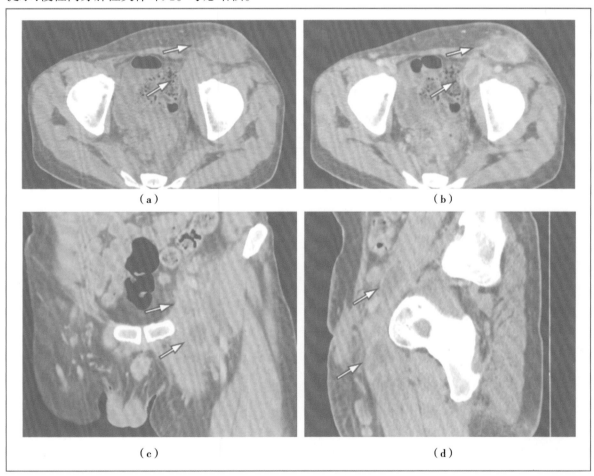

图 4-62

CT 平扫:左侧腹股沟区可见软组织密度团块、结节影,密度不均匀,可见融合,周围脂肪间隙不清[图 4-62(a)];增强后呈不均匀强化及环形强化[图 4-62(b)—(d)]。

病例6 盆腔及肛周结核

男,39岁,发热1个月,肛周流脓稠;HIV(+)1个月;CD4$^+$T淋巴细胞:9个/μL;肛周分泌物结核RNA(+)。

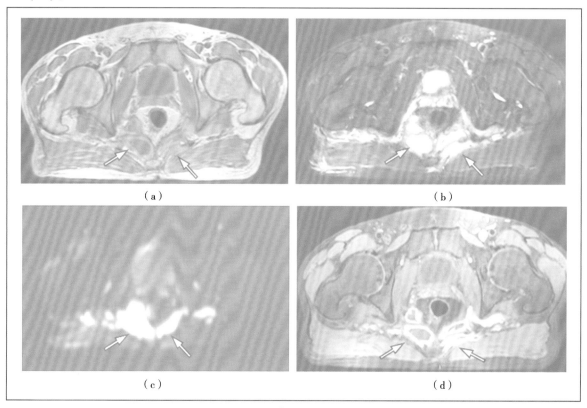

图 4-63

MRI平扫:盆底、肛周、双侧臀部见多发团片状T1WI低、T2WI高信号影,周围软组织明显水肿[图4-63(a)、(b)];DWI呈环状高信号[图4-63(c)];增强后病变呈环形强化及条状强化[图4-63(d)]。

（五）鉴别病例

病例1 腹腔马尔尼菲篮状菌感染

女,37岁,气促伴皮疹半个月;HIV(+)7 d;CD4$^+$T淋巴细胞:16个/μL;马尔尼菲篮状菌抗原(+);血培养:可见马尔尼菲篮状菌。

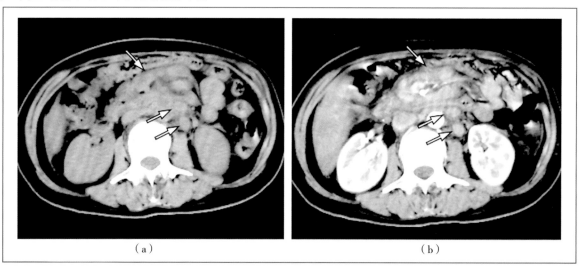

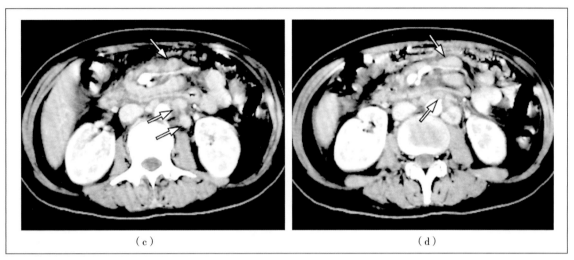

（c）　　　　　　　　　　　　　　　（d）

图 4-64

CT 平扫:腹膜后及肠系膜周围多发肿大淋巴结,未见明显融合,边界尚清,周围脂肪间隙欠清[图 4-64(a)];增强后中度均匀强化,肠系膜血管包绕其中,呈"三明治"征[图 4-64(b)—(d)]。

病例 2　淋巴瘤

男,30 岁,消瘦、盗汗半年,发热 2 d;HIV(+)5 年;CD4$^+$T 淋巴细胞:45 个/μL;穿刺活检病理结果示:经典型霍奇金淋巴瘤。

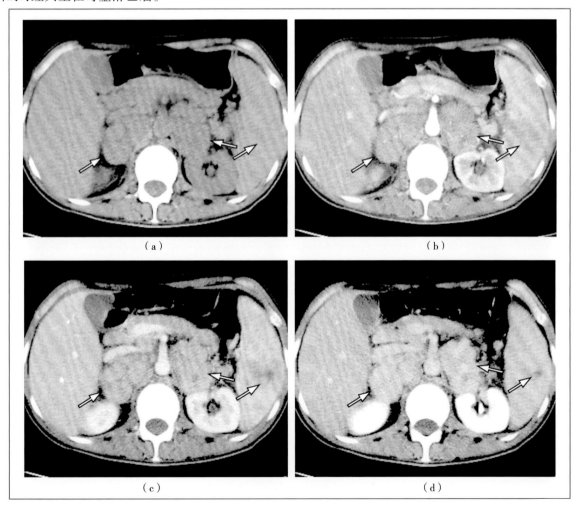

（a）　　　　　　　　　　　　　　　（b）

（c）　　　　　　　　　　　　　　　（d）

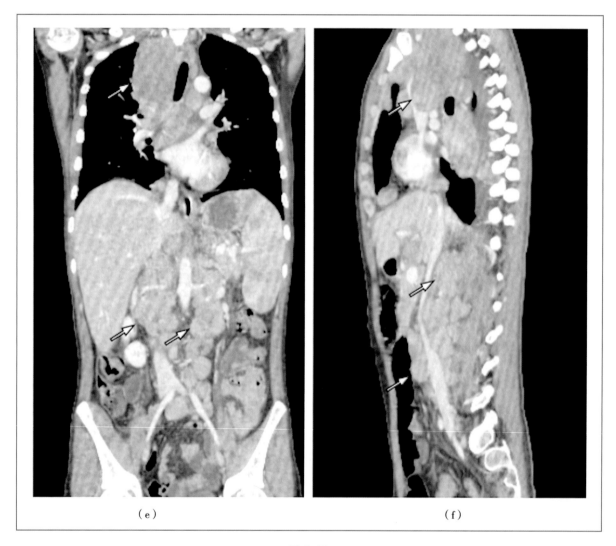

（e）　　　　　　　　　　　　　　　　　（f）

图4-65

　　CT平扫：腹膜后可见多发结节、肿块影，形态不规则，部分融合，周围脂肪间隙清楚，脾脏体积增大，其内可见斑片状稍低密度影［图4-65（a）］；增强后纵隔及腹膜后淋巴结均匀强化，部分包绕血管生长［图4-65（b）—（f）］。

　　病例3　结肠癌

　　男，71岁，纳差、乏力1周；HIV（＋）11个月；CD4$^+$T淋巴细胞：79个/μL；腹腔镜检查病理活检提示：结肠癌。

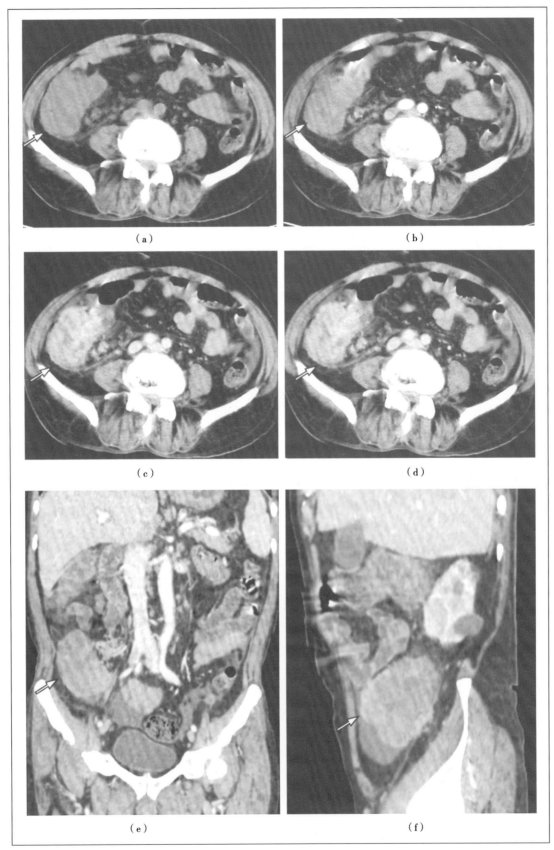

（a）

（b）

（c）

（d）

（e）

（f）

图 4-66

CT 平扫:回盲部肠壁不均匀明显增厚,可见软组织肿块影,密度不均匀,邻近结肠旁沟系淋巴结增大[图 4-66(a)];增强扫描后呈不均匀强化[图 4-66(b)—(f)]。

七、泌尿系统结核

(一)影像学检查及表现

1. 肾结核

X 线:泌尿系统结核最常见的是肾结核,肾结核在腹部平片中可表现为肾脏轮廓增大,部分患者可表现为肾脏体积缩小,也有部分未见明显变化。同时肾区可伴有不同形态的钙化灶,单侧、双侧均有。腹部平片所见缺少特异性,目前较少使用。

CT:主要表现为肾盂、肾盏与输尿管管壁增厚,可伴有局部管腔不规则扩张与狭窄,病灶伴有不同形状钙化。坏死好发于肾乳头,以髓质为主。CT 平扫可见多个或单个的囊性低密度灶,边界欠清晰,增强扫描中心未见强化。增强扫描可见单发囊腔或多发囊腔,表现为实质密度不均匀、不强化或弱强化。

MRI:早期表现为肾脏局限性肿大、皮质变厚、皮髓质分界不清、肾脏包膜显示不清,增强扫描时肾实质强化减低等。肾结核的病灶常为长 T1、长 T2 信号影,少数可表现为短 T2 信号,也可表现为 T1WI 呈等信号、T2WI 呈低信号,增强扫描可见中度强化。磁共振尿路成像(magnetic resonance urography,MRU)图像上可见不规则肾脏轮廓、肾盏变圆钝,或可见肾盏旁脓肿。部分可见肾盂、输尿管管壁增厚,增强扫描管壁呈轻度环形强化。对于输尿管结核 MRU 能够很好地显示输尿管狭窄和扩张。

2. 肾上腺结核

CT:能清晰显示肾上腺结构。病灶对钙化非常敏感,可显示微小钙化灶。肾上腺增大并伴有肿块和少量点状钙化,是肾上腺结核早期的特征性改变。肾上腺萎缩、钙化增多是该病慢性发展的结果。

3. 输尿管结核

X 线:早期可无异常发现,晚期可见沿输尿管移行区条索状钙化。

CT:平扫可见输尿管管壁增厚、钙化、管腔狭窄。增强扫描可见管壁增厚,较均匀强化,可伴输尿管全程狭窄、扩张等。病变严重时可出现输尿管狭窄,呈"腊肠样"或"串珠样"改变。

4. 膀胱结核

膀胱结核常继发于肾结核,还具有结核性膀胱炎特异的黏膜炎症表现,如局限性(尤以患侧输尿管开口周围为重)或弥漫性黏膜淡黄颗粒样增生、黏膜增厚僵硬、膀胱容量缩小等。

CT:平扫呈膀胱挛缩、膀胱壁增厚、钙化;增强扫描表现为增厚膀胱壁均匀或分层状强化。

膀胱镜检查:早期膀胱结核可见黏膜充血、水肿及结核结节,病变多在患侧输尿管口周围,并向三角区和其他部位蔓延。

(二)诊断依据

根据流行病学史、临床表现及体征、实验室检查、影像学检查及表现等综合考虑泌尿系统结核的诊断。

(三)鉴别诊断

泌尿系统结核需要与泌尿系肿瘤等疾病相鉴别。

(四)典型病例

病例 1 右侧肾脏、肾盂肾盏、输尿管结核

女,51 岁,右侧腰部胀痛 18 个月余;HIV(+)1 个月;CD4+T 淋巴细胞:349 个/μL;结核感染 T 细胞检测(+),尿液结核分枝杆菌 PCR 荧光检测(+)。

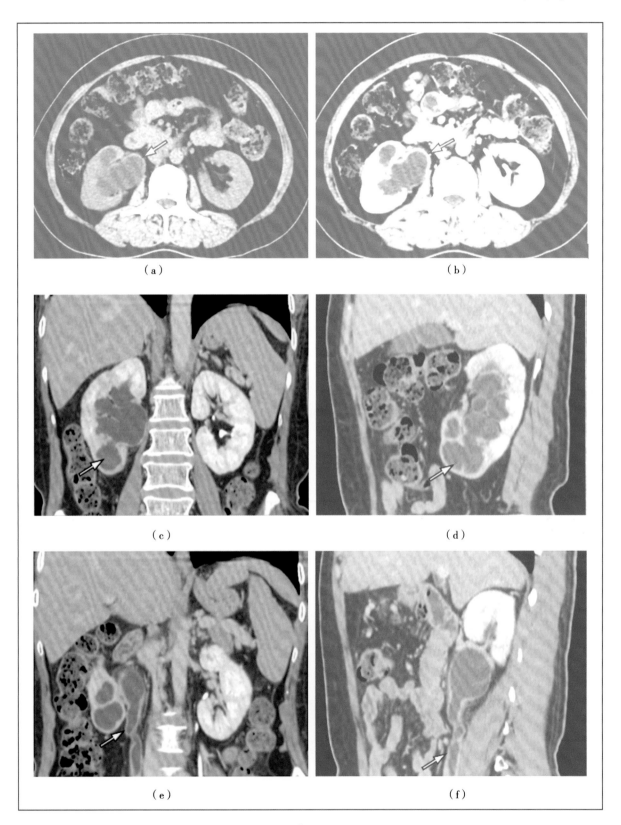

图 4-67

CT 平扫:右肾体积增大,肾皮质变薄,右肾盂、肾盏扩张,呈片状、斑片状低密度影[图 4-67(a)];
增强扫描后肾盂呈边缘明显强化,右肾较对侧强化减低,右肾盂及输尿管未见造影剂填充[图4-67

（b）—（d）]，右输尿管壁增厚、边缘毛糙，呈明显强化［图 4-67（e）、（f）］。

病例 2　左侧肾脏、肾盂肾盏、输尿管结核

女，28 岁，尿频、尿急、尿痛、血尿 2 个月余；HIV（＋）2 个月；CD4⁺T 淋巴细胞：172 个/μL；尿液结核 PCR 检测（＋）。

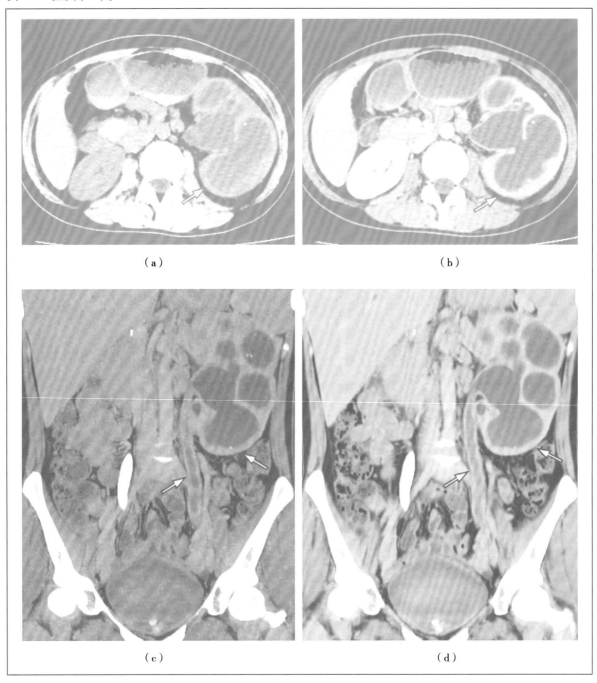

图 4-68

CT 平扫：左肾体积明显增大，肾盂、肾盏扩张、积液，其内见斑点状钙化灶［图 4-68（a）］；增强后肾实质均匀强化［图 4-68（b）］；左输尿管全程扩张，壁不均匀增厚，增强后输尿管壁呈均匀强化，延迟期左肾及左输尿管未见造影剂填充［图 4-68（c）、（d）］。

病例3　膀胱结核

女,40岁,间断尿频、尿急、尿痛、血尿3年余,再发3 d;HIV(+)1周;CD4$^+$T淋巴细胞:327个/μL;膀胱镜检查病理提示:膀胱结核。

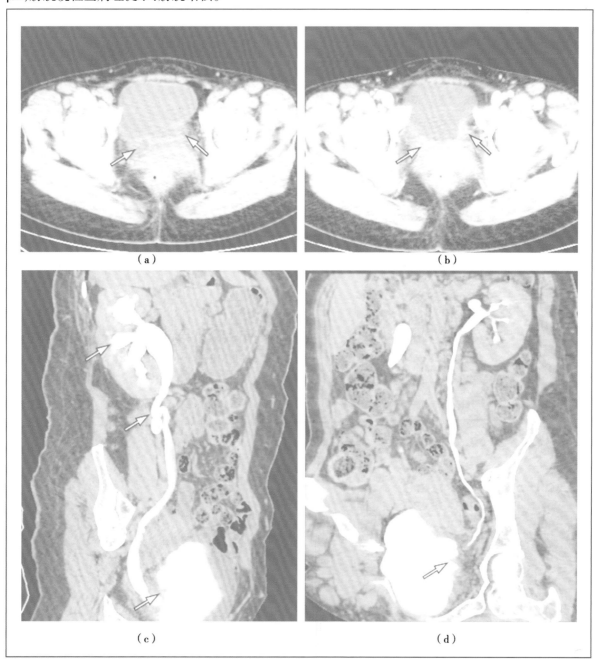

图4-69

CT平扫:膀胱体积缩小,后壁增厚[图4-69(a)];增强后黏膜明显强化,边缘欠清[图4-69(b)];CTU:右侧肾盂、肾盏扩张积水,右输尿管迂曲、扩张,局部管壁增厚[图4-69(c)];膀胱壁凹凸不平[图4-69(c)、(d)]。

病例4　双侧肾上腺结核

男,42岁,乏力、消瘦、纳差、低血压1个月余;HIV(+)1个月;CD4$^+$T淋巴细胞:214个/μL;左肾上腺穿刺病理活检:慢性肉芽肿性炎伴坏死。考虑结核。

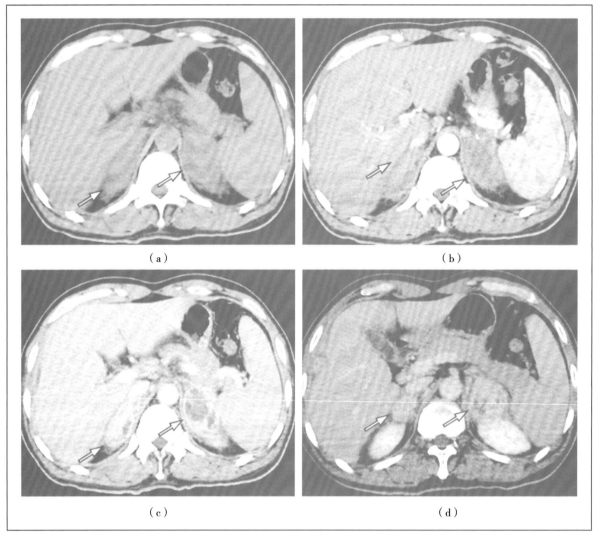

图 4-70

CT 平扫:双侧肾上腺增大,可见密度不均匀的软组织肿块影,周围脂肪间隙欠清[图4-70(a)];增强后呈不均匀强化,内见分隔状低强化区,边缘稍模糊[图4-70(b)—(d)]。

(五)鉴别病例

病例 1　左侧肾癌

男,72 岁,左肾占位 1 年余;HIV(＋)1 周;CD4$^+$T 淋巴细胞:295 个/μL;术后病理提示:肾脏透明细胞癌。

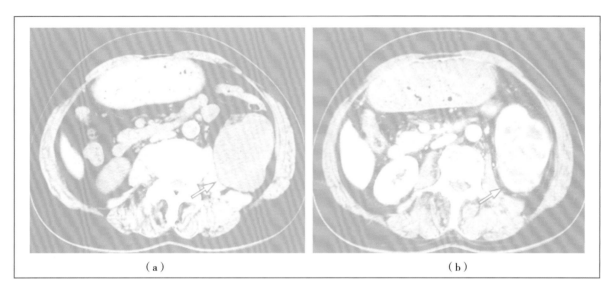

图 4-71

CT 平扫:左肾下极实质内见软组织密度肿块影,形态欠规则,密度不均,肾盂、肾盏受压[图 4-71(a)];增强后呈不均匀明显强化[图 4-71(b)]。

病例 2 膀胱癌

男,58 岁,下腹阵发性疼痛 3 个月余,再发血尿 1 d;HIV(+)2 周;CD4$^+$T 淋巴细胞:358 个/μL;膀胱镜病理提示:腺癌。

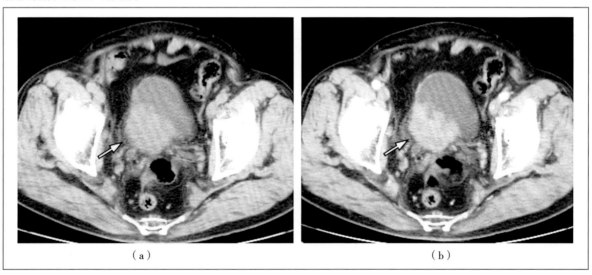

图 4-72

CT 平扫:膀胱底部及后壁局限性增厚,呈软组织肿块影,密度均匀,边界欠清[图 4-72(a)];增强后呈欠均匀明显强化,可见分叶,浆膜面毛糙[图 4-72(b)]。

第五章 | 真菌感染

真菌感染是艾滋病常见的机会性感染。真菌感染根据病变部位的不同分为浅部真菌感染和深部真菌感染2大类。浅部真菌感染主要侵犯含有角质的组织,如皮肤、毛发和指甲等处,引起各种癣病。深部真菌感染侵犯皮肤深层和内脏,危害较大。艾滋病患者中,引起局部或播散性真菌感染的有隐球菌、曲真菌、念珠菌、球孢子菌和组织胞浆菌等。

第一节 隐球菌感染

隐球菌属是一种腐生性真菌,广泛存在于自然界,迄今为止已鉴定出30多个种,其中对人类致病的主要有2种,即新型隐球菌和格特隐球菌(以往被称为新型隐球菌新生变种和新型隐球菌格特变种)。隐球菌外观呈圆形或椭圆形,直径2~20 μm,HE染色阳性,细胞壁外常有3~5 μm的荚膜。该荚膜是隐球菌致病性的标志之一,菌体外无荚膜的隐球菌一般不引起隐球菌病。荚膜多糖是隐球菌的主要致病因子,可抑制人体免疫细胞的吞噬,促使和诱导免疫无应答,降低人体对病原菌抵抗力。此外,黑素和磷脂酶 B_1 也是隐球菌的重要致病因子。艾滋病患者存在严重的免疫缺陷,Th1/Th2 细胞失衡引起 Th2 相关细胞因子白细胞介素(interleukin,IL)-4、IL-5 和 IL-13 水平上调,从而导致其合并隐球菌病时预后比 HIV 阴性人群差。

艾滋病合并隐球菌感染可发生在患者的各个器官及系统,也因累及的部位不同而有不同的临床表现,同时累及多种部位的播散性隐球菌感染在该人群也较为常见。以下着重介绍中枢神经系统及呼吸系统的隐球菌感染。

一、隐球菌性脑膜炎

(一)病理生理基础

中枢神经系统隐球菌感染的病变范围广泛,以脑脊膜受累最常见,也可以侵犯大脑实质,如间脑、脑干、小脑等。其病变类型大致分为胶质性和肉芽肿性2大类,弥漫性或局限性损害均可见到。

隐球菌性脑膜炎患者出现颅内高压的可能机制包括:①隐球菌产生大量的荚膜多糖,聚集于蛛网膜绒毛和蛛网膜下腔,阻塞脑脊液循环通路;②隐球菌感染所致炎症造成蛛网膜绒毛的堵塞,加重脑脊液循环受阻;③大量的荚膜多糖覆盖于脑表面甚至渗入脑实质内,在柔软有弹性的脑组织套上了一层"坚硬的外壳",使其顺应性下降或丧失,导致脑室系统不能随颅内压升高或脑脊液增多而代偿性扩大。

（二）临床症状及体征

隐球菌性脑膜炎的症状及体征包括头痛、发热、恶心、呕吐、颅神经病变、意识改变、记忆力减退和脑膜刺激征等,通常是亚急性起病。颅内高压通常与患者病情的复杂程度及病死率相关。

（三）实验室检查

对于隐球菌性脑膜炎的患者而言,脑脊液抗原检测、涂片或培养发现隐球菌均可作为确诊依据。另外颅内压的测定及脑脊液生化、常规等检查可协助医生评估患者预后。

1. 常规检查

艾滋病合并隐球菌性脑膜炎的患者可出现白细胞计数降低,不同程度的贫血,淋巴细胞绝对计数降低,CD4$^+$T 淋巴细胞计数也下降,CD4/CD8 小于 1。

2. 脑脊液检查

隐球菌性脑膜炎的患者大多有颅内压升高症状,病情严重的患者可高达 400 mmH$_2$O 以上。脑脊液多呈非化脓性改变,外观澄清或稍浑浊;90% 以上患者脑脊液细胞数轻至中度增多,一般为(4 ~ 400) × 10^6 个/L,以单核细胞为主,但在疾病早期也可以多核细胞为主。蛋白质水平多呈轻至中度升高,葡萄糖和氯化物水平下降。但也有少数患者脑脊液表现正常或轻度异常。

3. 病原学检查

常见的病原学检查方法有脑脊液涂片、真菌培养、抗原学检查、PCR 检查等。

（1）脑脊液涂片

脑脊液的墨汁涂片镜检是隐球菌性脑膜炎最简便而又迅速的诊断方法,墨汁可将脑脊液的背景染成蓝色,真菌荚膜则未被染色,呈现特征性的"繁星之夜"表现。

（2）脑脊液培养

脑脊液分离培养出新型隐球菌是最好的诊断方法。一般培养 2 ~ 3 d 可见到菌落,由于脑脊液中隐球菌含量较少,因此需多次培养以提高阳性率。

（3）抗原检测

隐球菌抗原检测是隐球菌病的常规临床检测办法。隐球菌性脑膜炎的被检测标本通常包括血液和脑脊液,方法包括乳胶隐球菌凝集试验、酶联免疫吸附测定及单克隆抗体检测法均有较高的特异性和敏感性。

（4）PCR 检测

PCR 方法检测新型隐球菌有很高的特异性和敏感性,可区分变种,适用于早期诊断,可以不受治疗的影响。

4. 组织病理学检查

组织病理学检查是诊断病变组织中隐球菌成分的金标准,敏感度高于墨汁染色,脑组织可用于组织病理学检查。隐球菌菌体周围存在大于菌体 1 ~ 3 倍的荚膜,对许多特殊染料具有很强的亲和力并选择性着色,例如过碘酸-无色品红(PAS)、六胺银(GMS)、阿尔辛蓝(AB)、黏蛋白卡红(MC)、苏木素-伊红(HE)。

（四）影像学检查及表现

隐球菌感染影像学表现为血管周围间隙(VR 间隙)扩大、胶样假囊、结节状肉芽肿、局限性脑水肿、脑积水、脑萎缩、脑膜强化等。前四者为脑实质内病灶,好发于两侧基底节区、颞叶、中脑及大脑皮层下等,而局限性脑水肿、结节性肉芽肿和脑膜强化常代表机体对隐球菌入侵的炎症性反应。MRI 比 CT 能更准确显示扩大的 VR 间隙和胶样假囊,当 CT 显示正常时,MRI 可以有明显的异常表现。扩大的 VR 间隙意味着大量的隐球菌酵母细胞聚集于血管周围间隙或者部分阻滞了脑脊液的流出,此时行脑脊液涂片检查或培养可见隐球菌。胶样假囊在 MRI 上呈多发的边界清楚的椭圆形囊肿,多位于基底节或丘脑,可聚集成簇状囊肿,呈肥皂泡状,具有特征性。T1WI 呈低信号,T2WI 呈高信号,T2FLAIR 部分病灶呈高信号,部分为低信号,弥散加权成像(diffusion rueighted imaging,DWI)部分病灶弥散受限,部分不受限。

(五)诊断依据

艾滋病患者出现脑膜炎相关症状、体征、脑脊液检查结果异常或头颅影像学异常改变,加上病原学检查出现以下阳性结果之一者,即可诊断:①脑脊液墨汁染色镜检发现隐球菌;②血或脑脊液隐球菌培养阳性;③血或脑脊液隐球菌荚膜抗原阳性;④血或脑脊液隐球菌抗体或核酸检查阳性;⑤组织病理学检查发现隐球菌。

(六)鉴别诊断

隐球菌性脑膜炎需要与结核性脑膜炎、弓形虫脑病、病毒性脑炎和细菌性脑炎、肿瘤等相鉴别。

(七)典型病例

病例 1　隐球菌脑膜炎

女,56 岁,头痛、呕吐 12 d;脑脊液蛋白(＋);脑脊液生化:葡萄糖 2.65 mmol/L,氯化物 127.5 mmol/L;HIV(＋)1 年;CD4$^+$T 淋巴细胞:5 个/μL。脑脊液新型隐球菌涂片(墨汁染色):见新型隐球菌。

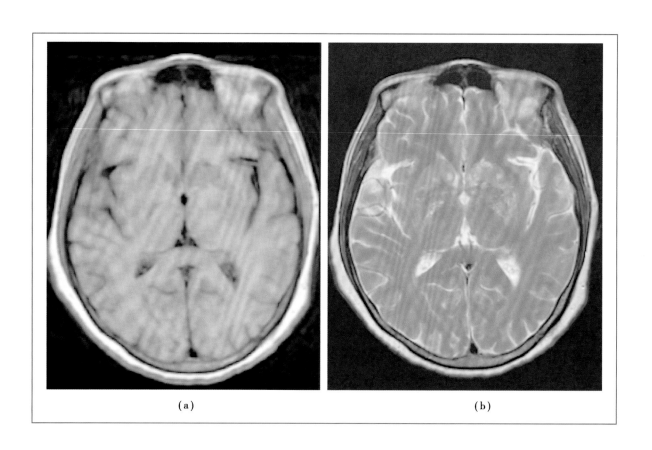

(a) (b)

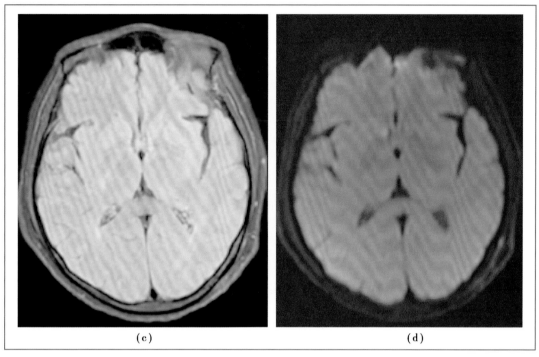

图 5-1

MRI 平扫:双侧基底节区可见多发胶状假性囊肿形成,呈结节、斑点状异常信号,T1WI 呈等、低信号[图 5-1(a)];T2WI 呈高信号[图 5-1(b)];FLAIR(T2)呈等信号[图 5-1(c)];DWI 呈等、高信号[图 5-1(d)]。

病例 2 隐球菌脑膜炎

女,52 岁,抗 HIV 阳性 3 年,头痛 2 周;CD4[+]T 淋巴细胞:4 个/μL;脑脊液蛋白(+);脑脊液生化:葡萄糖 4.04 mmol/L,氯化物 124.0 mmol/L;脑脊液新型隐球菌涂片(墨汁染色):见新型隐球菌;血新型隐球菌抗原检测:阳性;脑脊液真菌培养:见真菌孢子。

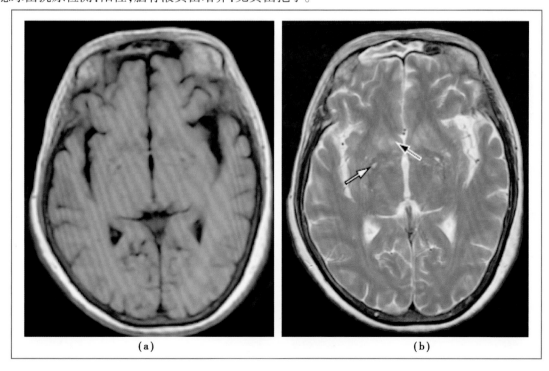

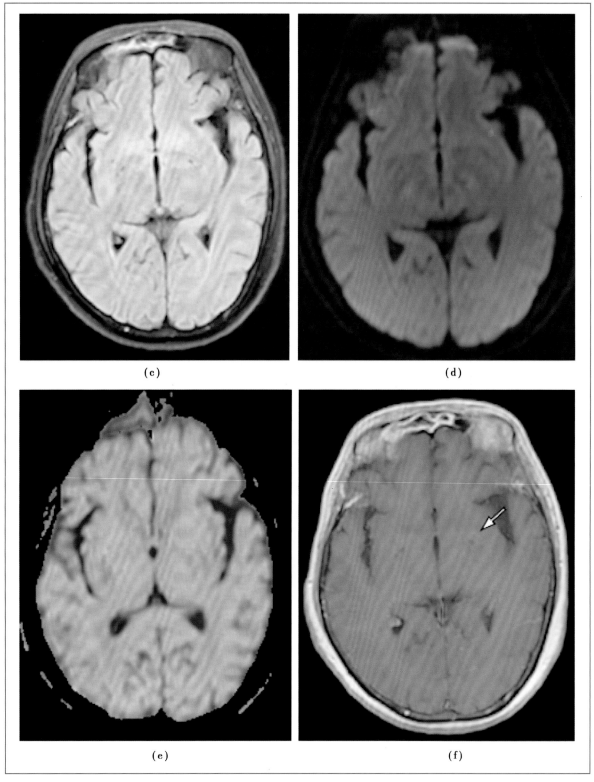

图 5-2

MRI 平扫:双侧基底节区多发血管周围间隙增宽(白箭头),并可见较对称分布斑片状异常信号影(黑箭头),T1WI 呈等或稍低信号[图 5-2(a)],T2WI 呈稍高信号[图 5-2(b)],FLAIR(T2)以高信号为主[图 5-2(c)],DWI 未见弥散受限[图 5-2(d)、(e)],增强扫描:未见强化[图 5-2(f)]。

病例 3　隐球菌脑膜炎

女,39 岁,发热 3 个月,头痛 2 个月,视物模糊、听力下降 5 d;脑脊液蛋白(+);脑脊液生化:葡萄糖 3.54 mmol/L,氯化物 128.0 mmol/L;HIV(+)2 年;CD4$^+$T 淋巴细胞:5 个/μL;脑脊液新型隐球菌涂片(墨汁染色):见新型隐球菌。

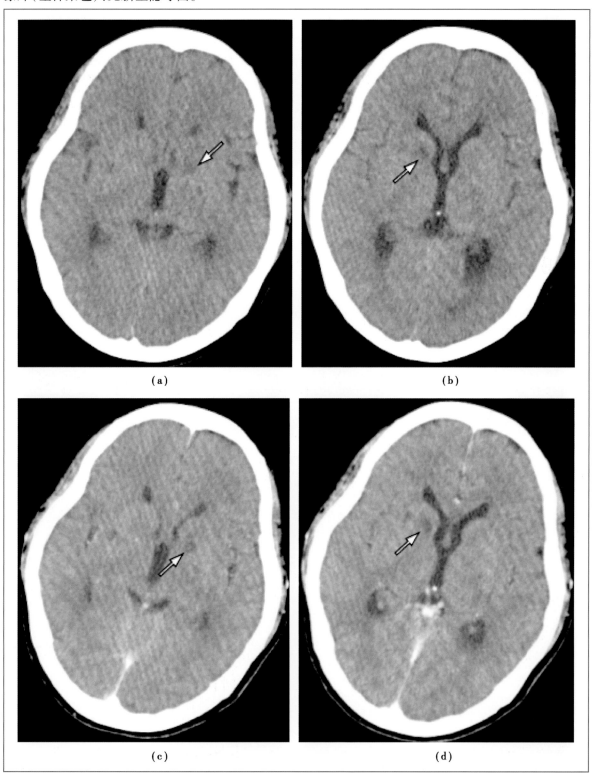

(a)　　　　　　　　　　　　(b)

(c)　　　　　　　　　　　　(d)

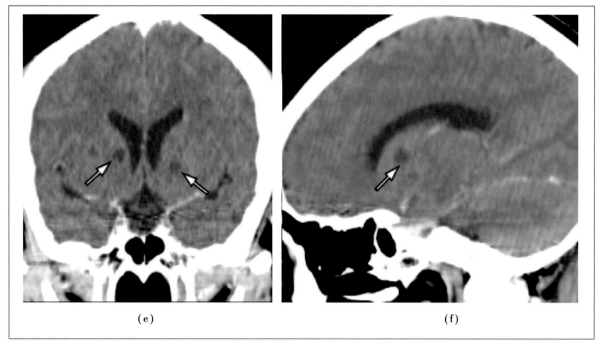

(e)　　　　　　　　　　　　　　　　　(f)

图 5-3

CT 平扫:双侧基底节区散在多发类圆形稍低密度区[图 5-3(a),(b)];增强扫描:双侧基底节区病变未见强化[图 5-3(c)—(f)]。

病例 4　隐球菌脑膜炎

女,47 岁,头痛、乏力 3 周,加重伴视物模糊 3 d;脑脊液蛋白(+);脑脊液生化:葡萄糖 2.85 mmol/L,氯化物 125.5 mmol/L;HIV(+)5 年;CD4⁺T 淋巴细胞:76 个/μL;脑脊液新型隐球菌涂片(墨汁染色):见新型隐球菌;血新型隐球菌抗原检测:阳性。

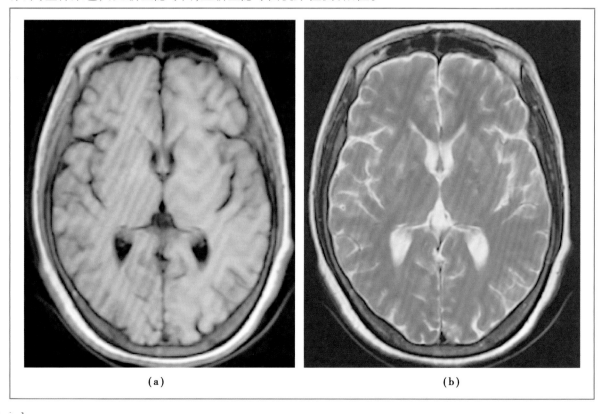

(a)　　　　　　　　　　　　　　　　　(b)

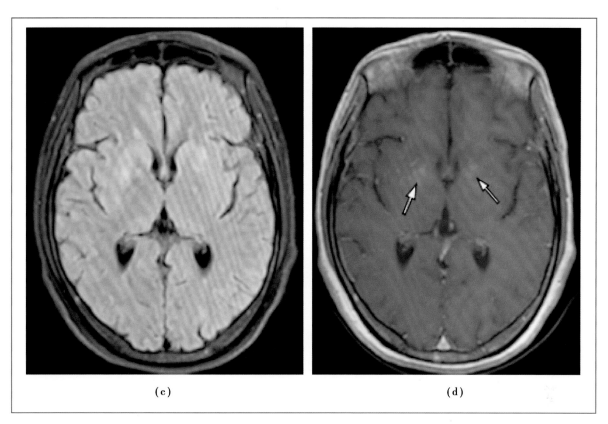

(c)   (d)

图 5-4

　　MRI 平扫:双侧基底节区可见斑片状、结节状异常信号影,T1WI 呈等、低信号[图 5-4(a)],T2WI 呈等、稍高信号[图 5-4(b)],FLAIR(T2)呈稍高信号[图 5-4(c)];增强扫描示双侧基底节区病变呈斑片状轻度强化[图 5-4(d)]。

　　病例 5　隐球菌脑膜炎

　　男,40 岁,头痛 2 周;HIV(+)1 年;CD4$^+$T 淋巴细胞:16 个/μL;脑脊液新型隐球菌涂片(墨汁染色):见新型隐球菌。

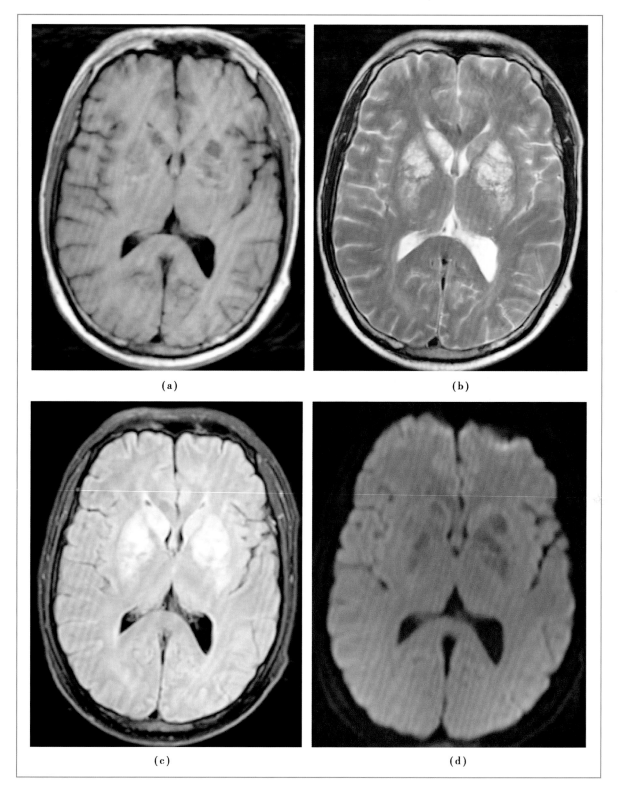

图 5-5

MRI 平扫:双侧基底节区可见较对称性片状异常信号,T1WI 呈等、低信号[图 5-5(a)],T2WI 呈高信号[图 5-5(b)],FLAIR(T2)呈稍高、高信号[图 5-5(c)],DWI 呈等、低信号[图 5-5(d)]。

（八）鉴别病例

病例1 细菌性脑膜炎

男，32 岁，发热、头痛、咳嗽、嗜睡 10 d；脑脊液蛋白（＋）；脑脊液生化：葡萄糖 3.85 mmol/L，氯化物 130.5 mmol/L；HIV（＋）1 d；CD4⁺T 淋巴细胞：65 个/μL；脑脊液培养：麻疹孪生球菌生长。

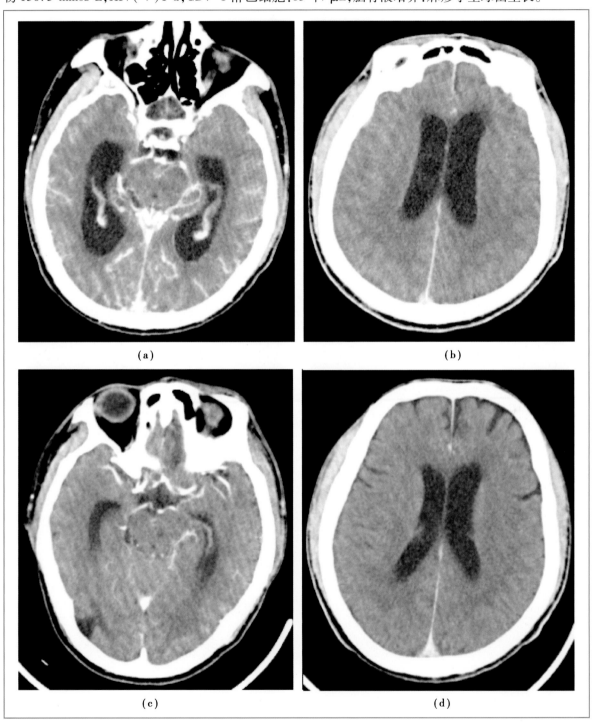

(a)

(b)

(c)

(d)

图 5-6

CT 增强扫描：基底池脑膜稍增厚；脑室系统扩张，脑沟脑裂变浅［图 5-6(a)、(b)］；抗炎治疗 15 d 复查：脑膜增厚程度明显减轻，脑积水减轻［图 5-6(c)、(d)］。

病例 2　弓形虫脑病

男,32 岁,ART 4 年,头痛 20 d;脑脊液蛋白(+);脑脊液生化:葡萄糖 3. 15 mmol/L,氯化物 119.1 mmol/L;HIV(+)4 年;CD4$^+$ T 淋巴细胞:9 个/μL;弓形虫抗体 IgM(+)。

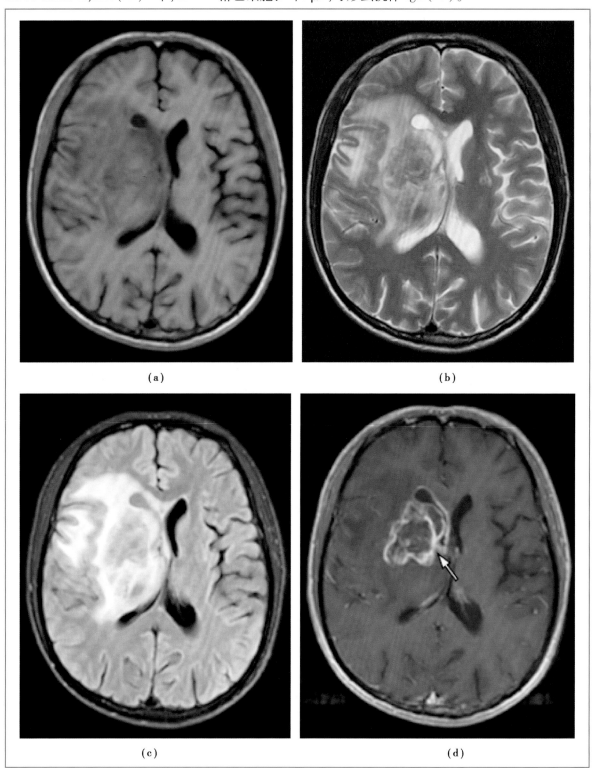

(a)　　　　　　　　　　　　　(b)

(c)　　　　　　　　　　　　　(d)

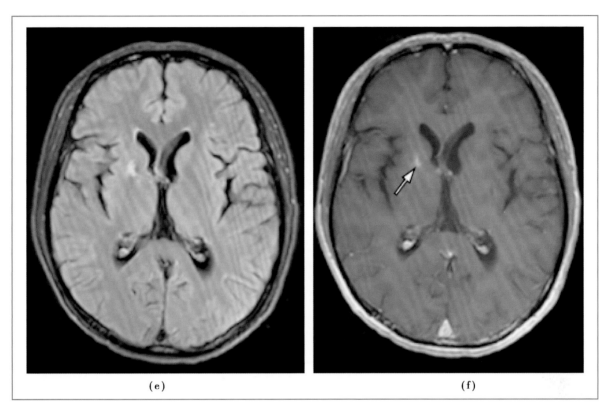

图 5-7

MRI 平扫:右侧基底节区可见形态不规则大片状影,信号混杂,T1WI 呈等、低信号影[图 5-7(a)],T2WI 呈稍高信号为主[图 5-7(b)],FLAIR(T2)序列呈等信号影,周围可见大片状水肿区,中线稍向左偏移[图 5-7(c)];增强扫描:病灶呈花环状强化(白箭头),形态不规则,其内可见结节、斑点、线状强化影[图 5-7(d)];抗弓形虫治疗 8 个月复查示:右侧基底节区病变明显吸收好转,残余小结节影[图 5-7(e)],增强扫描呈结节状强化[图 5-7(f)]。

病例 3　颅内结核

男,35 岁,双下肢乏力半个月;脑脊液蛋白(+);脑脊液生化:葡萄糖 4.71 mmol/L,氯化物 116.7 mmol/L;HIV(+)1 d;CD4$^+$T 淋巴细胞:90 个/μL,脑脊液结核快培:阳性。

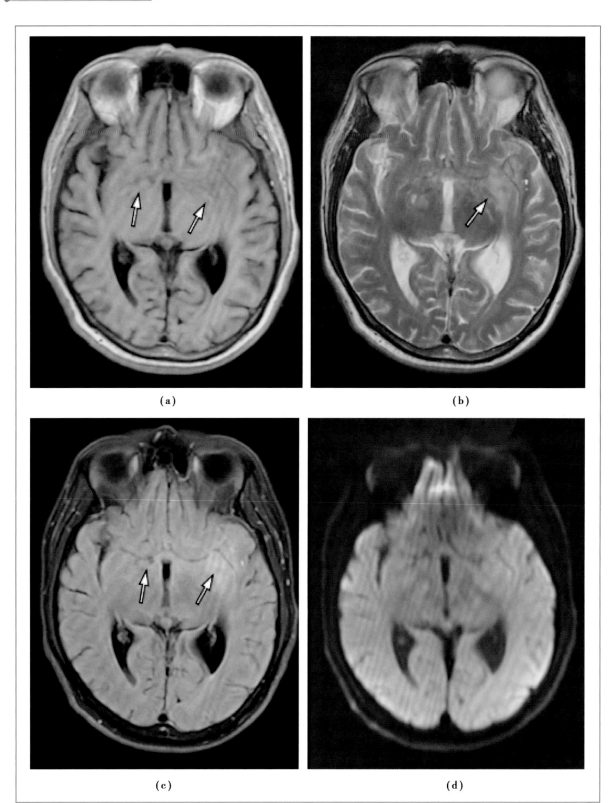

(a)

(b)

(c)

(d)

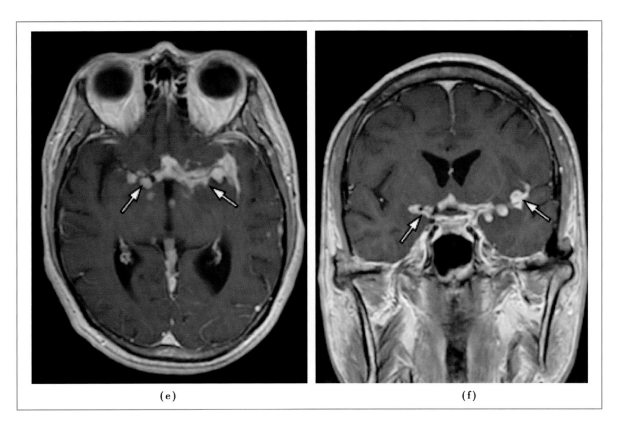

(e)　　　　　　　　　　　　(f)

图 5-8

　　MR 平扫:基底池及左侧侧裂池脑膜增厚,脑池变窄,T1WI 为等、稍低信号,T2WI 呈稍高信号为主,FLAIR(T2)序列呈稍高或高信号影,DWI 未见弥散受限;邻近额叶、岛叶信号不均,T1WI 呈等、低信号影,T2WI 呈稍高信号为主,FLAIR(T2)序列呈稍高或高信号影[图 5-8(a)—(d)];增强扫描:基底池及左侧侧裂池脑膜呈条片状、结节状强化,邻近额叶、岛叶可见结节状强化灶[图 5-8(e)—(f)]。

二、肺部隐球菌感染

(一)病理生理基础

　　肺部隐球菌感染为活动性感染病灶时,呈胶冻样或肉芽肿,多靠近胸膜,有时中心可坏死液化形成空洞。在免疫缺陷者中不易见到肉芽肿,在肺泡腔内充满隐球菌孢子,病灶内有较多的液性胶样物质,缺乏炎症细胞浸润。

(二)临床症状及体征

　　肺隐球菌感染的临床症状轻重不等,从无症状定植到急性呼吸窘迫综合征(acute respiratory distress syndrome,ARDS)都可出现。艾滋病患者合并肺隐球菌病时常表现为咳嗽、咯痰、呼吸困难、胸痛、发热和体重减轻等,严重者也可出现咯血和 ARDS 等。

(三)实验室检查

1. 常规检查

　　艾滋病合并肺部隐球菌病的患者可出现白细胞计数降低,不同程度的贫血,淋巴细胞绝对计数降低,$CD4^+T$ 淋巴细胞计数也下降,CD4/CD8 小于 1。

2. 病原学检查

　　常见的病原学检查方法有真菌涂片、真菌培养、抗原检测、PCR 检测等。

（1）真菌涂片

痰或支气管灌洗液可作为真菌涂片的标本,给予墨汁染色后可出现"繁星之夜"的特征性表现。

（2）真菌培养

可直接进行痰或支气管灌洗液的分离培养,一般培养2~3 d可见到菌落。

（3）抗原检测

隐球菌抗原检测是隐球菌病的常规临床检测办法。肺部隐球菌病的被检测标本通常是血液和支气管灌洗液等,方法包括乳胶隐球菌凝集试验、酶联免疫吸附测定及单克隆抗体检测法,均有较高的特异性和敏感性。

（4）PCR 检测

PCR 方法检测新型隐球菌有很高的特异性和敏感性,可区分变种,适用于早期诊断。

3.组织病理学检查

组织病理学检查是诊断病变组织中隐球菌成分的金标准,敏感度高于墨汁染色,脑组织可用于组织病理学检查。隐球菌菌体周围存在大于菌体1~3倍的荚膜,对许多特殊染料具有很强的亲和力并选择性着色。经皮肺活检,PAS或奥新蓝染色找到隐球菌可作为确诊依据。

（四）影像学检查及表现

X线胸片、肺部CT通常表现为孤立空洞性肺结节、双肺弥漫性肺炎、胸腔积液等。以双侧中下肺部为多见,亦可为单侧或局限于一肺叶。可表现为弥漫性浸润或粟粒样病灶等急性炎症改变,也可以发生在任何一个肺叶的浸润、结节或渗出表现,或可呈孤立的大球形灶或数个结节状病灶,周围无明显炎症反应,类似结核结节或肿瘤样表现;少数有空洞形成及纵隔淋巴结肿大。

（五）诊断依据

艾滋病患者单独合并肺隐球菌感染的概率低于单独合并隐球菌脑膜炎,两者混合存在的可能性更高。如果合并隐球菌性脑膜炎的艾滋病患者胸部影像学检查发现结节,需要高度怀疑合并肺隐球菌感染。诊断依据包括:①肺部症状及体征:咳嗽、咯黏液痰、胸痛,偶有胸膜炎症状,一般无特异性体征。②血清、支气管灌洗液或痰液标本荚膜抗原检测阳性,痰或支气管灌洗液涂片及培养找到隐球菌。③影像学检查:可见酷似肺孢子菌感染的间质浸润,弥漫性浸润或粟粒样病灶,双肺下野纹理增加或孤立的结节状阴影,偶有空洞形成。④合并其他部位隐球菌感染,如隐球菌性脑膜炎、皮肤隐球菌感染等。

（六）鉴别诊断

肺部隐球菌感染需要与肺结核、肺孢子菌肺炎、马尔尼菲篮状菌肺炎、肺曲霉菌感染、肺部肿瘤等鉴别。

（七）典型病例

病例1　隐球菌肺炎

男,45岁,头痛、发热2周;HIV(＋)3 d;CD4$^+$T淋巴细胞:9 个/μL;脑脊液新型隐球菌涂片(墨汁染色):见新型隐球菌;血液新型隐球菌抗原检测:阳性。

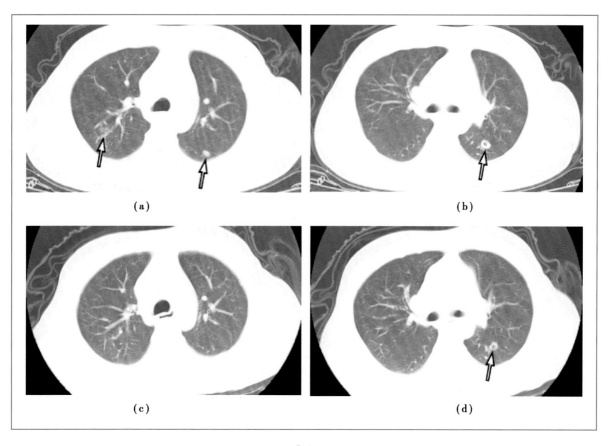

图 5-9

CT 平扫:右肺上叶后段可见斑片影,边界模糊,左肺下叶背段可见小结节影,边界清楚[图 5-9(a)];左肺下叶背段可见小空洞,边界清晰[图 5-9(b)];抗真菌治疗 3 个月复查,右肺上叶后段及左肺下叶背段病变基本吸收[图 5-9(c)];左肺下叶背段空洞壁变薄[图 5-9(d)]。

病例 2 隐球菌肺炎

男,53 岁,头痛 1 周,间断咳嗽、咳痰 2 d;HIV(+)1 d;CD4$^+$T 淋巴细胞:13 个/μL;脑脊液(新型隐球菌抗原半定量):阳性(1:640);血新型隐球菌抗原检测:阳性。

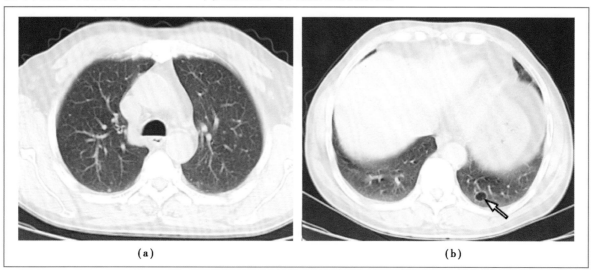

图 5-10

CT 平扫:双肺散在多发小结节影,边界尚清[图5-10(a)];左肺下叶后基底段可见囊状影,内壁光整,边界清晰[图5-9(b)]。

病例3　隐球菌肺炎

男,72 岁,反复咳嗽 2 个月,发热 10 d;HIV(+)1 d;CD4$^+$T 淋巴细胞:14 个/μL;病理学诊断:(左肺上叶)符合新型隐球菌病;特殊染色:PAS(+)、六胺银(+)。

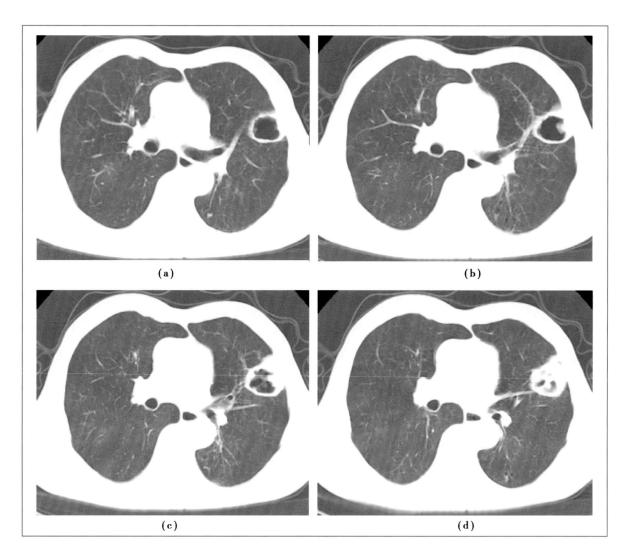

图 5-11

CT 平扫:左肺舌段可见空洞,壁厚薄不均,其内可见壁结节及内容物。左肺下叶背段可见少许斑片影,边界欠清(图5-11)。

病例4　隐球菌肺炎

女,18 岁,咳嗽半个月,伴吞咽困难 6 d;HIV(+)5 年;CD4$^+$T 淋巴细胞:31 个/μL;血新型隐球菌抗原检测:阳性。

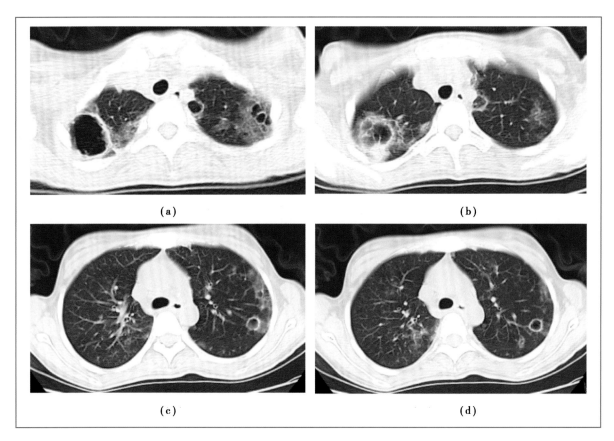

图 5-12

CT 平扫:双肺上叶可见多发囊状影,壁厚薄不均,部分可见线状分隔影,周围可见磨玻璃影,边界模糊;余肺可见散在斑片影,边界不清(图 5-12)。

(八)鉴别病例

病例1 肺曲霉菌病

男,47 岁,间断咯血 2 个月;HIV(+)1 年;CD4⁺T 淋巴细胞:256 个/μL;痰培养:曲霉菌生长。

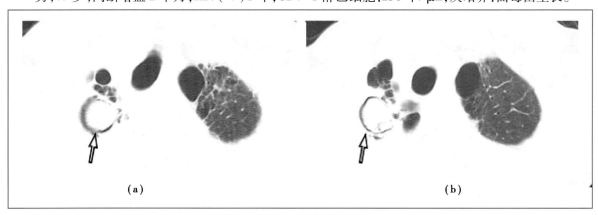

图 5-13

CT 平扫:右肺上叶尖段可见厚壁空洞,空洞内可见结节影,结节影与空洞壁形成空气新月征。空洞周围可见斑片影,边界欠清(图 5-13)。

病例2 继发性肺结核

男,26 岁,反复咳嗽、咳痰 1 年;HIV(+)1 d;CD4⁺T 淋巴细胞:110 个/μL;结核分枝杆菌集菌:阳性;分枝杆菌 BD960 快速培养:阳性。

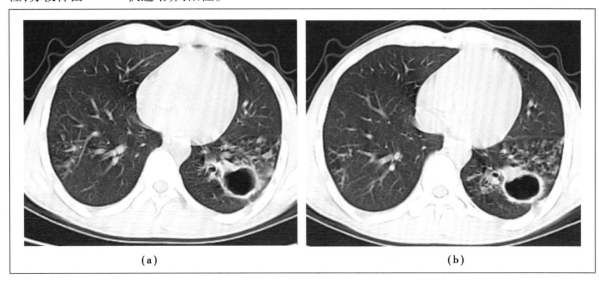

图 5-14

CT 平扫:双肺下叶基底段可见结节、腺泡影,部分呈树芽征,以左肺下叶为主。左肺下叶可见空洞影,内壁光整,边界模糊,邻近胸膜粘连、增厚(图 5-14)。

病例 3 念珠菌肺炎

男,43 岁,反复咳嗽、咳痰伴气促 3 个月;HIV(+)1 d;CD4$^+$T 淋巴细胞:40 个/μL;痰涂片:见真菌孢子;痰培养:念珠菌生长;真菌 D-葡聚糖定量:934.9 pg/mL。

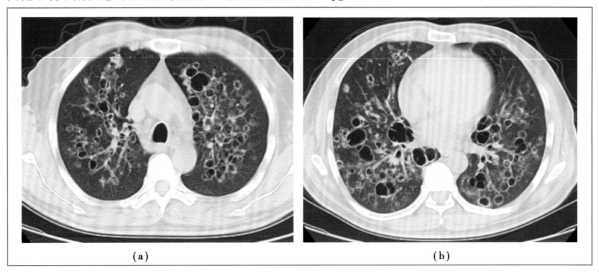

图 5-15

CT 平扫:双肺可见弥漫分布囊状、结节状、斑点状影,边界欠清,部分树芽征改变(图 5-15)。

第二节 肺曲霉菌感染

一、病因及发病机制

曲霉感染是一种由丝状真菌曲霉引起的真菌感染,其中引起肺部疾病最常见的致病菌种是烟曲霉。烟曲霉(*Aspergillus fumigatus*)是一种腐生真菌,可以在土壤中生存、生长,其分生孢子在空气中传播。

个体吸入孢子后可引起曲霉感染,肺和鼻窦最易受累。依据宿主的免疫状态,可产生多种不同的临床类型。在免疫功能正常个体中,曲霉菌可称为过敏原或引起肺或鼻窦的局限性感染;在免疫严重受损的患者中,曲霉菌在肺和鼻窦处大量生长,然后播散至身体其他器官。因此在艾滋病患者中,肺曲霉菌感染通常为侵袭性感染。

二、病理生理基础

肺曲霉菌感染的发展需要宿主的易感因素,如过敏状态(哮喘)、气道疾病(支气管扩张、囊性纤维化)、慢性肺空洞(结核病、结节病)或免疫缺陷等。过敏性支气管肺曲霉菌感染是由于曲霉菌的定植引起的气道过敏所致,见于哮喘和囊性纤维化患者。慢性曲霉菌感染出现在潜在肺部疾病免疫功能正常的患者中。侵袭性曲霉菌感染是一种严重感染,常见于器官移植和 AIDS 等免疫功能低下的患者中,其特征为曲霉菌菌丝侵袭肺血管,导致缺血性坏死、血管内血栓形成和出血性肺梗死,也可以通过血管传播到其他器官。

三、临床症状及体征

肺曲霉菌感染的症状是非特异性的,通常与支气管肺炎相似,以咳嗽最常见,其次为发热、咳痰和气促,而咯血较少见。体征亦无特异性表现。在艾滋病患者中侵袭性曲霉感染发病率高,死亡率高。

四、实验室检查

1. 血清学检查

曲霉抗原和抗体检查,常用免疫双扩散法试验(ID)、对流免疫电泳(CIE)、乳胶凝集试验(LA)以及酶联免疫吸附试验(ELISA)等。

2. 病原学检查

(1)直接镜检

痰液、支气管肺泡灌洗液中找到菌丝、分生孢子,侵袭性曲霉感染痰中查不到菌丝,可做针吸活检再镜检。

(2)真菌培养

一般 2～3 d 即可培养出结果。

(3)分子生物学检查

核酸探针技术或聚合酶链反应直接检出曲霉基因,敏感、特异并且快速简便。

3. 病理学检查

针对怀疑感染部位进行病理活检,可以确诊曲霉菌感染。

五、影像学检查及表现

典型肺曲霉菌感染主要分为 3 型:过敏性支气管肺炎型、慢性肺曲霉菌感染、侵袭性肺曲霉菌感染。AIDS 患者因免疫缺陷多为侵袭性肺曲霉菌感染。针对该类患者,首选 HRCT,因为它可以识别疾病的早期阶段,包括结节、实变性病变和楔形梗死等。侵袭性曲霉菌感染的放射学特征是"晕征",它是一个直径 >1 cm 的中心结节,周围有磨玻璃样阴影,代表出血等。"晕征"在继发于血管侵犯的疾病早期出现,因此很容易被忽略。另一个典型的征象是"空气新月征",通常在发病后 1～2 周出现。在结节状阴影内有新月形的透射亮线。其他 CT 表现如多发小叶实变影或小叶融合性阴影,肺叶、肺段及肺亚段实变影,结节或肿块状影及薄壁和厚壁空洞或肿块内低密度影等不具有特征性。

六、诊断依据

诊断主要依靠病史,结合临床症状、胸部影像学检查及表现等综合诊断。确诊有赖于多次真菌涂片及培养和病理活检等。由于曲霉菌可以在正常人呼吸道及消化道分离,因此痰、尿、粪一次培养阳性不能诊断为曲霉菌感染。组织病理切片和正常情况下无菌部位的标本培养阳性可以直接确诊。

七、鉴别诊断

肺曲霉菌感染需要与先天性支气管闭锁、中央型及周围型肺癌、肺结核、慢性肺脓肿、肺囊肿、囊状支气管扩张等疾病鉴别。

八、典型病例

病例1　肺曲霉菌病

男,43岁,发热、咳嗽半个月; HIV(+)2 d;CD4$^+$T淋巴细胞:76个/μL;痰培养:曲霉菌生长。

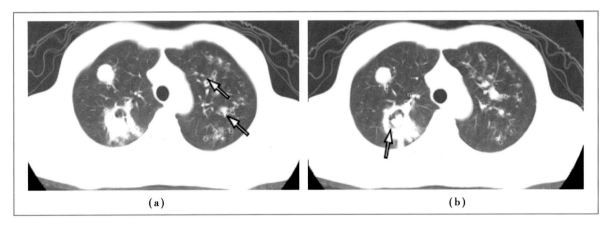

(a)　　　　　　　　　　　　　　(b)

图 5-16

CT平扫:右肺上叶可见结节影,边界欠清,右肺上叶厚壁空洞,空洞内可见不规则结节影[图5-16(a)];左肺上叶可见支气管扩张及管壁增厚,周围可见多发斑片影,边界模糊[图5-16(b)]。

病例2　肺曲霉菌病

男,43岁,发热、咳嗽10 d;HIV(+)1年;CD4$^+$T淋巴细胞:78个/μL;痰培养:曲霉菌生长。

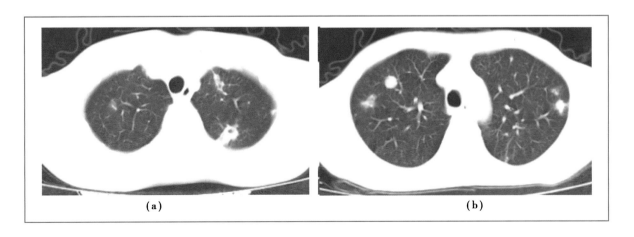

(a)　　　　　　　　　　　　　　(b)

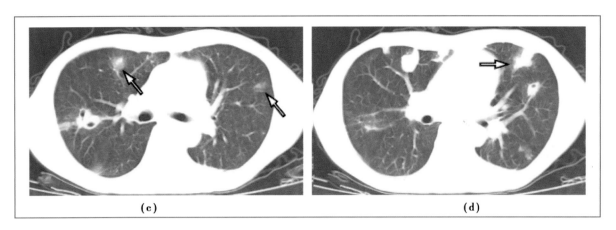

图 5-17

CT 平扫:双肺可见散在结节、条片、斑片影,边界欠清[图 5-17];部分结节周围见晕征[图 5-17 (c)、(d)];双肺可见散在多发空洞形成[图 5-17(a)、(c)、(d)]。

病例 3 肺曲霉菌病

男,68 岁,间断咯血 3 个月,再发 3 d;HIV(＋)1 个月;CD4⁺T 淋巴细胞:256 个/μL;GM 试验(曲霉菌):阳性。

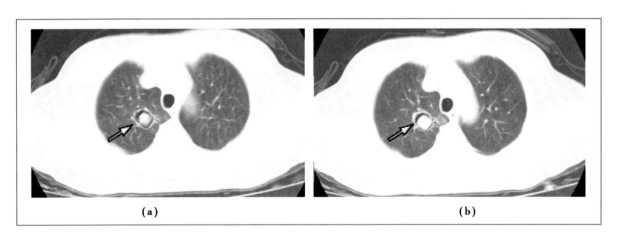

图 5-18

CT 平扫:右肺上叶尖段可见薄壁空洞,其内可见结节影,结节与空洞壁形成空气新月征。空洞周围可见斑片影,边界欠清(图 5-18)。

九、鉴别病例

病例 1 隐球菌肺炎

男,49 岁,咳嗽 1 个月;HIV(＋)14 d;CD4⁺T 淋巴细胞:14 个/μL;血清隐球菌抗原检测:阳性。

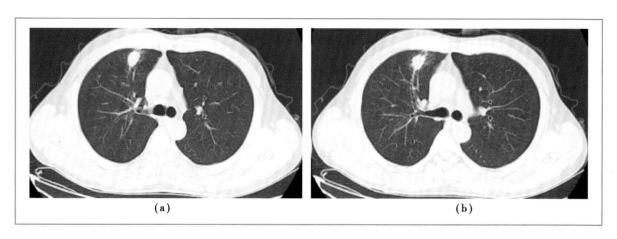

图 5-19

CT 平扫:右肺上叶前段支气管血管束末端可见结节影,边界模糊,周围可见细长毛刺(图 5-19)。

病例 2 继发性肺结核

男,26 岁,反复咳嗽、咳痰半年;HIV(+)7 d;CD4$^+$T 淋巴细胞:98 个/μL;结核集菌:阳性;分枝杆菌 BD960 快速培养:阳性。

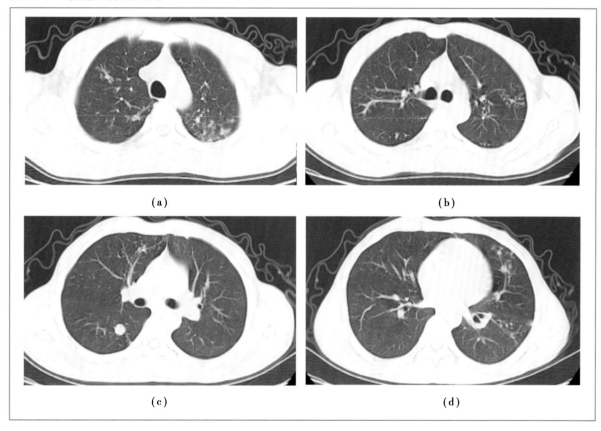

图 5-20

CT 平扫:双肺可见散在小斑片及结节影,部分腺泡样结节及树芽征改变(图 5-20)。

第六章 | 马尔尼菲篮状菌感染

马尔尼菲篮状菌感染由马尔尼菲篮状菌(*Talaromyces marneffei*,TM)引起,主要流行于东南亚国家及我国南部地区。该病好发于免疫低下的艾滋病患者,即使经过抗真菌治疗,病死率仍可高达30%。马尔尼菲篮状菌感染的传播途径仍不明确。目前认为最可能的传播方式是肺部吸入空气中的分生孢子,而竹鼠是最重要的天然宿主。马尔尼菲篮状菌感染常见临床症状包括发热、皮疹、贫血、体重减轻、肝脾淋巴结肿大等。其临床表现与器官受累情况有关,较为复杂,常累及呼吸系统、消化系统等,甚至引起全身播散性感染,严重威胁患者生命。

第一节 肺部马尔尼菲篮状菌感染

一、病因及发病机制

处于菌丝相的马尔尼菲篮状菌,可由分生孢子通过呼吸道进入宿主肺部。因分生孢子体积小可直接到达肺泡,黏附于细胞外基质蛋白及肺上皮细胞。在免疫功能正常的宿主中,固有免疫细胞如巨噬细胞和中性粒细胞可识别并破坏真菌。而在免疫功能低下的宿主体内,分生孢子能存活并转变成酵母相。酵母相的马尔尼菲篮状菌多种蛋白表达增加,可能与其致病性相关。

二、病理生理基础

肺部马尔尼菲篮状菌感染的最主要组织学表现为肉芽肿,病理特点呈中心坏死的炎性肉芽肿。此外还可见液化坏死。机体免疫力较强时,病菌侵入肺部形成脓肿,血管反应和中性白细胞及渗出较普通化脓菌的脓肿少,临床上表现为局限性化脓性炎症。免疫力低下时,免疫细胞难以局限和消化所吞噬的病原体形成局限性化脓性反应,因此,常常表现为播散性病变。艾滋病患者免疫力极度低下时,巨噬细胞吞噬能力减弱,仅引起组织坏死性病变。

三、临床症状及体征

除常见脐凹样皮疹外,肺部马尔尼菲篮状菌感染可表现为发热、咳嗽、咳痰、胸痛、呼吸困难,部分患者可发展为呼吸衰竭。痰液以白色最为常见,偶见黄痰及痰中带血。听诊呼吸音减弱,可闻及湿啰音。

四、实验室检查

1. 常规实验室检查

实验室常规检查可见血红蛋白、血小板减少,转氨酶升高,CD4$^+$T 淋巴细胞计数明显减少。

2. 病原学检查

真菌培养:血液、皮肤活检、骨髓或淋巴结等标本培养阳性为诊断金标准。该真菌呈温度双相性,以沙堡氏培养基培养,于 25 ℃时呈黄绿色或灰绿色,可逐渐产生红色色素,镜下观察呈扫帚状;37 ℃时呈白色或褐色,表面光滑,无色素产生,镜下观察呈有隔膜的卵圆形或腊肠形。

3. 免疫学检测

(1)血清半乳甘露聚糖(galactomannan,GM)抗原

虽然通过检测血清半乳甘露聚糖诊断马尔尼菲篮状菌病敏感性较高,但与组织胞浆菌等其他真菌也可发生交叉反应。

(2)甘露聚糖蛋白

为马尔尼菲篮状菌细胞壁特异性多糖抗原,甘露聚糖蛋白检测具有较高的特异性和敏感性,可用于早期快速筛查。

(3)核酸检测

可通过临床分离株检测或临床标本直接检测。检测方法有聚合酶链反应、环介导等温扩增环等。

4. 病理组织学检查

由于真菌培养时间较长,可通过血液或骨髓瑞氏染色、皮肤刮片或淋巴结活检,以及支气管肺泡灌洗液吉姆萨染色等组织标本镜下寻找病原体做出早期诊断。

五、影像学检查及表现

1. X 线胸片

可见肺纹理增强、粗乱模糊。胸部病变呈多样化,常见影像学表现有渗出、肿块、结节、肺气囊、粟粒结节、磨玻璃、空洞等,可伴纵隔、肺门淋巴结肿大及胸腔积液等。

2. 胸部 CT

常见征象以磨玻璃密度影或斑片影、结节、间质改变及纵隔淋巴结肿大等表现为主,部分伴有支气管扩张、实变、空洞、胸膜增厚及胸腔积液等。病变多累及双侧肺并呈多肺段分布。空洞病变较少见,约占艾滋病合并马尔尼菲篮状菌感染患者的 7.46%。空洞主要位于单侧肺部,双侧少见,好发部位包括双肺下叶背段、右肺上叶尖段、左肺上叶尖后段。

六、诊断依据

除脐凹样皮疹外,其余临床表现无特异性,胸部影像学表现复杂多变,易误诊为其他肺部感染。可经痰、肺泡灌洗液、胸水、组织培养马尔尼菲篮状菌阳性或病理检查等确诊。

七、鉴别诊断

肺部马尔尼菲篮状菌感染需要与肺结核、肺组织胞浆菌感染、肺部隐球菌感染、支气管扩张、血源性多发金黄色葡萄球菌肺脓肿等鉴别。

八、典型病例

病例 1　肺部马尔尼菲篮状菌感染

女,39 岁,发热、腹痛 1 个月;HIV(＋)5 d;CD4$^+$T 淋巴细胞:19 个/μL;血培养:马尔尼菲篮状菌

生长。

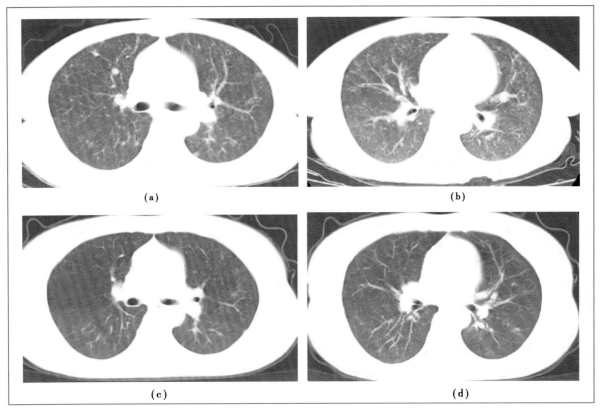

图 6-1

CT 平扫:肺窗示双肺可见多发斑片影及结节影,部分边界不清[图 6-1(a)、(b)]。抗真菌治疗 7个月复查,双肺病变明显吸收好转[图 6-1(c)、(d)]。

病例 2 肺部马尔尼菲篮状菌感染

男,26 岁,颜面部皮疹伴发热 1 个月,腹泻半个月,咳嗽 4 d;HIV(+)3 d,久居广州;CD4$^+$T 淋巴细胞:6 个/μL;血培养:马尔尼菲篮状菌生长。

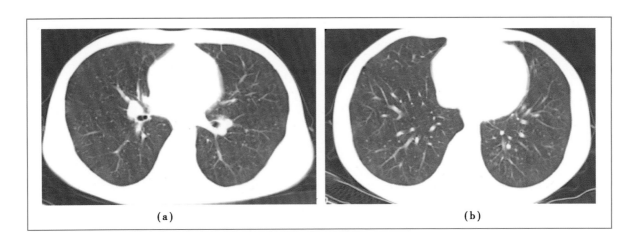

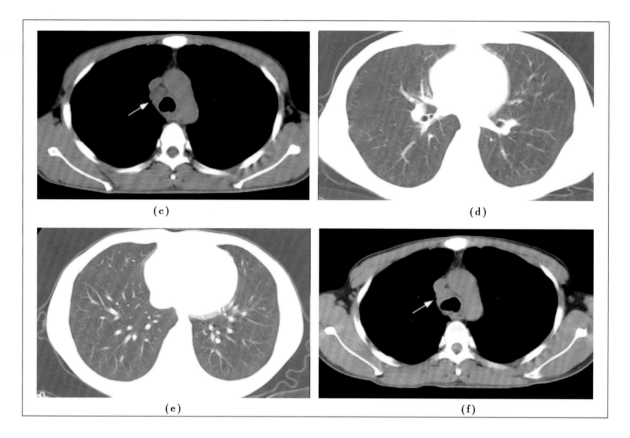

(c)

(d)

(e)

(f)

图 6-2

CT 平扫:肺窗示双肺可见多发结节影,边界清晰[图 6-2(a)、(b)];纵隔窗示上纵隔淋巴结肿大[图 6-2(c)]。抗真菌治疗 6 个月复查,双肺病变基本完全吸收[图 6-2(d)、(e)];上纵隔淋巴结吸收缩小[图 6-2(f)]。

病例 3　肺部马尔尼菲篮状菌感染

男,33 岁,乏力、纳差 1 个月,加重伴腹泻 1 周;HIV(＋)12 年;CD4$^+$T 淋巴细胞:27 个/μL;血培养:马尔尼菲篮状菌生长。

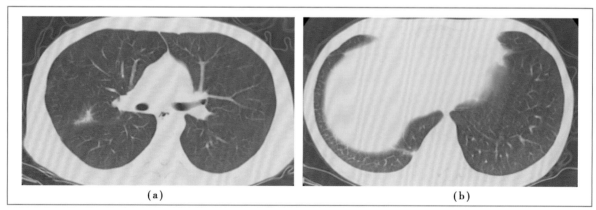

(a)

(b)

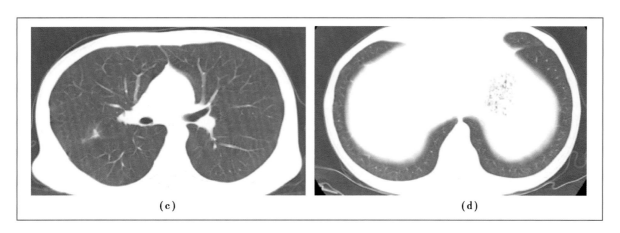

图 6-3

CT 平扫:肺窗示右肺上叶后段叶间裂旁及右肺下叶后基底段胸膜下可见斑片影,边界欠清;右肺上叶病灶周围可见细长毛刺形成[图 6-3(a)、(b)]。抗真菌治疗 20 d 复查,右肺上叶后段斑片影缩小;右肺下叶基底段病变基本完全吸收[图 6-3(c)、(d)]。

病例 4　肺部马尔尼菲篮状菌感染

男,28 岁,抗 HIV 阳性 2 个月,ART 1.5 个月,皮疹 4 d;颜面部、前胸壁、背部大量"脐凹样"皮疹,局部破溃;CD4$^+$T 淋巴细胞:41 个/μL;血培养:马尔尼菲篮状菌生长。

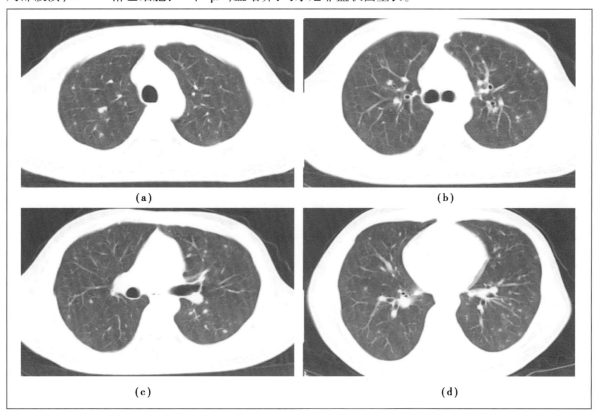

图 6-4

CT 平扫:肺窗示双肺多发大小不一结节影,呈随机分布,边界模糊(图 6-4)。

病例 5　肺部马尔尼菲篮状菌感染

男,40 岁,反复发热 1 个月,腹胀 20 d;HIV(+)3 d;CD4⁺T 淋巴细胞:15 个/μL;血培养:马尔尼菲篮状菌生长。

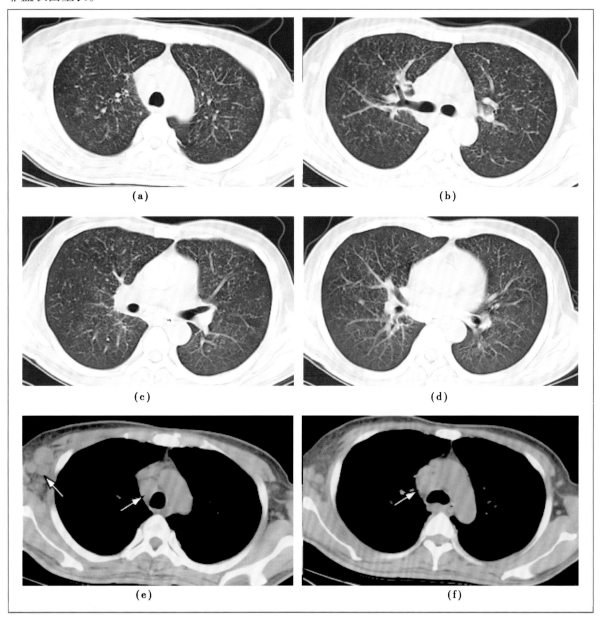

图 6-5

CT 平扫:肺窗示双肺可见弥漫性分布粟粒影,大小、密度、分布不均匀,腹侧多于背侧,边界模糊[图 6-5(a)—(d)];纵隔窗示右侧腋窝及纵隔内见多发肿大淋巴结[图 6-5(e)、(f)]。

病例 6　肺部马尔尼菲篮状菌感染

男,46 岁,腹泻 20 d,舌面及咽后壁见大量白斑;HIV(+)1 d;CD4⁺T 淋巴细胞:8 个/μL;血培养:马尔尼菲篮状菌生长。

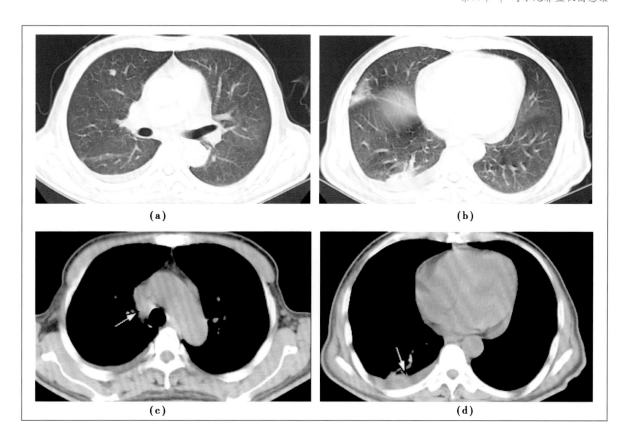

图 6-6

CT 平扫:肺窗示右肺上叶前段可见结节影,边界清晰[图 6-6(a)];右肺中叶及下叶可见斑片影、磨玻璃影,边界模糊[图 6-6(b)]。纵隔窗:上纵隔见增大淋巴结,右侧少量胸腔积液[图 6-6(c)、(d)]。

九、鉴别病例

病例 1 血行播散型肺结核

女,24 岁,低热、乏力、腹泻 1 个月;HIV(+)7 个月;CD4$^+$T 淋巴细胞:32 个/μL;痰结核分枝杆菌快速培养:阳性。

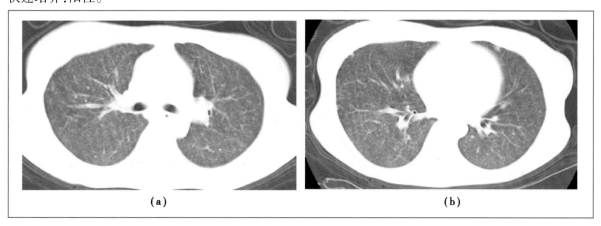

图 6-7

CT 平扫:双肺可见弥漫性大小、密度、分布均匀的粟粒影,边界模糊(图 6-7)。

病例2　肺组织胞浆菌病

男,42岁,发热、呼吸困难14 d;意识障碍9 d;曾在有大量蝙蝠粪便存留涵道工作48 h;CD4$^+$T淋巴细胞:251个/μL;血清组织胞浆菌抗原阳性;纤维支气管镜灌洗液经二代测序检出:荚膜组织胞浆菌特异性核酸片段。

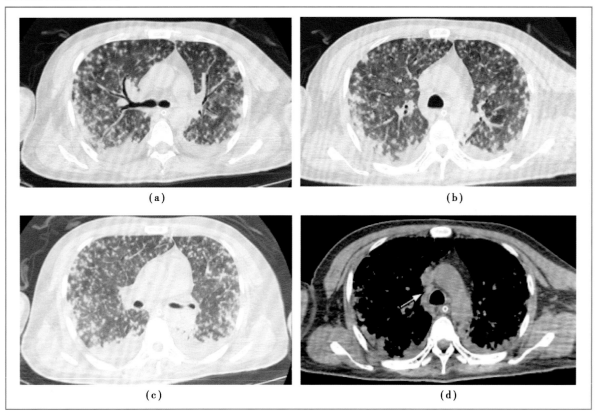

(a)　　　　(b)

(c)　　　　(d)

图6-8

CT平扫:双肺弥漫分布大小不一结节影,边界模糊,伴晕征,部分小叶间隔增厚,与结节呈串珠状改变[图6-8(a)—(c)];纵隔淋巴结增大,双侧胸腔少量积液[图6-8(d)]。

病例3　肺曲霉菌病

男,43岁,发热、咳嗽10 d;HIV(+)8年;CD4$^+$T淋巴细胞:78个/μL;血培养:曲霉菌生长。

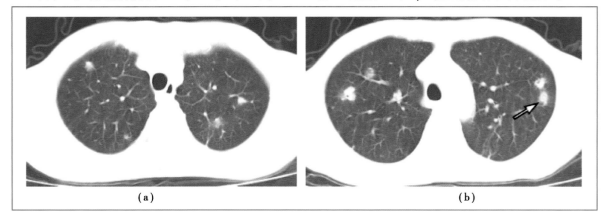

(a)　　　　(b)

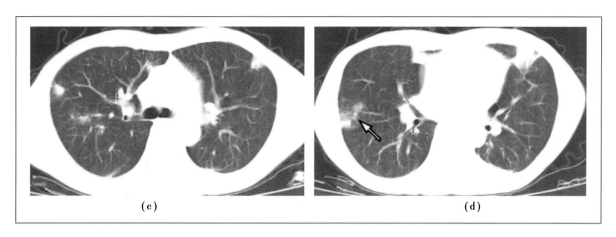

图 6-9

CT 平扫：双肺可见散在斑片、条片、结节影，边界模糊，部分病灶周围可见晕征（白箭头）。双肺上叶尖后段部分病灶内可见小空洞（图 6-9）。

第二节　腹部马尔尼菲篮状菌感染

一、病因及发病机制

腹部马尔尼菲篮状菌感染可引起肝、脾及淋巴结肿大，肝、脾实质病变，肠管壁水肿等。这与马尔尼菲篮状菌主要侵犯单核-巨噬细胞网状内皮系统，在富含单核-巨噬细胞的组织、器官如肝脏、脾、淋巴结等部位易发生病变有关。

二、病理生理基础

腹部马尔尼菲篮状菌感染的最主要组织学表现为肉芽肿，病理特点呈中心坏死的炎性肉芽肿。此外还可见液化坏死。机体免疫力较强时，病菌侵入腹部形成脓肿，血管反应和中性白细胞及渗出较普通化脓菌的脓肿少。免疫力低下时，免疫细胞难以局限和消化所吞噬的病原体形成局限性化脓性反应，因此，常常表现为播散性病变。艾滋病患者免疫力极度低下时，巨噬细胞吞噬能力减弱，仅引起组织坏死性病变。

三、临床症状及体征

除脐凹样皮疹外，腹部马尔尼菲篮状菌感染常见症状包括发热、消瘦、贫血、恶心、呕吐、腹痛、腹泻、黑便及浅表淋巴结肿大等。当马尔尼菲篮状菌侵袭胃肠道时，患者主要表现为腹痛、腹胀、腹泻，部分患者可出现便血或柏油样便，此外可伴有发热、贫血、体重减轻等全身症状。当马尔尼菲篮状菌侵袭肝脏时，患者可有发热、腹胀、肝肿大等临床表现，部分可合并肝功能不全。通过病理学研究将马尔尼菲篮状菌肝病分为弥漫型、肉芽肿型和混合型。研究认为合并肉芽肿型的患者细胞免疫功能水平更完善，而合并弥散型的患者细胞免疫功能水平更差，混合模式介于两者之间。

四、实验室检查

1. 常规实验室检查
实验室常规检查可见血红蛋白、血小板减少，转氨酶升高，CD4$^+$T 淋巴细胞计数明显减少。

2. 病原学检查

真菌培养:血液、皮肤活检、骨髓或淋巴结等标本培养阳性为诊断金标准。该真菌呈温度双相性,以沙氏琼脂培养基培养,于25 ℃时呈黄绿色或灰绿色,可逐渐产生红色色素,镜下观察呈扫帚状;37 ℃时呈白色或褐色,表面光滑,无色素产生,镜下观察呈有隔膜的卵圆形或腊肠形。

3. 免疫学检测

(1)血清半乳甘露聚糖(galactomannan,GM)抗原

虽然通过检测血清半乳甘露聚糖诊断马尔尼菲篮状菌病敏感性较高,但与组织胞浆菌等其他真菌也可发生交叉反应。

(2)甘露聚糖蛋白

为马尔尼菲篮状菌细胞壁特异性多糖抗原,甘露聚糖蛋白检测具有较高的特异性和敏感性,可用于早期快速筛查。

(3)核酸检测

可通过临床分离株检测或临床标本直接检测。检测方法有聚合酶链反应、环介导等温扩增环等。

4. 病理组织学检查

由于真菌培养时间较长,可通过血液或骨髓瑞氏染色、皮肤刮片或淋巴结活检,以及支气管肺泡灌洗液吉姆萨染色等组织标本镜下寻找病原体做出早期诊断。

五、影像学检查及表现

1. 腹部 CT

马尔尼菲篮状菌感染常见表现包括腹腔积液,肝和(或)脾肿大,腹膜后及肠系膜淋巴结肿大。可累及包括腹腔干旁、腹主动脉旁、肠系膜、胰腺周围、门腔间隙、脾门及肾门区等多个区域淋巴结,其中腹腔干旁和肠系膜区出现的概率较高,并且发生淋巴结肿大的程度相对明显,部分患者存在肿大淋巴结不强化现象或者存在轻度环形强化,轴位图像可见"三明治"样征,表现为肠系膜前部及背部淋巴结增大,肠系膜血管被肿大淋巴结夹杂包裹。部分患者肝脏及脾脏可出现"镂空状改变",以增强扫描门静脉期最清楚,特点为多发沿门静脉系血管壁分布的播散病灶,呈低密度灶,较广泛、边界不清,未见肝脾外形轮廓隆突。

2. 腹部 MRI

T1WI 增强门静脉期冠状位图像可见"多房样"改变,表现为肠系膜多发肿大且环形强化淋巴结,病变密集排列。

六、诊断依据

根据流行病学史,临床表现及体征,实验室检查,影像学表现等综合考虑腹部马尔尼菲篮状菌感染的诊断,病原学及病理诊断仍是金标准。

七、鉴别诊断

腹部马尔尼菲篮状菌感染需要与隐球菌感染、结核病、非霍奇金淋巴瘤等疾病进行鉴别。

八、典型病例

病例 1　腹部马尔尼菲篮状菌感染

男,26 岁,腹痛、发热 1 个月;皮疹 15 d;HIV(+)1 年;CD4$^+$T 淋巴细胞:1 个/μL;全身散在脐凹样皮疹;血培养:马尔尼菲篮状菌生长。

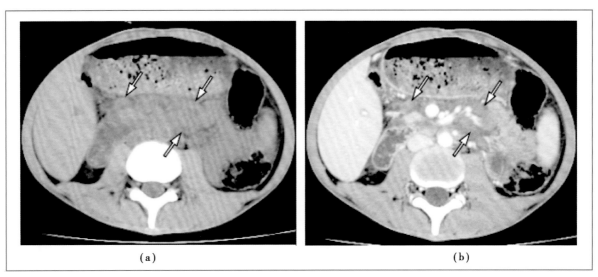

图 6-10

CT 平扫:腹膜后及肠系膜上静脉周围见多个结节影,密度尚均匀,边界欠清[图 6-10(a)]。CT 增强扫描:腹膜后及肠系膜上静脉周围淋巴结呈轻度均匀强化,肠系膜上静脉包埋其中,呈"夹心面包"征[图 6-10(b)]。

病例 2 腹部马尔尼菲篮状菌感染

男,23 岁,间断发热 50 d,ART10 d;长期广州打工;HIV(+)10 d;CD4⁺T 淋巴细胞:154 个/μL;血培养:马尔尼菲篮状菌生长。

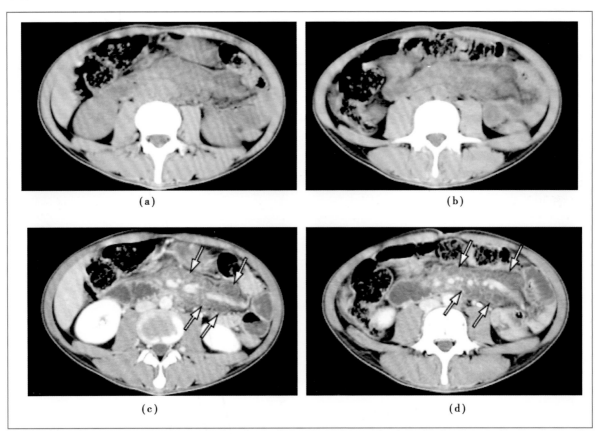

图 6-11

CT 平扫:腹膜后、腹主动脉旁及肠系膜上静脉周围见多发肿大淋巴结,边界不清,病灶融合,密度不均,其内可见低密度区[图6-11(a)、(b)]。CT 增强扫描:腹腔及腹膜后淋巴结呈不均匀强化,以环形强化为主,部分融合,肠系膜上静脉包埋其中,呈"夹心面包"征[图6-11(c)、(d)]。

病例3 腹部马尔尼菲篮状菌感染

女,39 岁,发热、腹痛 1 个月;HIV(+)5 d;CD4⁺T 淋巴细胞:19 个/μL;血培养:马尔尼菲篮状菌生长。

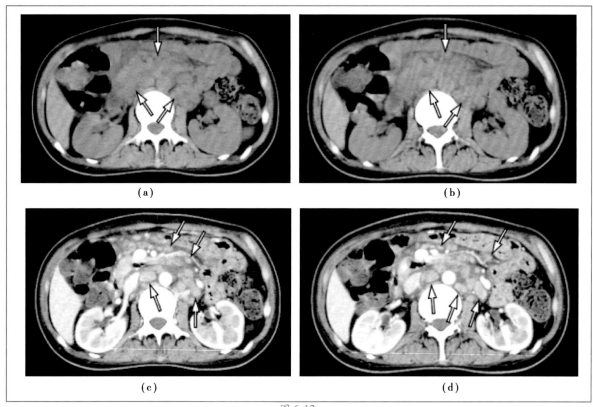

图 6-12

CT 平扫:腹膜后、腔静脉旁、腹主动脉旁、肠系膜上静脉周围可见多发肿大淋巴结影(白箭头),密度尚均匀,边界尚清[图6-12(a)、(b)]。CT 增强扫描:腹腔及腹膜后肿大淋巴结呈尚均匀强化,肠系膜上静脉包埋其中,呈"三明治征"[图6-12(c)、(d)]。

病例4 腹部马尔尼菲篮状菌感染

男,46 岁,腹泻 20 d;舌面及咽后壁见大量白斑;HIV(+)1 d;CD4⁺T 淋巴细胞:8 个/μL;血培养:马尔尼菲篮状菌生长。

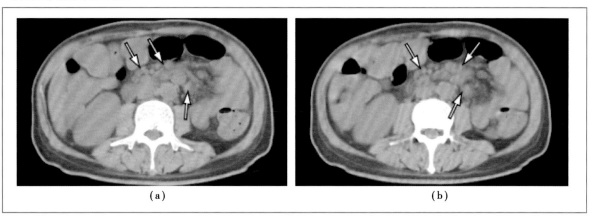

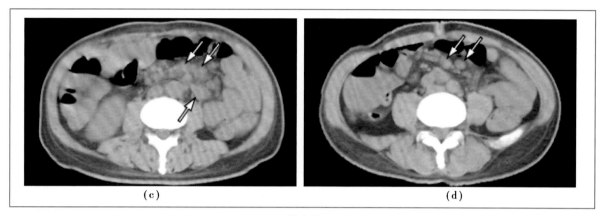

图 6-13

CT 平扫:腹腔干旁、腹主动脉旁、肠系膜见多发肿大淋巴结,密度尚均匀,部分融合(图 6-13)。

病例 5　腹部马尔尼菲篮状菌感染

男,37 岁,反复发热 12 d;咳嗽、咳痰、腹胀 5 d;HIV(+)2 d;CD4$^+$T 淋巴细胞:37 个/μL;血培养:马尔尼菲篮状菌生长。

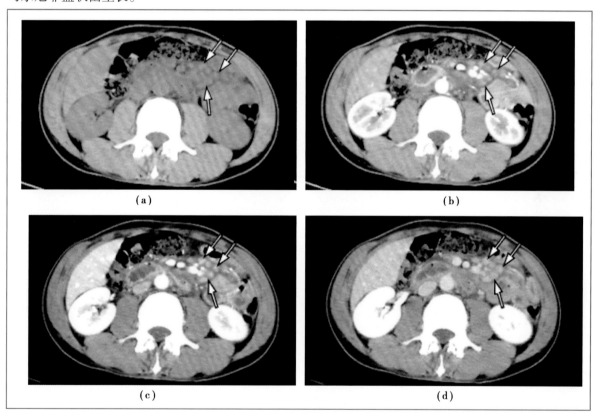

图 6-14

CT 平扫:腹膜后及肠系膜上静脉周围可见增多淋巴结[图 6-14(a)]。CT 增强扫描:增多淋巴结各期均呈轻度均匀强化[图 6-14(b)—(d)]。

九、鉴别病例

病例 1 腹腔结核

男,41 岁,咳嗽、咳痰 4 个月;腹痛 1 个月;HIV(+)7 d;CD4$^+$T 淋巴细胞:21 个/μL;痰涂片抗酸杆菌检查:(+)。

CT 平扫:肠管积气、扩张,腹膜后、腔静脉旁、腹主动脉旁及肠系膜上静脉周围可见增多、肿大结节状淋巴结影,边界欠清,部分病灶融合,密度欠均匀,部分病灶内可见低密度影[图 6-15(a)、(b)]。增强扫描:腹膜及腹膜后肿大淋巴结呈不均匀强化,以环形强化为主,其内坏死区未见强化[图 6-15(c)、(d)]。

病例 2 腹腔淋巴瘤

男,67 岁,发现颈部包块 1$^+$个月,偶有低热;双侧颈部、腋窝、腹股沟扪及多发肿大淋巴结,最大者位于右侧腋窝,大小约 5.3 cm×2.3 cm;HIV(+)20 d;CD4$^+$T 淋巴细胞:38 个/μL;颈部包块穿刺活检:弥漫大 B 细胞淋巴瘤。

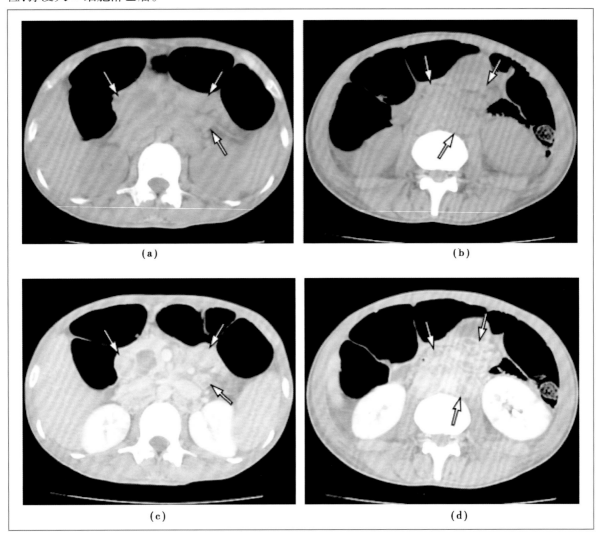

(a)　　　　　　　　　　(b)

(c)　　　　　　　　　　(d)

图 6-15

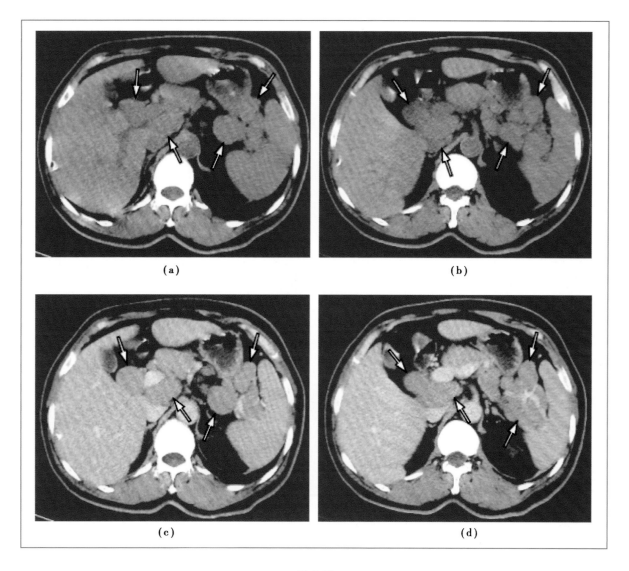

图 6-16

　　CT 平扫:肝门、门腔间隙、脾门区域可见多发结节状软组织密度影(白箭头)[图 6-16(a)、(b)]。增强扫描后:肝门、脾门区病灶呈轻度均匀强化,可见血管影穿行其中(白箭头)[图 6-16(c)、(d)]。

第七章 │ 细菌性感染

第一节 细菌性肺炎

一、概述

肺炎是由感染、理化刺激和免疫损伤等所致,以感染最常见。细菌性肺炎是感染性肺炎最常见的类型,具有高发病率、高死亡率的特点,为全球范围内病死率排名第四位的疾病。细菌性肺炎的病原菌主要包括肺炎链球菌(*Streptococcus pneumoniae*)、金黄色葡萄球菌(*Staphylococcus aureus*)、克雷伯菌(*Klebsiella*)、马红球菌(*Rhodococcusequi*)、铜绿假单胞菌(*Pseudomonas aeruginosa*)、流感嗜血杆菌(*Haemophilusin fluenzae*)、厌氧菌(anaerobion)、大肠埃希菌(*Escherichia coli*)等。

二、病因及发病机制

HIV感染者,尤其是静脉吸毒人群,细菌性肺炎可见于整个病程中,且发生风险随着$CD4^+T$细胞计数降低而升高。其中肺炎链球菌、流感嗜血杆菌、克雷伯菌、金黄色葡萄球菌、马红球菌、铜绿假单胞菌引起的肺炎较为常见,尤以肺炎链球菌列首位。

三、病理生理基础

肺炎链球菌肺炎典型的病理变化可分为充血水肿期、红色肝样变期、灰色肝样变期及溶解消散期。该病在整个病变过程中没有肺泡壁和其他肺结构的破坏或坏死,肺炎消散后肺组织可完全恢复正常且不遗留纤维化或肺气肿。金黄色葡萄球菌产生及释放的侵袭性酶类可导致肺组织坏死和肺脓肿形成,病变侵入或穿破胸膜时可形成脓胸或脓气胸,病变消散时可形成肺气囊。革兰阴性菌肺炎多为双侧小叶性肺炎,常有多发坏死性空洞或脓肿,部分患者可发生脓胸,消散常不完全,可引起纤维增生、残余性化脓灶或支气管扩张。

四、临床症状及体征

1. 肺炎链球菌肺炎

常有受寒、淋雨、饥饿、疲劳等诱因,起病急,有高热、寒战、咳嗽、胸膜剧烈疼痛、咳铁锈色痰等临床症状,部分患者高热期可伴发菌血症。早期体征无明显异常,肺实变时叩诊浊音、触诊语颤增强并可闻及支气管呼吸音,消散期可闻及湿啰音。

2. 金黄色葡萄球菌肺炎

临床症状轻重不一,轻症患者可仅表现为流感样前驱症状、畏寒、寒战、高热、咳嗽、咳黄色或棕色浓痰、胸膜炎性胸痛、胃肠道症状、皮疹等,重症患者则可出现咯血、神志模糊、ARDS、多器官衰竭、休克等重症肺炎表现。

3. 流感嗜血杆菌肺炎

起病较缓,常有痉挛性咳嗽,类似百日咳,有时表现与毛细支气管炎类似,可有喘鸣。全身中毒症状明显,患者多并发脓胸、心包炎、败血症、脑膜炎甚至脓毒症等,可出现支气管扩张症。

4. 克雷伯菌肺炎

起病急,常有高热、寒战、咳嗽、咳砖红色痰、胸痛等临床症状。患者早期即可出现全身器官衰竭,预后较差,病死率高。如出现气性坏疽,预后更差,主要并发症包括肺脓肿形成和脓胸等。

5. 马红球菌肺炎

亚急性起病,常表现为发热、寒战、咳嗽、呼吸困难、咯血、胸膜疼痛、消瘦等症状,肺部听诊呼吸音减弱,可闻及湿性啰音。

6. 铜绿假单胞菌肺炎

常表现为突然发病,伴寒战、发热、严重的呼吸困难、咳黄色或黄绿色脓性痰,胸膜炎性胸痛不常见。原有肺部慢性疾病的患者,平时常伴有慢性咳嗽咳痰,当出现黄绿色脓痰、呼吸困难加重及肺功能进行性减退时,应考虑铜绿假单胞菌感染的可能。

五、实验室检查

1. 病原学检查

痰液、胸水、血液及纤维支气管镜灌洗液等标本中分离培养出病原菌为诊断金标准。尿抗原实验对于军团菌和肺炎链球菌的检测具有一定的意义,但不能作为诊断依据。

2. 血液检查

白细胞计数及中性粒细胞一般增高,可有核左移,免疫抑制或病重患者白细胞可不增高。血沉、降钙素原、内毒素、C 反应蛋白等可一定程度上反映感染的严重程度。

六、影像学检查及表现

1. 肺炎链球菌肺炎

(1)X 线表现

①充血期:可无阳性发现,或仅显示肺纹理增多,肺透明度减低。

②红色和灰色肝变期:表现为密度均匀的致密影;不同肺叶或肺段受累时病变形态不一,累及肺段表现为片状或三角形致密影,累及整个肺叶则呈以叶间裂为界的大片状致密影;实变影中常见透亮支气管影,即"空气支气管征"。

③消散期:实变区密度逐渐减低,表现为大小不等、分布不规则的斑片状影;炎症最终可完全吸收,或仅残留少量索条状影,偶可演变为机化性肺炎。

(2)CT 表现

①充血期:病变呈磨玻璃样密度影,边缘模糊,病变区血管影仍隐约可见。

②红色和灰色肝变期:可见呈大叶或肺段分布的致密实变影,内见"空气支气管征"。

③消散期:随病变的吸收,实变影密度减低,呈散在、大小不等的斑片状影,最后可完全吸收。

2. 金黄色葡萄球菌肺炎

表现为小叶性肺炎,早期表现为小灶性浸润,但可在数小时内迅速进展,呈大叶状分布或广泛的、融合性的细支气管肺炎,可为单侧实变或双侧浸润,多累及下叶。肺组织坏死多表现为实变区内液性低密度区,坏死物经支气管引流形成单个或多个形态大小不等的空洞。胸腔积液、肺气囊、气胸也是金黄色葡萄球菌肺炎的常见表现。15%～30%的患者发展为肺脓肿,以单发常见,典型者有不规则的、毛糙的内壁。肺气囊通常出现在肺炎第一周,也可出现在1周后,并于数周或数月内吸收。30%～50%的患者会出现自发性气胸,表现为胸腔积液,其中有约50%出现脓胸。

3. 流感嗜血杆菌肺炎

影像学表现无特异性,表现往往多变。肺内病变多起自肺段,由间质改变逐渐转为双肺弥漫性浸润。近2/3为单侧受累,其中近25%累及多个肺叶,40%可见脓胸。

4. 克雷伯菌肺炎

常见于肺上叶,尤其是右肺上叶后基底段,中叶和下叶亦可受累,典型者表现为大叶性肺炎。实变通常起于邻近脏层胸膜的肺外侧,沿肺泡间孔和小气道向中心扩散,导致均质性大叶实变,并伴有支气管征。急性克雷伯菌肺炎发展速度快,能产生大量炎性渗出物,渗出液黏稠而重,导致肺叶的膨胀并引起叶间裂的膨出。带荚膜的肺炎克雷伯菌在肺泡内大量繁殖,常引起肺泡壁和肺组织坏死、液化,病变内可有不规则透亮区,并形成单个或多发性空洞。侵及胸膜时可引起胸腔积液,甚至脓胸。

5. 马红球菌肺炎

多发生于两肺上叶,可分为渗出期、实变期及脓肿形成期,以实变、结节状、空洞病灶为主,周围常见渗出性炎症,增殖、纤维化、钙化病灶少见。早期病变常表现为片状、小片状密度增高,若未及时治疗将发展为实变期,表现为结节状、团块状、大片状病灶,病灶周围可见散在小片状、点片状高密度影,病灶边缘模糊。大片状病灶常累及整个肺叶,密度不均匀,其中见支气管充气征、分房状空洞、低密度坏死区。由于该菌持续破坏肺泡巨噬细胞,病变可向周围扩展,甚至超越叶间裂侵犯邻接的肺段,形成多发脓肿。

6. 铜绿假单胞菌肺炎

影像学表现与支气管肺炎相同,为两肺多发的实变影,可以按小叶、亚段或段分布,斑片状或融合状。所有肺叶均可受累,但其所致社区获得性肺炎以右肺上叶受累为主。少数可呈现大叶性实变、多发结节状阴影或网格状表现,空洞、脓胸及单侧或双侧胸腔积液也较为少见。

七、诊断依据

根据艾滋病患者细菌性肺炎典型临床症状、体征及影像学表现可建立临床诊断,确诊仍有赖于病原学检查。

八、鉴别诊断

细菌性肺炎还需要与PJP、肺结核、病毒性肺炎、肺脓肿、肺癌等疾病相鉴别。

九、典型病例

病例1　细菌性肺炎

女,62岁,HIV抗体阳性6 d;咳嗽10^+ d;发热、咯血6 d;CD4$^+$T淋巴细胞:208个/μL;白细胞:3.39×10^9个/L;中性细胞比率:52.90%;C反应蛋白:6.6 mg/L;痰培养:肺炎链球菌。

CT平扫:右肺中叶、下叶斑片及片状密度增高影,边界模糊,右肺中叶支气管扩张(图7-1)。

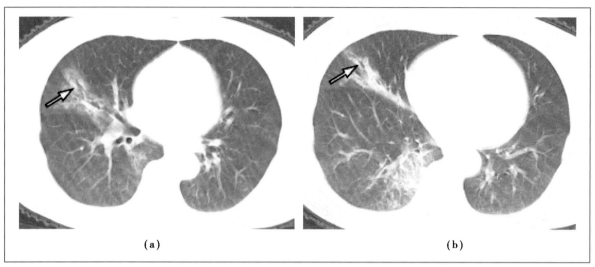

图 7-1

病例 2 细菌性肺炎

男,55 岁,HIV 抗体阳性 2 年,咳嗽、咳痰 2 周;CD4$^+$T 淋巴细胞:130 个/μL;白细胞:9.44×10^9 个/L;中性细胞比率:79.20%;痰培养:肺炎链球菌。

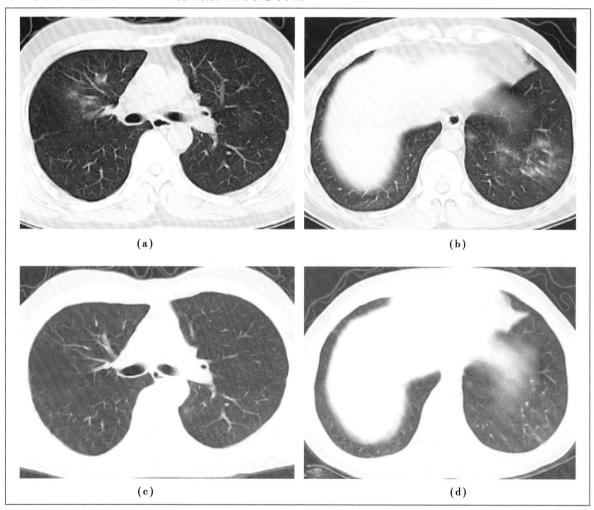

图 7-2

CT 平扫:右肺中叶、左肺下叶斑片状模糊影[图 7.2(a)、(b)];抗感染治疗 9 d 后复查,右肺中叶病灶基本吸收,左肺下叶病灶明显吸收[图 7.2(c)、(d)]。

病例 3　细菌性肺炎

男,53 岁,HIV 抗体阳性 2 年,发热、咳嗽、气促 10^+ d;CD4$^+$T 淋巴细胞:18 个/μL;白细胞:11.06×10^9 个/L;中性细胞比率:92.90%;C 反应蛋白:130.92 mg/L;痰培养:肺炎链球菌。

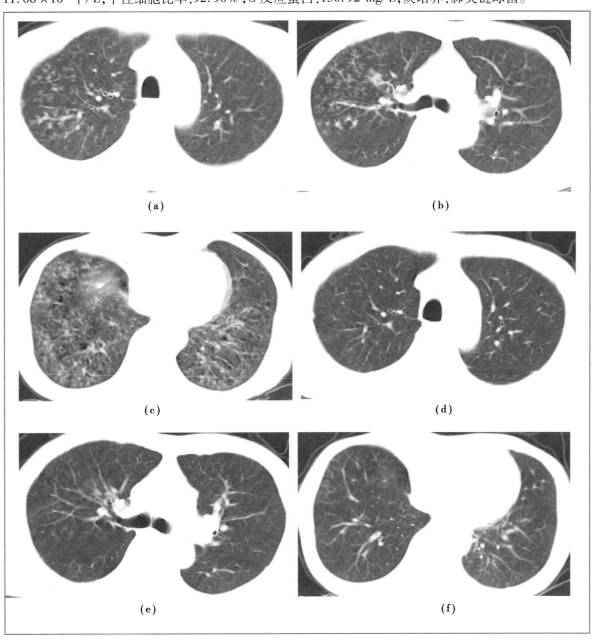

图 7-3

CT 平扫:右肺上叶、双肺下叶斑片状、腺泡结节状影[图 7-3(a)—(c)]。抗感染治疗 11 d 后复查,双肺病灶明显吸收[图 7-3(d)—(f)]。

病例4 细菌性肺炎

女,64岁,HIV抗体阳性2 d,发热、喘累、气促半个月;CD4$^+$T淋巴细胞:22个/μL;白细胞:4.82×10^{9}个/L;中性细胞比率:84.70%;C反应蛋白:105 mg/L;痰培养:肺炎克雷伯菌。

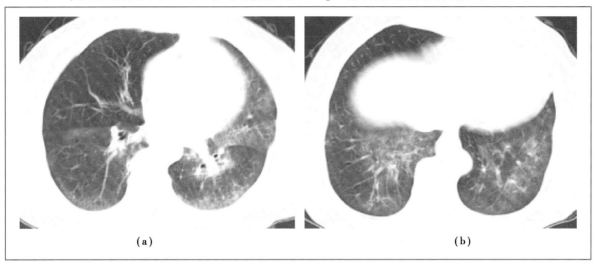

图7-4

CT平扫:左肺上叶舌段、双肺下叶见斑片状影及片状磨玻璃密度影,边缘模糊(图7-4)。

病例5 细菌性肺炎

男,49岁,HIV抗体阳性1年半,发热、咳嗽、咳痰、活动后气促伴右侧胸痛1周;CD4$^+$T淋巴细胞:58个/μL;白细胞:6.74×10^{9}个/L;中性细胞比率:78.50%;C反应蛋白:219.62 mg/L;痰培养:金黄色葡萄球菌。

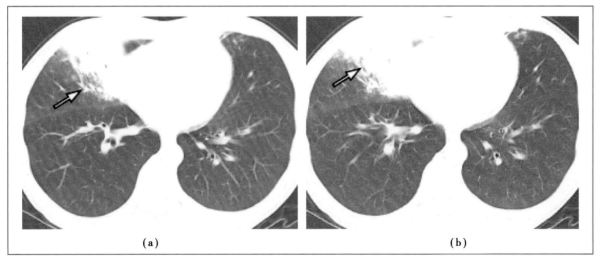

图7-5

CT平扫:右肺中叶片状实变影,边界模糊,其内可见少量充气支气管征(图7-5)。

病例6 细菌性肺炎

男,37岁,HIV抗体阳性3年,间断发热5个月。CD4$^+$T淋巴细胞:20个/μL;白细胞:9.95×10^{9}个/L;中性细胞比率:82.40%;C反应蛋白:97.92 mg/L;血培养、纤维支气管镜肺泡灌洗液:马红球菌。

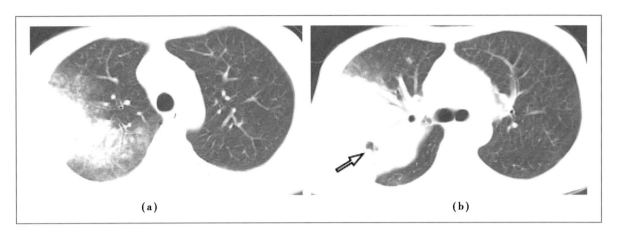

(a)　　　　　　　　　　　　　　(b)

图 7-6

CT 平扫:右肺片状高密度影,其内可见空气支气管征及少许无壁空洞形成(图 7-6)。

病例 7　细菌性肺炎

男,74 岁,HIV 抗体阳性 3 d,意识障碍 20 d,痰液较多;CD4$^+$T 淋巴细胞:234 个/μL;白细胞:13.77 × 10^9 个/L;中性细胞比率:75.90%;C 反应蛋白:118.14 mg/L;痰培养:铜绿假单胞菌。

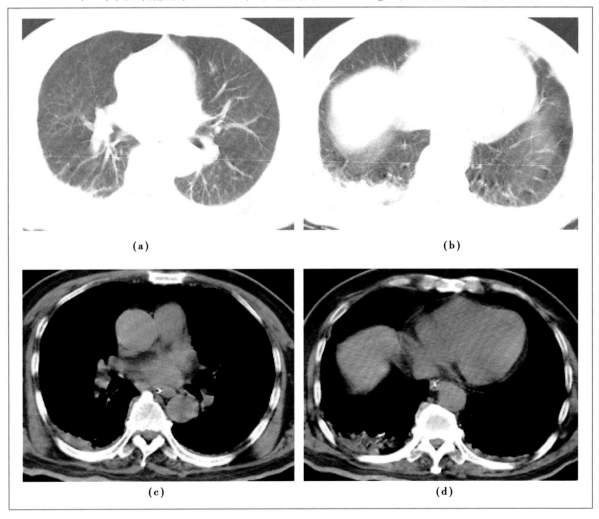

(a)　　　　　　　　　　　　　　(b)

(c)　　　　　　　　　　　　　　(d)

图 7-7

CT 平扫:双肺下叶胸膜下斑片状模糊影,双侧少量胸腔积液(图7.7)。

病例8 细菌性肺炎

男,56 岁,HIV 抗体阳性4 年,发热、气促7 d;CD4$^+$T 淋巴细胞:139 个/μL;白细胞:8.72×10^9 个/L;中性细胞比率:93.20% ;C 反应蛋白:159.85 mg/L;痰涂片:革兰阳性球菌。

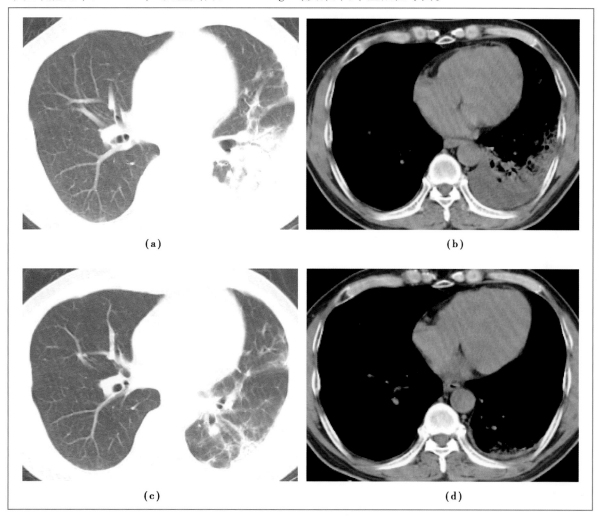

(a)   (b)

(c)   (d)

图 7-8

CT 平扫:左肺片状高密度影,左侧胸腔积液[图7-8(a)、(b)];抗感染治疗9 d 后复查,左肺下叶病灶、左侧胸腔积液明显吸收[图7-8(c)、(d)]。

病例9 细菌性肺炎

男,49 岁,HIV 抗体阳性7 个月,发热1 d;CD4$^+$T 淋巴细胞:144 个/μL;白细胞:18.69×10^9 个/L;中性细胞比率:89.60% ;C 反应蛋白:173.82 mg/L;痰涂片:革兰阴性杆菌。

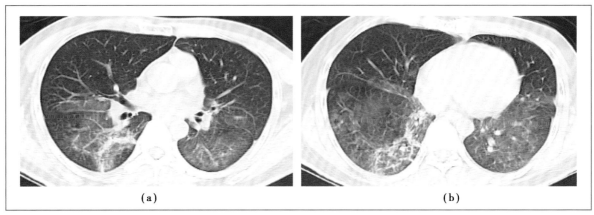

(a)   (b)

图 7-9

CT 平扫:右肺中叶、双肺下叶斑片状、片状模糊影及磨玻璃影(图 7-9)。

十、鉴别病例

病例 1　隐球菌肺炎

男,36 岁,HIV 阳性,咳嗽、胸痛 2 个月;CD4$^+$T 淋巴细胞:406 个/μL;白细胞:5.34×10^9 个/L;肺穿刺活检免疫组化:考虑真菌感染,符合隐球菌感染。

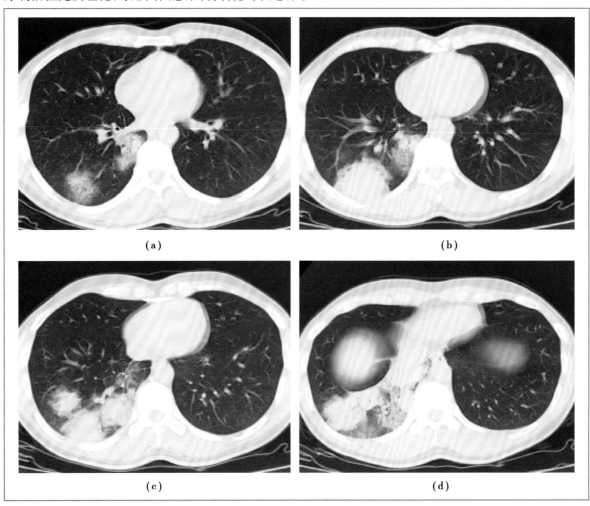

(a)   (b)

(c)   (d)

图 7-10

CT 平扫:右肺下叶斑片状、片状、结节状密度增高影,周围可见"晕征"(图 7-10)。

病例 2　新型冠状病毒肺炎

男,39 岁,HIV(-),畏寒、咳嗽、发热 6 d,鼻咽拭子新型冠状病毒核酸检测阳性。CD4⁺T 淋巴细胞:326 个/μL;白细胞:4.11×10^9 个/L;C 反应蛋白:53.10 mg/L。

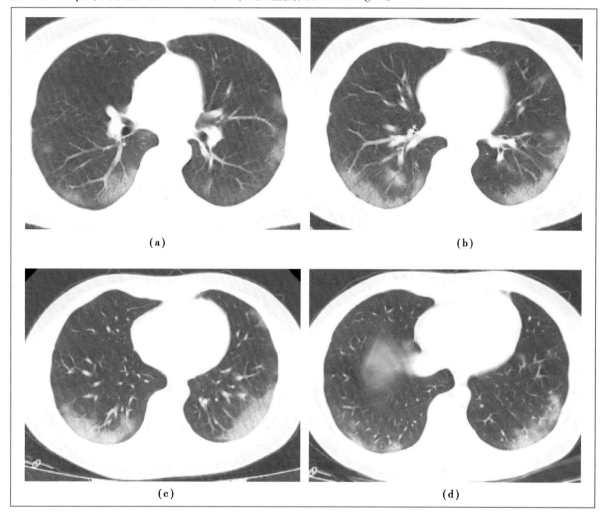

(a)

(b)

(c)

(d)

图 7-11

CT 平扫:双肺见散在片状及斑片状磨玻璃影,边界模糊,以下叶胸膜下为主(图 7-11)。

病例 3　乙型流感病毒肺炎

男,29 岁,HIV(-),发热、咳嗽 1 周。乙型流感核酸检测:阳性;CD4⁺T 淋巴细胞:576 个/μL;白细胞:5.20×10^9 个/L;C 反应蛋白:17.96 mg/L。

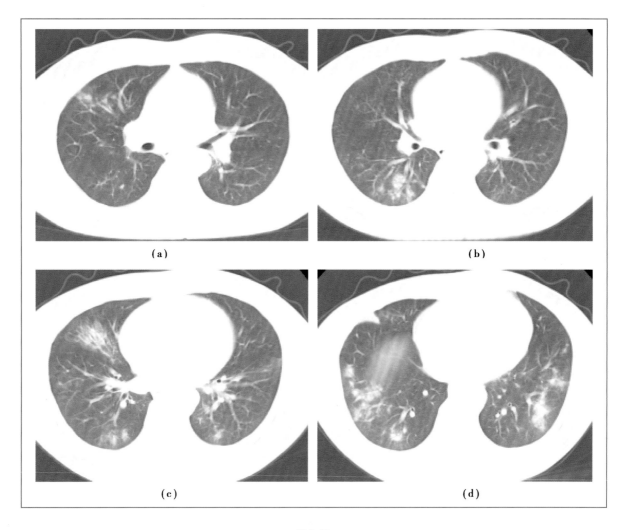

图 7-12

CT 平扫:双肺散在斑片状、絮状、片状模糊影及磨玻璃影,下叶病灶为主(图 7-12)。

病例 4　甲型 H1N1 流感

女,62 岁,HIV(-),乏力 7 d,加重伴发热、呼吸困难 2 d;禽流感核酸检测:甲型 H1N1 流感阳性;CD4$^+$T 淋巴细胞:248 个/μL;白细胞:7.85 × 10^9 个/L;C 反应蛋白:142.6 mg/L。

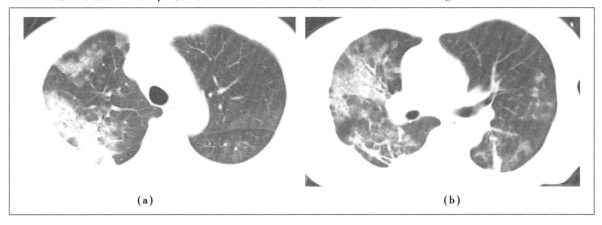

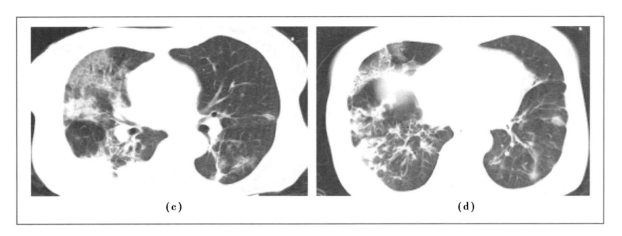

图 7-13

CT 平扫:双肺散在片状、斑片状、网格状密度增高影,边界不清,密度不均(图 7-13)。

病例 5 炎症型肿瘤

女,59 岁,咳嗽、喘累 2 个月;CD4$^+$T 淋巴细胞:171 个/μL;白细胞:10.27×10^9 个/L;C 反应蛋白:15.79 mg/L;胸膜活检:非小细胞肺癌(腺癌)。

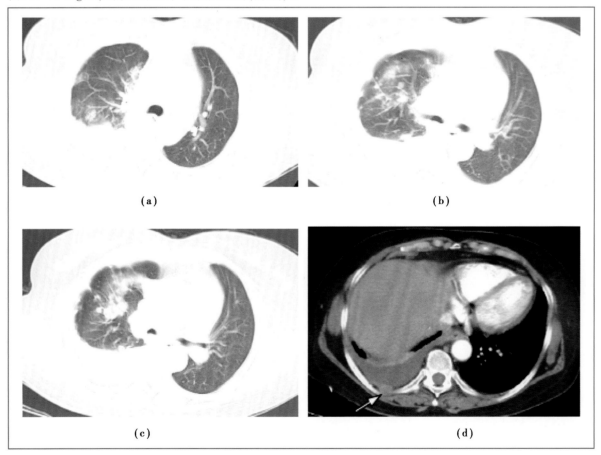

图 7-14

CT 平扫:右肺结节状软组织密度影,周围可见斑片状模糊影[图 7-14(a)—(c)]。右侧胸腔积液,右侧胸膜结节样增厚,增强扫描均匀强化[图 7-14(d)]。

第二节　布鲁菌脊柱炎

一、概述

布鲁菌脊柱炎(brucellar sondylitis,BS)起病急,病情重,临床表现复杂多样,且易复发。BS在布鲁菌感染中的发生率为6.0%～53.0%,常见于免疫功能低下或长时间患病而未接受治疗的患者,但其并不是艾滋病患者的机会性感染。BS多发生于东北及西北牧区,南方地区少见,故南方医院对于此病的影像学资料甚少。同时,该病临床及影像表现与脊柱结核较为相似,容易造成误诊、误治。

二、病因及发病机制

布鲁菌是一种胞内寄生菌,可侵犯人体任何组织或器官,包括眼睛、肝脏、肺、神经系统、心血管系统、肌骨系统等。在肌骨系统中,布鲁菌最易侵犯脊柱,尤其是胸椎和腰椎,从而引起BS。

三、病理生理基础

BS是布鲁菌通过皮肤、呼吸道和消化道进入人体内,寄生繁殖并入血,随血液循环扩散至椎间盘和椎体,引起的一种罕见的感染性脊柱炎,是布鲁菌病性骨关节炎的表现之一。常累及相邻2个椎体,单个或多椎体受累少见,且未见"跳跃"式发病,最常累及的部位为腰椎,尤其L4和L5。主要的病理改变为渗出、增生和肉芽形成,3种病理改变可以交替发生,以肉芽肿最为常见。

四、临床症状及体征

BS临床表现可总结为"三联征",即腰背痛、午后间歇性高热大汗、椎间隙和椎体感染症状及体征。腰背痛多呈持续性,以下背部疼痛为主,伴局部压痛及叩击痛。热型为午后间歇性高热,体温多>38℃,热退后伴全身大汗,常可湿透衣裤。患者在高热时常无明显不适,随着体温下降,全身酸痛感加重,这对诊断具有一定的意义。当炎症累及椎间隙、椎间盘及存在硬膜外脓肿时,患者通常在2～3周开始出现与腰椎间盘突出症类似的神经根症状,主要表现为相应神经支配区域的疼痛、麻木、感觉障碍及肌力下降等,严重时可致瘫痪。

五、实验室检查

1.病原学检查

目前,血培养及病变组织细菌学培养是诊断BS的金标准。有研究报道急性期血培养的阳性率为80%～90%;慢性期阳性率为30%～70%。

2.组织病理学检查

镜下可见病变组织大量炎症细胞浸润,包含嗜酸性粒细胞、中性粒细胞、单核细胞和淋巴细胞等,Gimesa染色通常可发现布鲁菌。组织病理检查可为布鲁菌对脊柱破坏的严重程度进行分期,从而根据不同时期病理表现为临床治疗提供参考。

3.血清学检查

血清学检查包括虎红平板凝集试验、平板凝集试验、试管凝集试验、补体结合试验及抗人免疫球蛋白试验,阳性结果可作为临床诊断依据。

4.其他实验室检查

白细胞计数、血沉和C反应蛋白可作为BS的辅助检查,在疾病的活动期这些指标会明显增高,但对布鲁菌感染的诊断缺乏特异性。

六、影像学检查及表现

1. X 线表现

基本 X 线表现中病灶呈多灶性,其中边缘型骨质破坏最常见,椎体变形不明显,死骨不明显。早期表现为骨质疏松,数周后出现骨质缺损病灶,较大病灶呈"岛屿状",病灶呈软组织密度,边缘清晰锐利,呈不规则虫蚀状破坏。病变后期骨质硬化、增生形成,呈鸟嘴状向邻近椎体缘延伸,形成骨桥。当侵犯椎体中心时,椎体中心病灶迅速硬化,形成深部骨质破坏缺损,以后逐渐被新生骨代替,无椎体压缩征象。

布鲁菌侵袭脊柱时可引起韧带炎,使脊椎的韧带钙化或骨化,以下腰椎多见,表现为自下而上逐渐发展。影像表现上可在椎体前纵韧带、后纵韧带、黄韧带等部位出现纤细的钙化或骨化影。发生椎间小关节炎时表现为关节面破坏不规则,关节间隙进行性变窄以致消失,也可表现为继发型增生性关节炎,产生骨性强直,活动受限。

布鲁菌侵犯椎间盘时表现为早期椎间隙狭窄,密度增高,但椎体终板无破坏倾向。由于早期 BS 的影像学征象明显迟于临床症状的出现,单凭 X 线平片的表现较难做出正确诊断。

2. CT 表现

(1)椎体改变

病变早期椎体边缘呈不规则虫噬状骨质破坏,有时仅可表现为椎体边缘小斑片状密度减低,主要累及椎体软骨终板,多为相邻椎体终板和终板下局灶性骨质受损,以边缘性骨破坏最多见。慢性期病变椎体骨质增生硬化明显,椎体边缘新生骨中可见新破坏灶,反复交替出现,加之骨质增生,横轴位病变椎体可表现为"花边椎",而骨质破坏中很少形成死骨。由于骨质破坏与修复同时交替发生,椎体形态多正常,或呈轻度楔形改变。

(2)椎间隙改变

椎间隙正常或变窄,与病变累及椎间盘的程度有关,椎间盘受累较明显时,椎间隙变窄,椎间盘退变,可出现低密度"真空征"。

(3)椎旁软组织

椎旁软组织增厚,病变椎体前方、两侧或椎体后方可见增厚的软组织影,出现脓肿较少,部分病灶可见小灶性脓肿,较大的脓肿范围一般不超过病变椎体,脓肿很少会出现向下流注。但由于 CT 较低的软组织分辨率,经验缺乏的影像科医生对于轻度增厚的软组织或小灶性脓肿不易发现,为 BS 的诊断造成困难。

(4)椎小关节及韧带改变

椎小关节及韧带改变多无特征性影像表现,发现病变时多为慢性期改变,多表现为椎小关节退变,上下小关节面不规则、骨质增生硬化,关节间隙变窄,前纵韧带和棘间韧带的钙化及骨化。

3. MRI 表现

(1)椎体改变

椎体边缘终板区可见不规则"虫蚀样"骨破坏;T1WI 多数呈低信号,少数呈等、低混杂信号,T2WI 上骨质破坏区多呈不均匀较高信号,炎性水肿区呈略高信号。

(2)椎间盘改变

受累椎间盘 T1WI 低信号,T2WI 不均匀混杂信号或均匀高信号,且椎间盘髓核内"裂隙"样结构消失。

(3)脊柱小关节炎改变

表现为关节面破坏不规则,关节间隙早期增宽,晚期狭窄。

（4）韧带改变

韧带钙化，表现为条状低信号影。

（5）椎旁脓肿

椎旁可见条状或梭形异常信号影，位于椎前、两侧或椎体后方，可有"冷脓肿"，脓肿局限，无流注现象，脓肿壁呈不规则强化，中心不强化。

七、诊断依据

艾滋病患者，有东北及西北居住流行病史，结合临床典型"三联征"表现及影像学表现，应高度怀疑本病。血清学检查有助于辅助诊断，但确诊仍有赖于病原学及组织病理学检查。

八、鉴别诊断

布鲁菌脊柱炎还需要与脊柱结核、化脓性脊柱炎、脊柱转移瘤和脊柱退行性变等疾病相鉴别。

九、典型病例

病例1 布鲁菌感染

男，55岁，HIV（+），农家乐烤羊5⁺年；腰痛2个月，发热1周；布鲁杆菌凝集试验阳性。

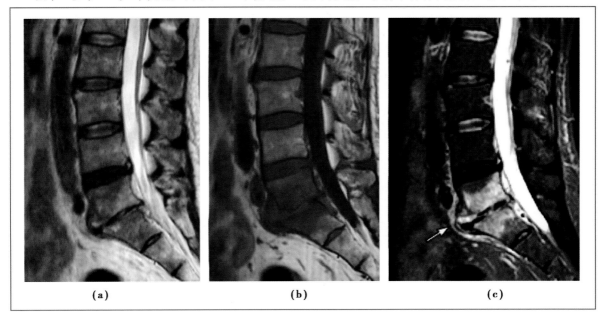

(a)　　　　(b)　　　　(c)

图 7-15

MRI平扫：腰5、骶1椎见斑片状T1WI低信号影，T2WI高信号影，腰5-骶1椎间隙变窄，椎间盘形态不规则，信号不均，T1WI、T2WI均呈不均低信号影，腰5、骶1椎体终板正常信号消失，椎旁软组织增厚，腰背部软组织稍水肿（图7-15）。

病例2 布鲁菌病

男，52岁，HIV（+），腰痛3个月，布鲁杆菌凝集试验阳性。

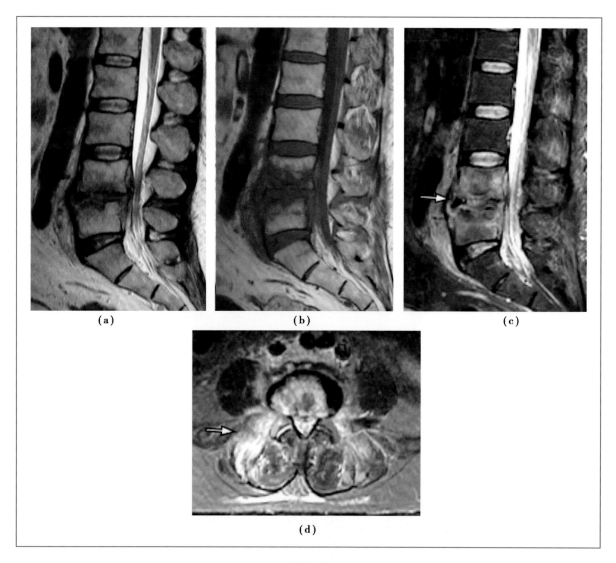

图 7-16

　　MRI 平扫:腰 4、5 椎体内正常骨髓信号消失,T1WI 呈低信号、T2WI 呈稍低信号[图 7-16(a)、(b)];STIR 序列呈相对高信号[图 7-16(c)、(d)];腰 4-腰 5 椎间隙稍变窄,椎间盘形态不规则,信号不均,腰 4、腰 5 椎体终板正常信号消失,双侧腰大肌、竖脊肌、横突棘肌软组织肿胀,可见条片状长 T1 长 T2 异常信号,背部筋膜水肿。

　　十、鉴别病例

　　病例 1　腰椎压缩性骨折
　　男,64 岁,HIV(+),坠床后腰痛 1 月余。

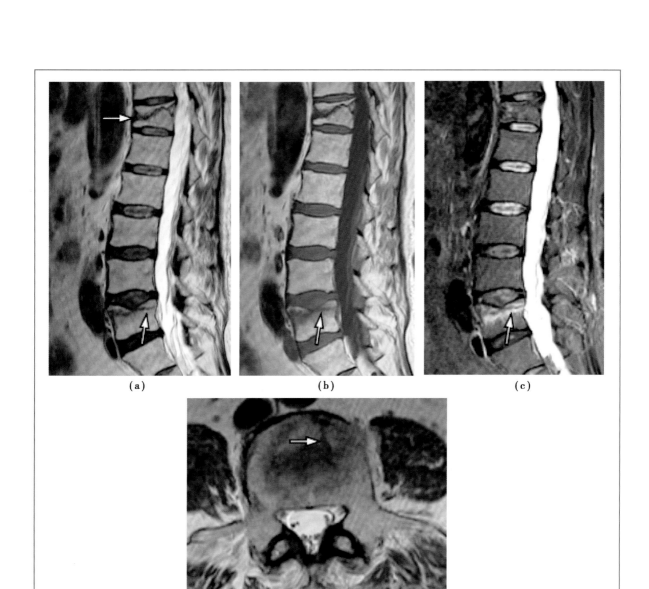

图 7-17

MRI 平扫:胸腰段脊柱稍后突,胸 12 椎体变扁,其内信号不均,可见不规则线状 T1WI 低信号影,T2WI 低信号影[图 7-17(a)、(b)、(d)];STIR 序列可见少许高信号;腰 5 椎体上缘塌陷稍变扁,可见不规则线状 T1WI、T2WI 低信号影,STIR 序列线状信号影周围可见斑片状骨髓水肿信号影[图 7-17(c)]。

病例 2 椎体结核

男,59 岁,HIV(+),胸背痛 1 个月,双下肢感觉运动障碍半个月,抗结核治疗后病灶吸收好转。

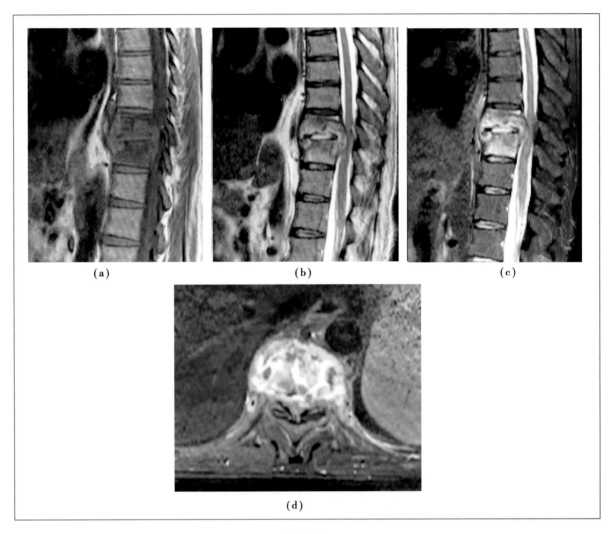

图 7-18

　　MRI 平扫：胸 9-10 胸椎内正常骨髓信号消失，T1WI 呈低信号，T2WI 高信号影，STIR 序列呈相对高信号影，胸 9-10 椎体前后缘可见不规则增厚软组织影，呈弧形改变，相应水平硬膜囊、脊髓明显受压，胸 9-10 椎间隙变窄，相应椎间盘破坏呈长 T1 短 T2 异常信号影，周围软组织肿胀，内可见条索状长 T1 长 T2 异常信号（图 7-18）。

　　病例 3　转移瘤

　　女，72 岁，HIV（－），确诊肺腺癌 2[+] 年，左侧臀部及下肢疼痛 4 个月，胸椎、骶椎、髂骨、肋骨多发骨质破坏。

MRI 平扫:骶骨骨质破坏,正常骨髓信号消失,骶 1、2 椎体 T1WI 呈低信号,T2WI 呈等低信号,以低信号为主,STIR 序列呈斑片状相对高信号,椎间隙欠清晰[图 7-19(a)—(c)]。胸椎、肋骨多发骨质破坏[图7-19(d)、(e)]。

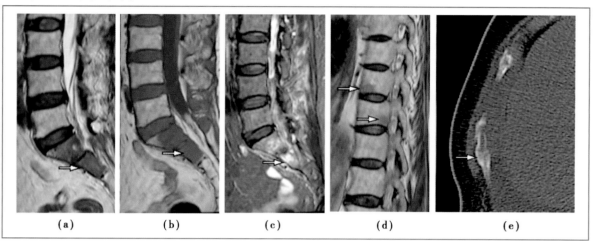

图 7-19

病例 4   椎体血管瘤

男,30 岁,HIV(-),双下肢麻木半个月;胸椎术后病理:海绵状血管瘤。

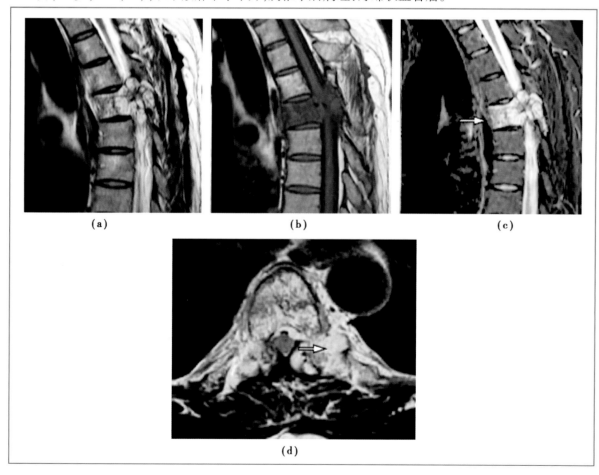

图 7-20

MRI 平扫：胸 5 椎体形态不规则，信号异常，T1WI 呈不均低信号，T2WI 呈不均高信号，STIR 呈高信号，可见纵行排列的"栅栏状"信号区［图 7-20（a）—（c）］。椎旁左侧可见不规则软组织异常信号影，沿左侧椎间孔生长［图 7-20（d）］。

第八章 | 病毒性感染

第一节 巨细胞病毒感染

巨细胞病毒(cytomegalovirus,CMV)也被称为人疱疹病毒5型(human herpes virus-5,HHV-5),艾滋病患者由于免疫功能严重受损,感染CMV后可引起播散性或局限性终末器官疾病,统称为巨细胞病毒病(cytomegalovirus disease,CMVD),具有高致残性和高致死性特点。其中,巨细胞病毒性视网膜炎(cytomegalovirus retinitis,CMVR)约占85%,CMV相关性消化系统疾病约占10%,而CMV相关性神经系统疾病、肺炎和肾上腺炎约占5%。

巨细胞病毒属于β疱疹病毒亚科,具有典型的疱疹病毒形态,是一种双链DNA病毒。人群对CMV普遍易感,感染后不易从体内清除,表现为持续性感染或潜伏感染。CMV致病力弱,在免疫功能正常的个体中较少导致特异性组织器官损害,但当宿主免疫功能下降时,原发感染或潜伏感染激活可导致严重的临床症状。

以下着重介绍眼部和肺部的CMV感染。

一、巨细胞病毒性视网膜炎

(一)病理生理基础

艾滋病相关性CMVR的发病机制主要有以下两方面:一方面,CMV感染人体后可直接或间接损害血-视网膜屏障(blood retinal barrier,BRB);另一方面,宿主免疫功能受损后,潜伏在体内的CMV逃脱免疫系统攻击,通过血-视网膜屏障进入眼内,进而导致CMVR。CMVR组织病理学特征为视网膜全层坏死和水肿,继而形成较薄的萎缩性瘢痕组织,瘢痕组织容易撕裂故可导致视网膜脱离。CMVR若不及时治疗,视网膜病变呈离心性扩大,破坏的视网膜将无法再生及恢复功能。

(二)临床症状及体征

约2/3的患者单侧起病,若不及时治疗可进展为双侧。根据病灶与黄斑的距离可分为中央型(又称暴发型)和外周型(又称颗粒型),中央型病变为病灶距离黄斑中心凹<1 500 μm或邻近视乳头。中央型CMVR可累及黄斑、视神经,导致视力下降或中央视野缺损。外周型CMVR通常无明显症状,也可表现为飞蚊症、盲点及外周视野缺损。患者若未及时治疗,眼底病变持续进展可发生进行性全层视网膜坏死、视网膜脱离、视神经萎缩,最终导致失明。

（三）实验室检查

1. 核酸检测

玻璃体或房水标本 CMV DNA 检测阳性可确诊 CMVR，病毒载量水平高低还可反映感染严重程度及评估治疗效果。

2. 病毒分离培养

玻璃体或房水标本分离培养出 CMV 也可确诊 CMVR，但由于技术繁杂，主要用于科学研究。

3. 抗原及抗体检测

外周血 CMV PP65 抗原及 CMV IgG、IgM 抗体检测阳性不能作为 CMVR 的诊断依据，阴性结果也不能作为排除诊断依据。

（四）影像学检查及表现

CMVR 专科检查主要包括视力检测、散瞳后眼底镜检查、裂隙灯显微镜检查、荧光素眼底血管造影检查、光学相关断层扫描等。

经验丰富的眼科医师根据典型的 CMVR 眼底表现可临床诊断，确诊率达 95% 以上。眼底镜下表现为沿血管分布的黄白色视网膜坏死病灶，伴或不伴视网膜出血，典型表现为"番茄炒蛋样"改变。中央型 CMVR 眼底镜可见发生在后极部的沿视网膜血管弓分布的黄白色渗出坏死灶，活动性边缘呈颗粒状，常伴有视网膜出血和血管鞘。外周型 CMVR 则表现为发生在视网膜周边或中周部的白色或黄白色片状或簇状渗出坏死灶，可融合，活动边缘呈颗粒状，伴或不伴视网膜出血及血管鞘。

裂隙灯显微镜进行检查，大多数患者可无阳性表现。荧光素眼底血管造影早期病变区呈荧光遮蔽，晚期病变区边缘荧光染色；病变区内视网膜血管荧光素渗漏，出血遮挡荧光。此外，光学相关断层扫描可用于包括视网膜、视网膜神经纤维层、黄斑和视盘等眼后段结构的检查，CMVR 主要表现为视网膜出血、视网膜水肿和（或）黄斑脱落、视网膜前膜和视网膜萎缩等。

（五）诊断依据

严重免疫功能缺陷的艾滋病患者，出现飞蚊症或闪光感、视野缺损、视力模糊、快速视力下降等临床表现时应考虑本病，确诊有赖于眼底镜检查及实验室检查，同时需要排除其他病原体或基础性疾病导致的视网膜病变。

（六）鉴别诊断

巨细胞病毒性视网膜炎还需要与 HIV 视网膜病变、急性视网膜坏死综合征、弓形虫性视网膜脉络膜炎、梅毒性脉络膜视网膜炎、卡氏肺孢子菌性脉络膜炎、结核性视网膜脉络膜炎等疾病相鉴别。

二、巨细胞病毒性肺炎

（一）病理生理基础

巨细胞病毒性肺炎主要病理表现为弥漫性肺泡损伤及局灶性间质性肺炎。①弥漫性肺泡损伤：CMV 通过侵犯肺泡壁的成纤维细胞破坏肺泡壁结构的完整性及增加其通透性，引起炎性渗出、肺泡透明膜形成及肺泡内出血；②局灶性间质性肺炎：炎症沿支气管、细支气管壁分布，侵犯小叶间隔及肺泡间隔，导致肺泡间隔增宽，间质血管充血、水肿及炎细胞浸润。

（二）临床症状及体征

CMV 肺炎临床症状和体征缺乏特异性，多为发热、干咳、胸闷、呼吸困难、活动后气促、低氧血症等。发病早期肺部体征少但临床症状重，晚期可出现心率增快、呼吸急促、发绀，肺部可闻及干湿性啰音。

（三）实验室检查

1. 核酸检测

支气管肺泡灌洗液中 CMV DNA 检测阳性对诊断 CMV 肺炎特异性不高,不能作为确诊依据,但阴性可基本排除诊断。外周血中检测 CMV DNA 只能诊断 CMV 感染,对诊断 CMV 肺炎意义不大。

2. 组织病理检查

肺活检组织中观察到典型的核内包涵体,或通过免疫组织化学染色、原位杂交检测到细胞内病毒,是 CMV 肺炎诊断的金标准。

3. 抗原及抗体检测

外周血 CMV PP65 抗原及 CMV IgG、IgM 抗体检测阳性不能作为 CMV 肺炎的诊断依据,阴性结果也不能作为排除诊断依据。

（四）影像学检查及表现

1. X 线胸片

早期可无明显异常或仅表现为双肺纹理增粗,随病情进展可表现为起源于双肺中下肺野沿肺纹理分布的散在、多发、弥漫、大小不一的点片状阴影,逐渐扩展至全肺,病灶边缘模糊,整个肺野透光度下降,呈磨玻璃样改变。若未及时治疗,部分病灶可融合成边界不清的大片状实变影。

2. 胸部 CT 检查

胸部 CT 检查主要表现包括:①磨玻璃样病变。为 CMV 肺炎最常见的 CT 表现,90% 以上的 CMV 肺炎表现为双肺多发、呈片状或弥漫分布的磨玻璃样病变,边界不清,可累及上、中、下肺野中至少 2 个肺野,多以下肺为著,因其密度介于正常肺组织与支气管血管束密度之间,故其内仍可见肺纹理。②多发性微小结节。60% 以上的 CMV 肺炎可出现此病变,结节直径通常 < 10 mm,以 1 ~ 5 mm 者居多,边缘光滑或不规则,多位于两肺下野中内带。根据其分布特点可分为小叶中心型、支气管血管周围型、胸膜下型及随机型。③气腔样实变。发生率 > 50%,下肺多见,范围大小不等,多呈小叶或亚段分布,小部分可呈肺段分布,其内可见含气支气管征。④其他。包括小叶间隔增厚、胸腔积液、胸膜增厚等,一般无肺门及纵隔淋巴结肿大。

（五）诊断依据

严重免疫功能缺陷的艾滋病患者,出现发热、咳嗽、呼吸困难、低氧血症等临床表现及典型影像学表现时需考虑本病的可能。支气管肺泡灌洗液中检出 CMV 对诊断 CMV 肺炎的特异性不高,确诊有赖于组织病理学检查。

（六）鉴别诊断

CMV 肺炎还需要与肺孢子菌肺炎、细菌性肺炎、其他病毒性肺炎及肺部肿瘤等疾病相鉴别。

（七）典型病例

病例 1 巨细胞病毒性视网膜炎

男,33 岁,HIV 抗体阳性 2 个月,无明显诱因视力下降 1 周,不伴有明显视野缺损。

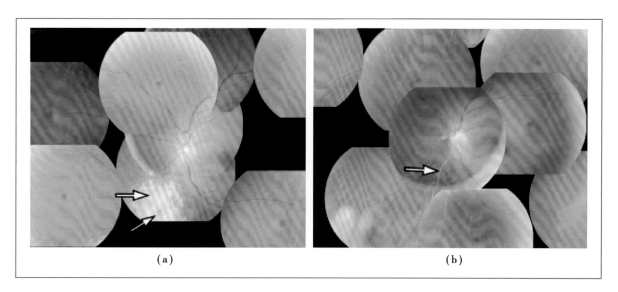

图 8-1

眼底镜检查视神经边界清楚,C/D约0.4,下方及鼻下方视网膜可见较多黄白色渗出,其间可见少量鲜红色出血[图8-1(a)],边界模糊,下方及鼻下方血管不清。抗CMV治疗后41 d:下方及鼻下方动脉白线可见[图8-1(b)],下方及鼻下方视网膜渗出及出血完全吸收,边界清楚。

病例2 巨细胞病毒性视网膜炎

女,36岁,HIV抗体阳性8年,右眼视物模糊20 d,失明半个月。人类巨细胞病毒荧光定量2.97E + 03 copies/mL。

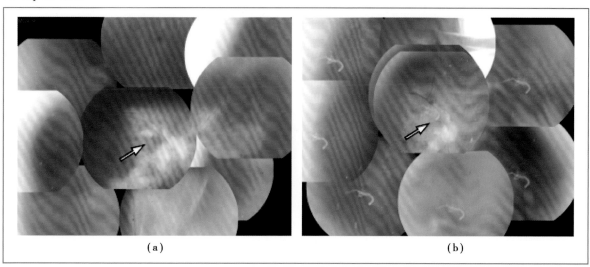

图 8-2

视神经边界模糊,隆起水肿,后极部血管白鞘明显,可见较多灰白色渗出及鲜红色出血,边界模糊,累及黄斑[图8-2(a)]。抗CMV治疗后33 d:视神经边界较前清晰,水肿减轻,血管纹理可见,残留少量出血及渗出[图8-2(b)]。

病例3 巨细胞病毒性视网膜炎

男,43岁,HIV抗体阳性1年,左眼视物模糊3周,失明1周。

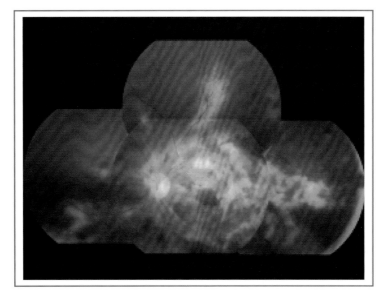

图 8-3

眼底镜检查可见发生在左眼后极部的沿视网膜血管弓分布的黄白色渗出坏死灶,活动性边缘呈颗粒状,伴有点片状视网膜出血和血管鞘(图 8-3)。

病例 4　巨细胞病毒性视网膜炎

男,28 岁,HIV 抗体阳性 3 个月,眼部怕光、视力下降 7 d。

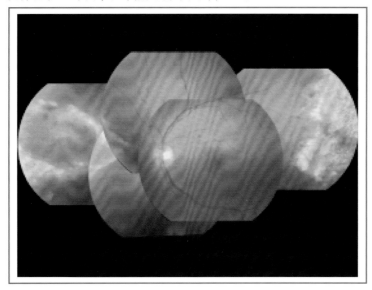

图 8-4

眼底镜检查可见发生在左眼视网膜鼻侧和颞侧中周部的黄白色簇状渗出坏死灶,有融合,活动边缘呈颗粒状,伴视网膜出血及血管鞘(图 8-4)。

病例 5　巨细胞病毒性肺炎

男,64 岁,HIV 抗体阳性 7 d;发热、气促、咳嗽 20 d;CD4$^+$T 淋巴细胞:10 个/μL;白细胞:5.71 × 10^9 个/L;淋巴细胞比率:13.90% ;C 反应蛋白:50.14 mg/L;人类巨细胞病毒荧光定量 8.749E + 02 copies/mL;巨细胞病毒抗体 IgG(CMV-IgG)(+)。

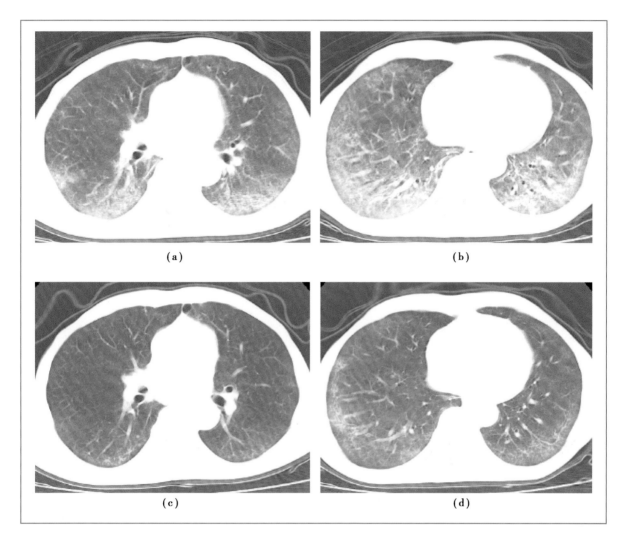

图 8-5

CT 平扫:双肺弥漫分布磨玻璃、网格状密度增高影,以双肺下叶为著[图 8-5(a)、(b)]。抗 CMV14 d 后复查,双肺病灶明显吸收[图 8-5(c)、(d)]。

病例 6 巨细胞病毒性肺炎

男,55 岁,咳嗽、喘累、发热 10^+ d;HIV 抗体阳性 1 周;CD4$^+$T 淋巴细胞:24 个/μL;白细胞: 4.22 × 10^9 个/L;淋巴细胞比率:9.40%;C 反应蛋白:8.74 mg/L;人类巨细胞病毒荧光定量 4.482E + 03 copies/mL。

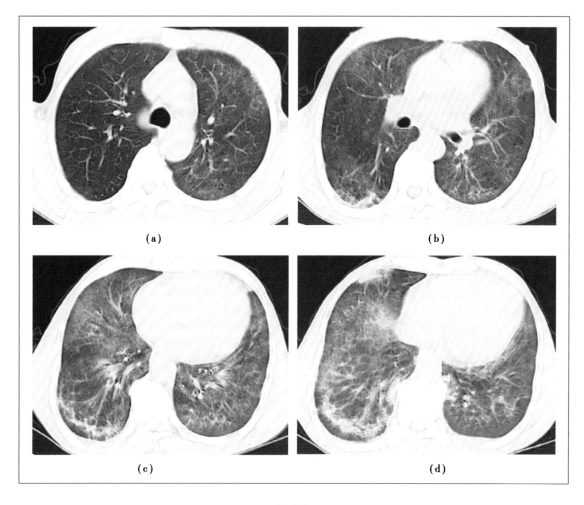

图 8-6

　　CT 平扫:双肺弥漫磨玻璃密度影,右肺中叶、双肺下叶为主,并可见微小结节影、斑片影、条索影(图 8-6)。

　　(八)鉴别病例

　　病例 1　HIV 视网膜病变

　　女,36 岁,HIV 抗体阳性 5 个月,视物不清 20 d。

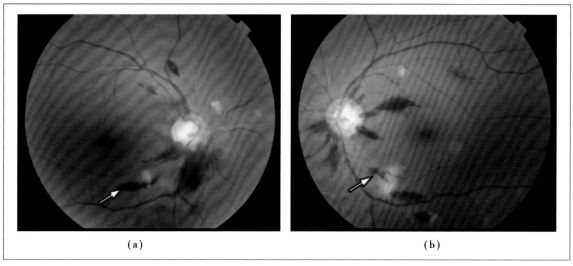

图 8-7

右眼后极部视网膜血管旁可见数个大小不一棉绒斑[图 8-7(a)];左眼后极部多发火焰状浅层视网膜出血及 Roth 斑,伴棉绒斑[图 8-7(b)]。

病例 2 急性视网膜坏死综合征

男,30 岁,HIV 抗体阳性 2 年,视物模糊、眼前黑影,偶尔周边视力下降。

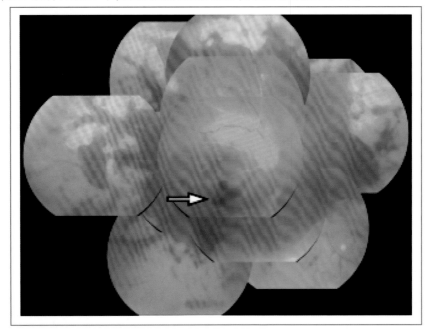

图 8-8

右眼玻璃体混浊,视盘边界不清,动脉血管闭塞,黄斑下方视网膜出血,中周部视网膜黄白色坏死,伴片状出血(图 8-8)。

病例 3 肺孢子菌肺炎

女,45 岁,HIV(+),气促、咳嗽;CD4$^+$T 淋巴细胞:129 个/μL;白细胞:4.53×10^9 个/L;淋巴细胞比率:17.60%。

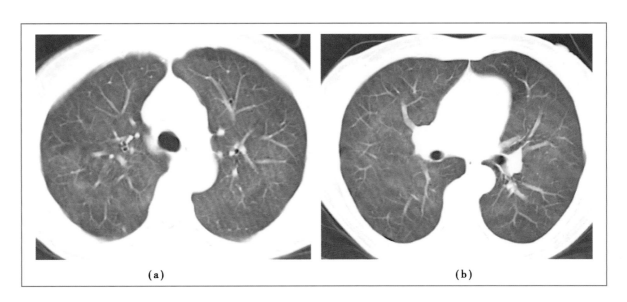

(a)   (b)

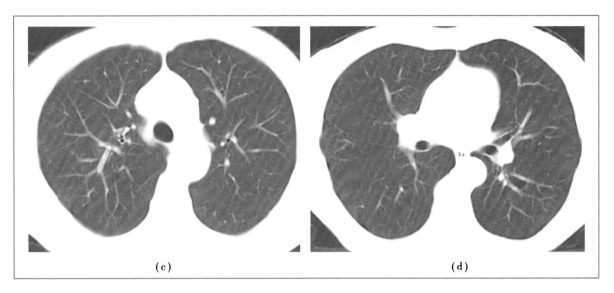

(c)　　　　　　　　　　　　　　　(d)

图 8-9

CT 平扫:双肺透光度减低,弥漫磨玻璃影[图 8-9(a)、(b)]。抗 PJP 治疗 2 周后双肺病灶基本吸收[图 8-9(c)、(d)]。

病例 4　肺水肿伴肺泡积血

男,25 岁,HIV(－),慢性肾衰竭 CKD5 期 2 年,长期规律透析治疗(3 次/周);咳嗽、咯血 1 个月,贫血貌,结膜苍白;CD4$^+$T 淋巴细胞:283 个/μL;血红蛋白 43 g/L。

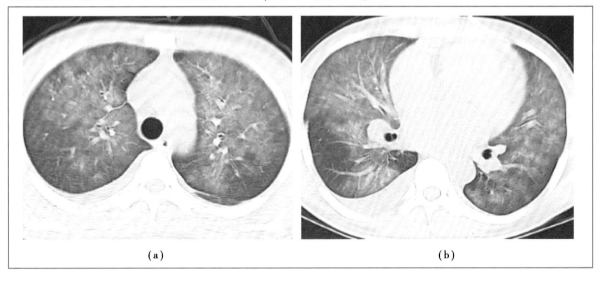

(a)　　　　　　　　　　　　　　　(b)

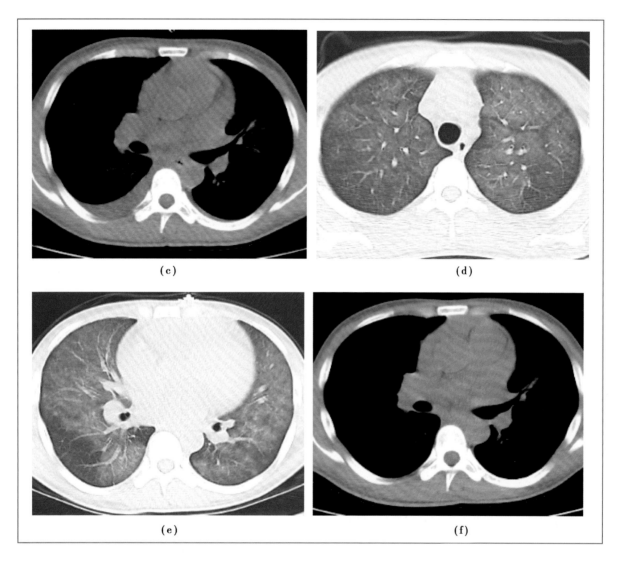

图 8-10

CT 平扫:双肺弥漫斑片状、片状、絮状磨玻璃影、网状影,双肺分布对称,以中内带为主,双侧胸腔积液、心包积液,胸壁软组织肿胀[图 8-10(a)—(c)]。透析治疗后 1 d 双肺病灶明显吸收好转,心包积液、胸腔积液基本吸收[图 8-10(d)—(f)]。

病例 5 新型冠状病毒肺炎

男,73 岁,HIV(−),武汉旅游史 14 d,发热、乏力 4 d;糖尿病、高血压病史;鼻咽拭子新型冠状病毒核酸阳性。

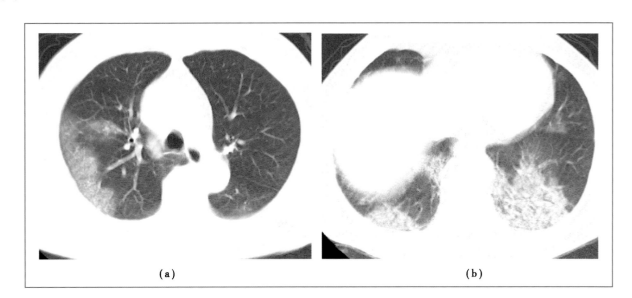

(a)   (b)

图 8-11

CT 平扫:双肺散在斑片状磨玻璃影,以胸膜下为主,右肺上叶病灶边界较清(图 8-11)。

第二节　流感病毒性肺炎

一、概述

流感病毒性肺炎是由流感病毒侵犯下呼吸道而引起的肺部感染性疾病,常在冬季流行,主要发生于老年人、孕妇、婴幼儿、免疫功能低下及有基础疾病者。流感大多为自限性疾病,但少数病例可迅速进展为流感病毒性肺炎,病死率较高。甲型流感病毒极易引起世界性大流行,乙型流感病毒常造成局部暴发和小流行,丙型流感病毒仅以散在形式出现。

二、病因及发病机制

流感病毒又称为流行性感冒病毒,属于正黏病毒科,为 RNA 病毒,呈球形或细长形。根据核蛋白抗原特异性可分为甲、乙、丙三型,甲型流感病毒宿主广泛,乙型、丙型主要感染人类。甲型流感病毒根据外膜血凝素和神经氨酸酶抗原特异性又可分为若干亚型。甲型流感病毒极易发生抗原变异,产生新的亚种;乙型流感病毒抗原变异较慢;丙型流感病毒暂未发现变异。

三、病理生理基础

流感病毒性肺炎病理特征为全肺暗红色,气管与支气管内有血性液体,黏膜充血,纤毛上皮细胞脱落,并有上皮细胞再生现象。黏膜下有灶性出血、水肿和轻度白细胞浸润。肺泡内有纤维蛋白和水肿液,其内混有中性粒细胞、单核细胞等。炎性细胞释放的酶类和细胞因子加重肺部损伤,致使各种临床症状的出现。肺下叶肺泡出血,肺泡间质可增厚,肺泡与肺泡管中可有透明膜形成。

四、临床症状及体征

起病急骤,临床表现缺乏特异性,绝大多数患者全身症状早于或者与上呼吸道症状同时出现。患者有持续性高热、乏力、肌痛等全身症状,或伴咽痛、咳嗽、咯血、发绀、呼吸困难等呼吸道症状;查体双肺呼吸音低,布满哮鸣音,但无实变体征。继发细菌感染时可出现相应细菌性肺炎的症状和体征。

五、实验室检查

1. 病原学检查

常见方法有核酸检测、抗原检测、病毒分离培养等。呼吸道标本中检出流感病毒核酸、抗原或者分离培养出流感病毒均可诊断流感病毒感染。核酸和抗原检测具有快速及灵敏度高的特点,常用于早期及快速诊断。病毒分离培养由于实验室要求较高、耗时长,故临床少用。

2. 血清学检查

急性期和恢复期双份血清行血凝抑制试验,效价增长 4 倍以上即可诊断为流感病毒感染,但灵敏性和特异性均较差,多用于流行病学调查。

3. 其他检查

外周血白细胞计数正常或降低,淋巴细胞比例常增加,继发细菌感染时,白细胞及中性粒细胞可增多。

六、影像学检查及表现

1. X 线胸片

常表现为双肺线状、网状、磨玻璃影等间质性肺炎的特征性影像学表现。大叶性实变和胸腔积液较为少见,但在继发细菌感染时可出现。

2. 胸部 CT

早期表现为肺内局限性实变,呈局限性片状影或散在絮状影。重症肺炎表现为单侧或双侧弥漫性分布、大片状实变影或磨玻璃影,其内可见充气支气管征。病情稳定后,病变以肺实质与间质改变并存,表现为肺外周胸膜下病灶吸收较好,肺门周围处病灶多沿肺纹理呈条索影、网格状影及小片影,也可见磨玻璃样改变。病变恢复期主要以肺间质改变为主,表现为局限性索条影、网格状影、点条状影、小叶间隔增厚及胸膜下弧线影等。

七、诊断依据

冬季发病,有流感患者接触史或集体发病史,出现高热、乏力、肌痛等流感样症状,病程超过 1 周且呼吸道症状加重者需考虑该病,胸部影像学表现可协助临床诊断,确诊仍有赖于病原学检查。

八、鉴别诊断

流感病毒性肺炎还需与细菌性肺炎、其他病毒性肺炎、真菌性肺炎、肺部肿瘤等疾病相鉴别。

九、典型病例

病例 1 甲型 H1N1 肺炎

女,35 岁,HIV 抗体阳性 7 d,反复发热 5 d,最高体温 38.7 ℃,白细胞:1.86×10^9 个/L;淋巴细胞比率:59.30%;C 反应蛋白:7.15 mg/L;$CD4^+T$ 淋巴细胞:347 个/μL;禽流感核酸检测:甲型 H1N1 阳性。

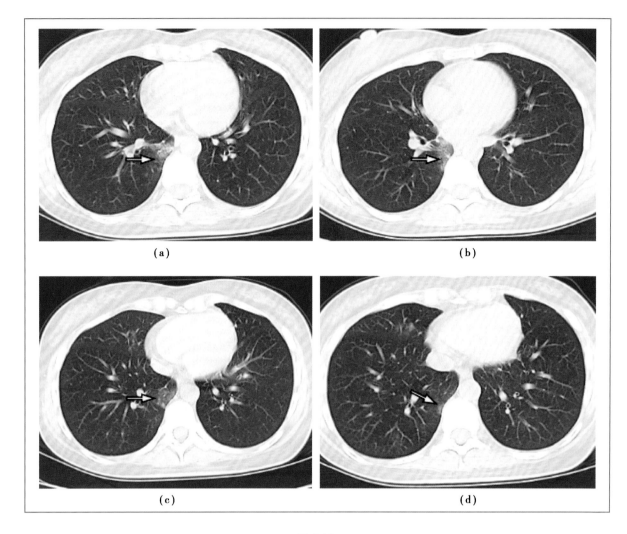

图 8-12

CT 平扫:右肺中叶、双肺下叶散在浅淡斑片状影,边界模糊,密度不均(图 8-12)。

病例 2　甲型 H1N1 肺炎

男,48 岁,HIV(+),发热、咳嗽、咳痰 6 d,体温 38 ℃,白细胞:3.27 × 10⁹ 个/L;淋巴细胞比率:31.50%;C 反应蛋白:12.59 mg/L;CD4⁺T 淋巴细胞:283 个/μL;禽流感核酸检测:甲型 H1N1 阳性。

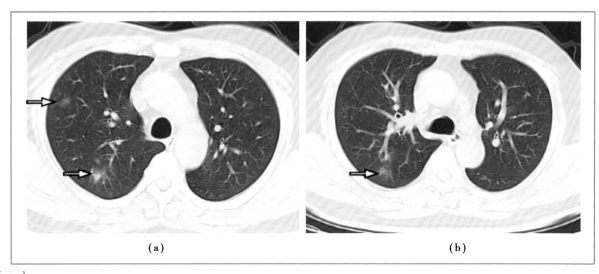

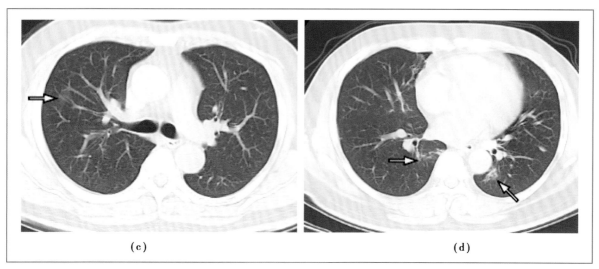

图 8-13

CT平扫:右肺及左肺下叶散在小斑片状、条索状磨玻璃影及高密度影,边界模糊,密度不均(图8-13)。

病例3 乙型流感肺炎

男,50岁,HIV抗体阳性3[+]年,咳嗽1周,发热1d,体温39.7℃,禽流感核酸检查:乙型流感阳性。

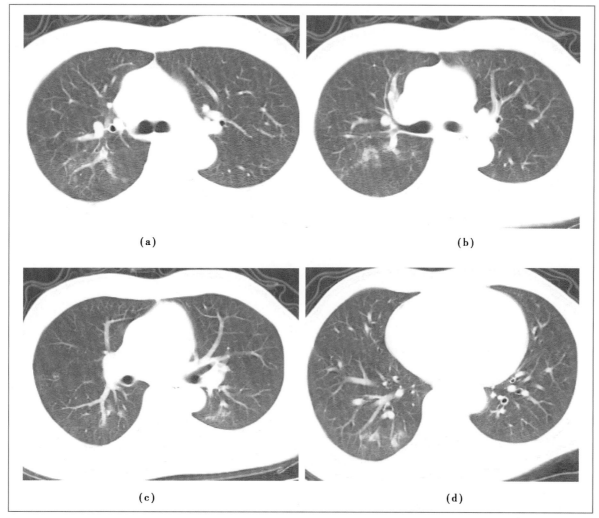

图 8-14

CT平扫:右肺下叶、左肺下叶散在斑片状、絮状磨玻璃影,右肺下叶可见结节状高密度影,边界欠清(图8-14)。

十、鉴别病例

病例1 新型冠状病毒性肺炎

男,38岁,HIV(−),发热15 h,最高体温38 ℃,伴咳嗽、乏力、纳差,腹泻;9 d前患者到武汉开年会;鼻咽拭子新型冠状病毒核酸阳性。

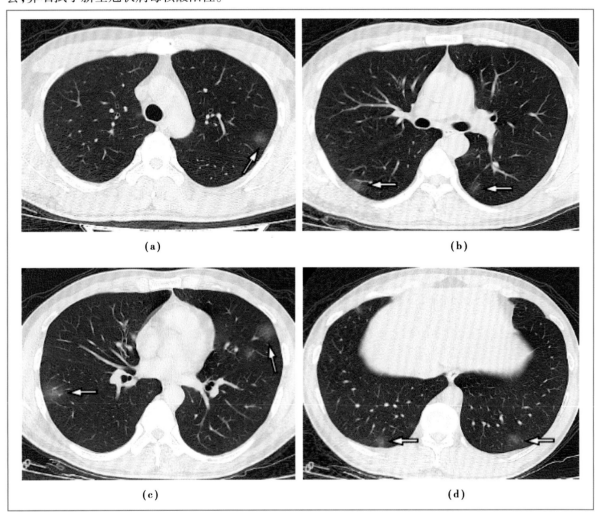

(a)   (b)

(c)   (d)

图 8-15

CT平扫:右肺中、下叶及左肺散在浅淡磨玻璃结节影,边界欠清,以外带胸膜下分布为主(图8-15)。

病例2 细菌性肺炎

男,55岁,HIV抗体阳性2年,咳嗽、咳痰2周;CD4$^+$T淋巴细胞:130 个/μL;白细胞:9.44×10^{9}个/L;中性细胞比率:79.20%;痰培养:肺炎链球菌。

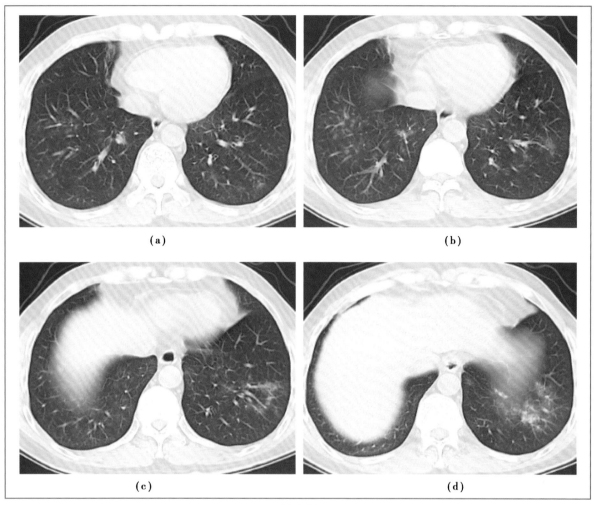

图 8-16

CT 平扫：右肺中叶、双肺下叶可见斑片状密度增高影，边界模糊，右肺下叶可见浅淡结节影（图 8-16）。

病例 3 真菌感染

男，36 岁，抗 HIV（＋），咳嗽、胸痛 2 个月；CD4$^+$T 淋巴细胞：406 个/μL；白细胞：5.34×10^9 个/L；肺穿刺活检免疫组化：考虑真菌感染，符合隐球菌感染。

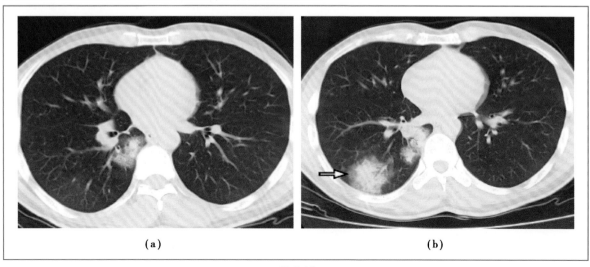

图 8-17

CT 平扫:右肺下叶可见团状密度增高影,边界较清,大小约6.1 cm×4.9 cm,周围可见"晕征"(图8-17)。

病例4 右肺上叶腺癌

男,64 岁,HIV(-),体检发现右肺上叶阴影;术后病理:腺癌。

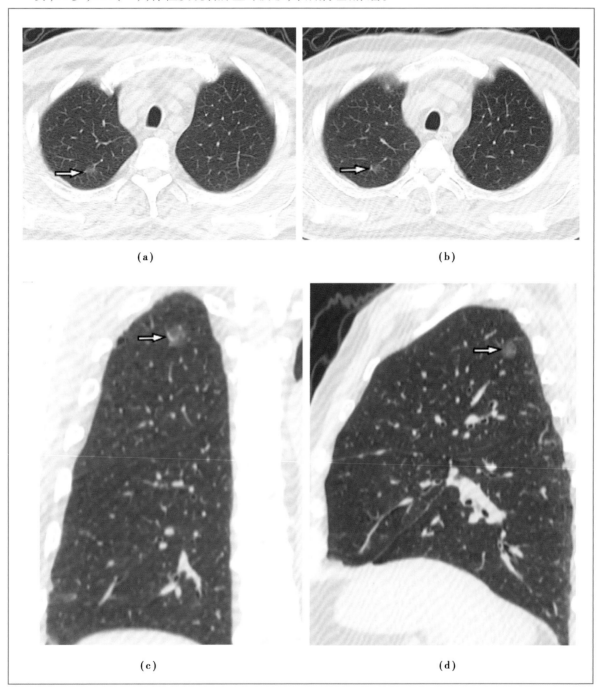

（a） （b）

（c） （d）

图 8-18

CT 平扫:右肺上叶磨玻璃结节影,大小约0.7 cm×0.9 cm,密度较均匀,边界较清[图8-18(a)、(b)]。冠状位、矢状位显示右肺上叶磨玻璃结节影,其内可见增粗血管影[图8-18(c)、(d)]。

第三节 进行性多灶性脑白质病

一、概述

进行性多灶性脑白质病(progressive multifocal leukoencephalopathy,PML)是一种由 JC 病毒(John Cunningham virus,JCV)感染中枢神经系统所致的亚急性脱髓鞘性疾病,多发生于免疫功能低下的患者。50% 以上的 PML 患者为 HIV 感染者,PML 的患病率随艾滋病的流行呈上升趋势,2% ~5% 的艾滋病患者可并发 PML。此病预后差,病情进展迅速,病死率高,目前缺乏特异性治疗药物,对于艾滋病患者治疗主要以抗逆转录病毒治疗及重建免疫功能为主。在 ART 广泛应用以前,艾滋病合并 PML 患者的中位生存时间为 0.4 年;在 ART 广泛应用后,患者中位生存时间延长至 1.8 年,然而 55% ~80% 的患者遗留有重度神经系统后遗症。

二、病因及发病机制

JCV 属于乳多空病毒科,成人感染率达 75%,在免疫功能正常的个体中通常表现为潜伏感染,仅在少数免疫功能缺陷患者中 JCV 发生再激活,累及脑部少突胶质细胞和星形胶质细胞而致病。

三、病理生理基础

PML 病理表现为白质内多灶性部分融合的脱髓鞘病灶,可发生在任何脑白质区,但好发于顶-枕部。病灶大小从 1 mm 到数厘米不等,多个小病灶可融合成片。组织学特征是深染的、肿胀的少突胶质细胞核伴有浓染的、多叶细胞核肿大的星形胶质细胞。电子显微镜检查可发现胞内 JC 病毒颗粒,其直径为 28 ~45 nm,单个或多个病毒颗粒出现在少突胶质细胞中,偶尔在星形细胞中。

四、临床症状及体征

起病隐匿,病情进展迅速,临床表现多样,主要取决于病灶的大小、部位和数量。早期可出现性格改变、精神错乱、智力减退、记忆力下降、言语障碍等症状;累及大脑半球时表现为进行性、局灶性和弥漫性损害(视觉、运动、认知障碍、记忆力减退及性格改变),可出现偏瘫、失语、感觉障碍等症状;晚期可表现为各种意识障碍、痴呆甚至昏迷。

五、实验室检查

1. 核酸检测

脑脊液标本中 JCV DNA 检测阳性是诊断 PML 的最佳方法。在 ART 广泛应用前,其敏感性为 72% ~92%,特异度为 92% ~100%。随着 ART 的广泛应用,临床诊断为 PML 的患者脑脊液 JCV DNA 阳性率较前降低,可能是患者免疫功能重建后抑制。

2. 组织病理检查

脑组织活检为诊断 PML 的金标准。典型表现为脱髓鞘病变、胞核扩大的少突胶质细胞和异型星形胶质细胞三联征,即皮质下白质区出现脱髓鞘病变;病变周围有胞核扩大的少突胶质细胞,其内有嗜酸性核包涵体,结构不清;病变区星形胶质细胞出现不同程度增大,内见分叶状的细胞核和嗜酸性包涵体。

3. 抗体检测

由于 JCV 在人群中感染率较高,抗体检测仅提示患者感染过 JCV,但不能作为活动性感染的诊断依据。

六、影像学检查及表现

1. 头颅 CT

皮质下白质或脑室旁白质单个或多个低密度灶,边缘不清,病灶可融合,无占位效应,通常呈"扇形"或"圆齿形",直接位于皮质下弓状纤维。

2. 头颅 MRI

为 PML 首选影像学检查方法。好发于大脑半球白质及灰白质交界,以额叶和顶叶最常受累,其次为颞叶、枕叶和胼胝体。典型表现为皮质下白质或脑室旁白质多发局灶性或融合成片的异常信号区,FLAIR 和 T2WI 为高信号,T1WI 为低信号,边界不清楚。MRI 增强后,病灶多无强化,病灶边缘轻度强化少见。

七、诊断依据

艾滋病患者出现进行性多灶性脑白质病的典型临床症状及影像学表现时,应考虑本病可能,若同时脑脊液 JCV-DNA 检测阳性则诊断成立,无须行脑组织活检。当临床高度怀疑本病,但 JCV-DNA 检测阴性时,可行脑组织活检确诊。

八、鉴别诊断

进行性多灶性脑白质病还需要与 HIV 相关性脑病、弓形虫脑病、隐球菌性脑膜炎、结核性脑膜炎、神经梅毒、脑梗死、颅内肿瘤、多发性硬化等疾病相鉴别。

九、典型病例

病例 1　进行性多灶性脑白质病

女,37 岁,抗 HIV (+) 1 d,头晕 1 个月;加重伴恶心、呕吐、视物模糊 1 周;CD4$^+$T 淋巴细胞:51 个/μL;白细胞: 6.60 × 10^9 个/L;淋巴细胞比率:11.20% ;C 反应蛋白:2.5 mg/L;脑脊液:JC-DNA 阳性。

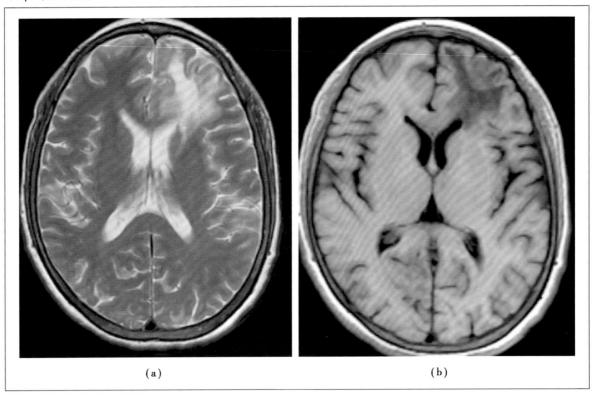

(a)　　　　　　　　　　　　　　(b)

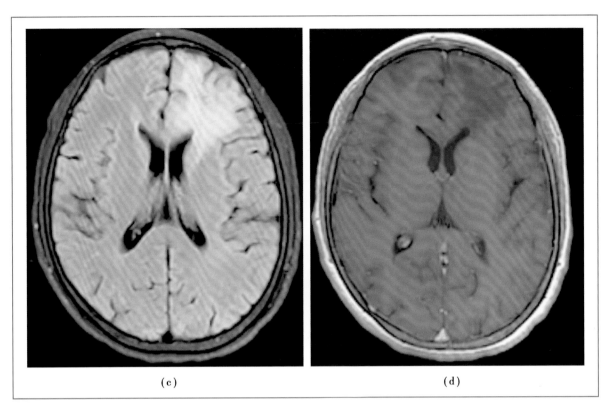

图 8-19

MRI 平扫:左侧额叶脑白质区可见斑片状异常信号,T2WI 呈高信号影[图 8-19(a)],T1WI 呈低信号影[图 8-19(b)],FLAIR 呈高信号影[图 8-19(c)],增强后病灶未见强化[图 8-19(d)]。

病例 2　进行性多灶性脑白质病

男,47 岁,抗 HIV(+)4 年;双目失明 3[+] 个月,精神异常 1[+] 个月;CD4[+]T 淋巴细胞:83 个/μL;白细胞:2.28×10[9] 个/L;淋巴细胞比率:16.8%;脑脊液:JC-DNA 阳性。

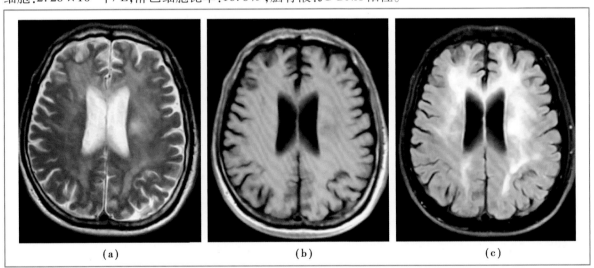

图 8-20

MRI 平扫:双侧额、颞、枕叶、脑室周围多发斑片状异常信号影,T2WI 序列呈高信号影[图 8-20(a)],T1WI 序列呈等、低信号影[图 8-20(b)],FLAIR 序列呈高信号影[图 8-20(c)]。

病例3 进行性多灶性脑白质病

男,55 岁,抗 HIV(+)6 年,反应迟钝,间断胡言乱语,有遗忘性障碍;CD4$^+$T 淋巴细胞:40 个/μL; 白细胞:3.81×10^9 个/L;淋巴细胞比率:36%;C 反应蛋白:1.8 mg/L;脑脊液:JC-DNA 阳性。

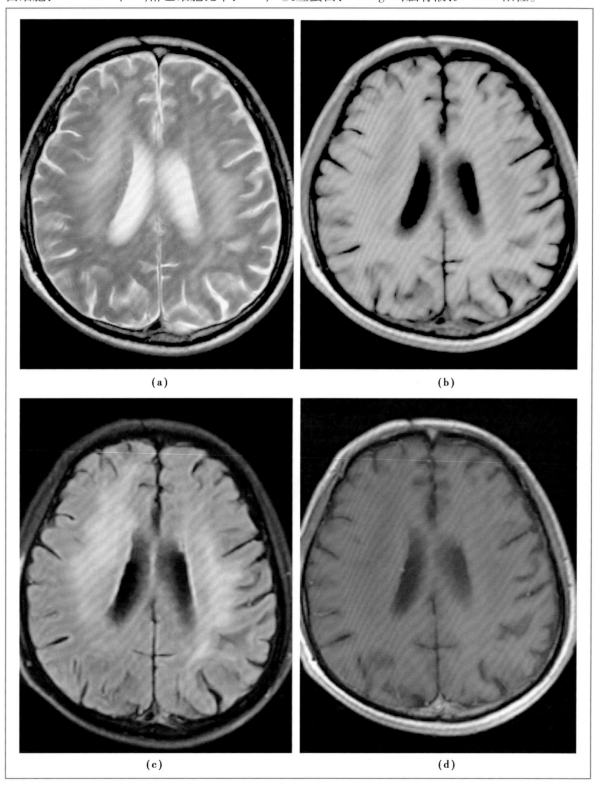

(a)

(b)

(c)

(d)

图 8-21

MRI 平扫：双侧脑室周围、半卵圆中心散在片状、斑片状异常信号影，T2WI 序列呈高信号影［图 8-21（a）］，T1WI 序列呈低信号影［图 8-21（b）］，FLAIR 序列呈高信号影［图 8-21（c）］，增强扫描病灶未见明显强化［图 8-21（d）］。

病例4 进行性多灶性脑白质病

男，45 岁，抗 HIV（＋）2 d；反应迟钝、记忆力减退 1 周；CD4$^+$T 淋巴细胞：18 个/μL；白细胞：3.35×10^9 个/L；淋巴细胞比率：51.90%；C 反应蛋白：4.74 mg/L；脑脊液：JC-DNA 阳性。

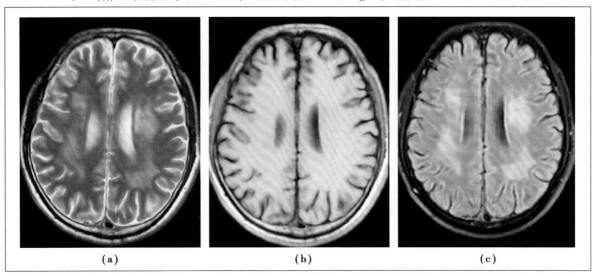

(a)　　　　　　　　(b)　　　　　　　　(c)

图 8-22

MRI 平扫：双侧侧脑室周围斑片状异常信号影，T2WI 序列呈高信号影［图 8-22（a）］，T1WI 序列呈等、稍低信号影［图 8-22（b）］，FLAIR 序列呈高信号影［图 8-22（c）］。

病例5 进行性多灶性脑白质病

男，59 岁，HIV（＋）5 年，记忆减退、乏力 1 个月；CD4$^+$T 淋巴细胞：2 个/μL；白细胞：8.48×10^9 个/L；淋巴细胞比率：4.80%；C 反应蛋白：13.67 mg/L；脑脊液：JC-DNA 阳性。

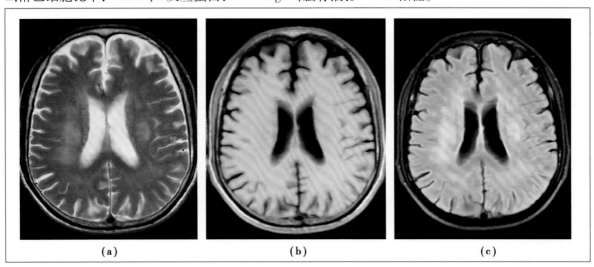

(a)　　　　　　　　(b)　　　　　　　　(c)

图 8-23

MRI 平扫：双侧侧脑室周围、半卵圆中心可见多发斑片状异常信号影，T2WI 序列呈高信号影［图 8-23（a）］，T1WI 序列呈等、稍低信号影［图 8-23（b）］，FLAIR 序列呈高信号影［图 8-23（c）］。

十、鉴别病例

病例1 脑白质脱髓鞘病变

男,29 岁,抗 HIV(+)2 d,咳嗽、间断发热 1 个月,头昏、伴下肢酸软,不能站立 3 d。CD4$^+$T 淋巴细胞:152 个/μL;白细胞: 5.45 ×10^9 个/L,淋巴细胞比率:31.70% ;C 反应蛋白:38.02 mg/L。

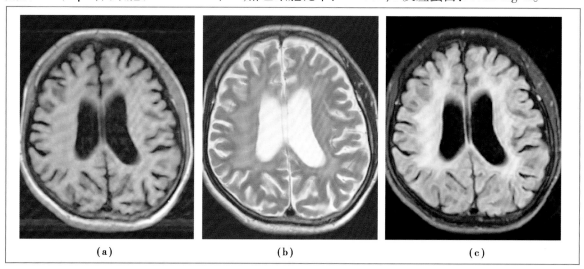

图 8-24

MRI 平扫:双侧半卵圆中心及侧脑室旁见对称分布的片状异常信号影,脑沟、脑裂增宽,T1WI 呈等、低信号影[图 8-24(a)],T2WI 呈高信号影[图 8-24(b)],FLAIR 序列呈高信号影[图 8-24(c)]。

病例2 脑实质结核

男,29 岁,抗 HIV(+)10 个月,肺结核、肠结核 10 个月,精神行为异常伴发热、寒战 1 d。结核直接检测(荧光 PCR):阳性;结核 RNA 恒温扩增检测:阳性。CD4$^+$T 淋巴细胞:212 个/μL;白细胞:

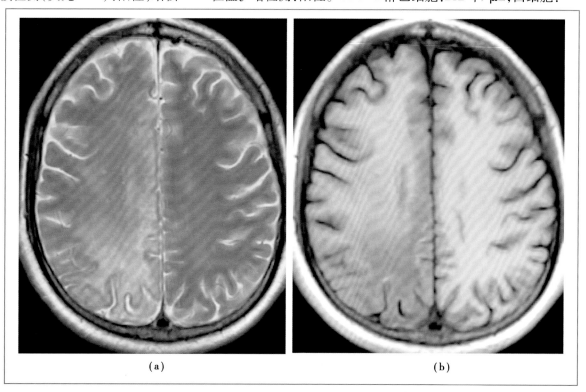

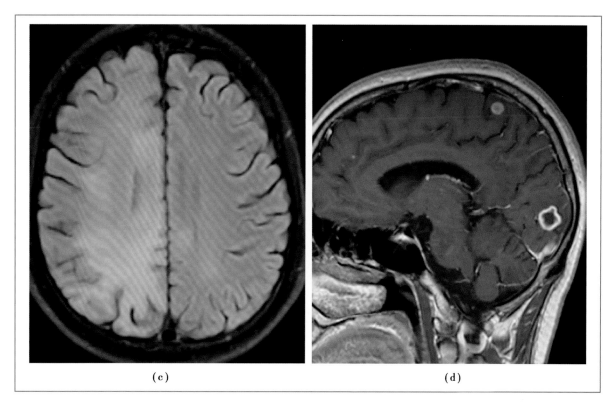

图 8-25

5.02×10⁹ 个/L;淋巴细胞比率:38.30%;C 反应蛋白:23.99 mg/L;脑脊液:结核杆菌-DNA 阳性。MRI
平扫:右侧颞、枕叶及半卵圆中心可见片状异常信号影,T2WI 序列呈高信号影[图 8-25(a)],T1WI 序
列呈低信号影[图 8-25(b)],FLAIR 序列呈高信号影[图 8-25(c)],增强后病灶呈环形、结节状强化
[图 8-25(d)]。

第九章 | 非结核分枝杆菌病

一、概述

中国是非结核分枝杆菌(nontuberculous mycobacteria,NTM)感染的高负担国家,AIDS 合并 NTM 的患病率高达 22.8%。NTM 通过呼吸道、胃肠道、皮肤等途径侵入人体,其致病过程与结核病相仿。感染途径包括以下 3 种:①从外界环境获得 NTM 是人类感染的主要途径;②从动物获得 NTM 而感染;③人与人之间的传播较少见。

二、病因及发病机制

NTM 是指除典型结核分枝杆菌、麻风杆菌外的其他分枝杆菌,广泛存在于自然界,多为机会性感染病原体,其中最常见的病原体为鸟-胞内复合型分枝杆菌(M. avium complex,MAC)。可侵犯人体肺部、淋巴结、皮肤软组织、骨髓及关节、鼻窦等。致病性特点为:①毒力比结核分枝杆菌低,但可与结核分枝杆菌混合感染;②继发感染为主,少部分为原发感染;③多为机会性感染病原体;④对多种抗结核药物耐药;⑤对人体主要危害菌种有堪萨斯分枝杆菌、猿分枝杆菌等。

三、病理生理基础

NTM 所致肺部病变可为原发性,也可继发于肺气肿、支气管扩张或其他感染性病变。病变类型包括:①渗出性病变,以淋巴细胞和单核细胞为主;②增殖性病变,以类上皮细胞、朗汉斯巨细胞性肉芽肿形成为主;③硬化性病变,浸润细胞消退伴有肉芽细胞的萎缩、胶原纤维增生为主。此外,还可看到组织细胞增生、泡沫细胞形成、中性粒细胞浸润、灶状坏死或空洞形成等。空洞常为多发性或多房性,多位于胸膜下,多为薄壁空洞,洞内坏死层较厚,坏死物较稀软,有时也可形成肉芽肿样病灶。外周有肉芽肿样反应,但缺乏多核巨细胞与干酪样坏死。

NTM 淋巴结炎的病理学改变与淋巴结结核的病理学改变不完全相同,其特征性病理学改变为:①淋巴结内可见肉芽肿形成,肉芽肿呈结节状,中央为凝固性坏死、非干酪样坏死,坏死区域中可见中性粒细胞,周围可见类上皮细胞、淋巴细胞、单核细胞,外围为纤维组织包裹,肉芽肿外可见朗汉斯巨细胞;②淋巴结中央为凝固性坏死,并可见坏死组织脱落后遗留的条状空腔,坏死区域中可见中性粒细胞,周围可见类上皮细胞、淋巴细胞、单核细胞,外围可见纤维组织包绕。

NTM 最易侵犯真皮和皮下脂肪组织,其次为深层肌肉组织,皮肤 NTM 感染患者主要的病理表现为:①弥漫性炎症或脓肿伴肉芽肿;②局限性肉芽肿伴大量纤维组织增生;③非特异性炎症改变等。

播散性 NTM 病:①最常侵犯肝脏、胃肠道,亦可累及骨髓、心和肾;②肉眼可见肝、脾、淋巴结肿大,可见柠檬色肉芽肿;③镜下可见弥漫性肉芽肿,由特征性纹状组织细胞组成,仅少数为典型肉芽肿。

四、临床症状及体征

NTM 肺病临床表现与肺结核相似,主要为发热、咳嗽、咳痰、乏力、盗汗、体重减轻、食欲减退等,缺乏特异性。无菌种鉴定结果情况下,易长期被误诊为结核病。大多数患者肺部已有基础疾病,如COPD、支气管扩张、囊性纤维化、尘肺病、肺结核和肺泡蛋白沉着症等。患者临床表现差别较大,部分可无明显症状,部分发现时已进展为肺空洞,病情严重。多数患者发病缓慢,常表现为慢性肺部疾病的恶化;少数急性发病,伴有咳嗽、咳痰、咯血、胸痛、气急、盗汗、低热、乏力、消瘦、萎靡不振等症状。

NTM 淋巴结炎多见于儿童颈淋巴结炎,可累及耳部、腹股沟、腋下淋巴结,多为单侧无痛性淋巴结肿大,常有窦道形成。

NTM 皮肤软组织病患者可不感疼痛,病灶最初常为一个缓慢生长的硬结区域,几周后形成溃疡。皮损具有多形性,可表现为单发或多发的丘疹结节样皮损。

AIDS 患者更易出现播散性 NTM 病,全身症状多表现为发热、盗汗、体重减轻、乏力及厌食等。累及不同部位可有不同症状及体征:①累及骨髓时通常为惰性病变,可有贫血貌、受累部位钝痛(运动后不缓解)等表现;也可表现为局部红、肿、热、痛,常伴发热;②累及胃肠道时可出现腹泻、腹痛、肝肿大等;③累及淋巴网状组织时可出现淋巴结肿大、肝脾肿大等。

五、实验室检查

1. 一般检查

不具有特异性,可能出现白细胞增多、红细胞沉降率升高及 C 反应蛋白升高等。

2. 病原体检查

(1)涂片镜检 染色后镜检是鉴定分枝杆菌的基本手段,可通过活检组织或分泌物等标本找到抗酸杆菌。该方法敏感性较低,每毫升标本中大于 1 万个菌体时才能被检出,故阴性也不能排除NTM 病。

(2)病原体培养 进行培养的无菌部位标本应接种到一种或多种固体培养基和液体培养基中。固体培养基一般耗时较长,培养出肉眼可见的菌落通常需要 2~4 周;液体培养基更为快速,10~14 d可获得结果,然而该方法敏感性并非 100%,故只能补充而非替代传统固体培养基。

(3)聚合酶链反应(PCR) 该方法虽不能区分活菌与死菌,但可在培养鉴定完成前发现 NTM菌种。

(4)核酸探针 在出现可识别的细菌生长之后,多数核酸探针可在 1 d 内鉴别出 MAC 分离株,部分可识别堪萨斯分枝杆菌。目前已有实验室使用该技术。

(5)新技术 包括 PRA、16S 核糖体 DNA 基因测序、多基因测序和全基因组测序,可更可靠、更快速地鉴定 NTM。但这些方法目前未得到广泛运用。

3. 免疫学检测

由于该病需与结核病相鉴别,常用结核菌素皮肤试验和 γ-干扰素释放试验评估是否感染结核分枝杆菌。

六、影像学检查及表现

NTM 肺病影像学表现多样,且临床表现无特异性,极易与肺结核混淆。研究显示,与肺结核患者相比,NTM 肺病患者的支气管扩张、空洞、钙化、胸膜增厚、胸腔积液、肺门淋巴结肿大、肺大泡的发生率更高。

1. X 线胸片

可显示以浸润、薄壁空洞、纤维组织增生等基本病变为主的病变,纤维硬结灶、球形病变及胸膜渗出相对少见。一般有如下特点:①空洞分布较广泛;②薄壁空洞及支气管扩张,可有支气管播散;③多累及上叶尖后段,右肺中叶及左肺舌段,也可见于双肺下叶,胸膜下较常发生;④在肺受侵部位可有胸膜增厚,而缺少肺基底部的胸膜反应;⑤在不规则透明区周围有簇集性阴影或线状阴影并自透明区周围呈放射状分布。

2. 胸部 CT

由于 NTM 毒力较结核分枝杆菌弱,容易对结核药耐药,病程往往较长,其 CT 表现以增殖改变为主,空洞及支气管扩张常见,可伴有播散灶及树芽征,邻近胸膜增厚,少见浸润改变及腺泡结节,病变分布与 X 线表现相似。有时与继发性肺结核难以区别,多种形态病变同时累及多肺叶是该病的特点。

AIDS 合并 NTM 肺病患者的影像学表现多样,特点有:①纵隔和肺门淋巴结肿大最为常见,其中心可有坏死,呈环形强化;②实变影多分布于各个肺段、肺叶处;③结节影多发散在分布,多数结节小于 10 mm;④空洞好发于肺野周边部位,可随实变吸收消散而出现,厚壁空洞多于薄壁空洞,厚壁空洞内壁可不光滑;⑤可出现胸腔积液;⑥部分 AIDS 患者合并 NTM 肺病时 X 线表现正常。

七、诊断依据

NTM 的诊断是一个综合性诊断过程,当患者出现相关临床表现、实验室检查有疑问时需考虑该病,通过患者分泌物等标本检出 NTM 可确诊该病。

根据中华医学会热带病与寄生虫学分会艾滋病学组制订的诊治专家共识,当 AIDS 合并 NTM 患者出现呼吸系统症状和全身临床表现、影像学发现肺内病变、排除其他疾病且保证标本无外源性污染时,有下列之一项者可确诊为 NTM 肺病:①痰 NTM 培养 2 次均为同一病菌;②痰 NTM 培养阳性,1 次抗酸杆菌涂片阳性;③支气管灌洗液 NTM 培养 1 次阳性,抗酸杆菌涂片阳性度 ++ 以上;④支气管肺组织活检物 NTM 培养阳性;⑤肺活检见与 NTM 改变相似的肉芽肿,痰或支气管灌洗液 NTM 培养阳性。

NTM 肺外疾病的诊断类似于 NTM 肺病,可采集脑脊液、淋巴结穿刺液、骨髓、皮损部位组织等标本进行病原体检查,以此确诊 NTM 病。

八、鉴别诊断

NTM 病诊断较为困难,需与细菌性肺炎、支原体肺炎和病毒性肺炎、寄生虫感染、肺结核、肺癌等进行鉴别。

九、典型病例

病例 1　非结核分枝杆菌肺病

女,58 岁,发热、咳嗽 2 个月,HIV(+)1 个月;2 次痰涂片:抗酸杆菌(+);2 次痰培养阳性,菌型鉴定:胞内分枝杆菌;CD4$^+$T 淋巴细胞:77 个/μL。

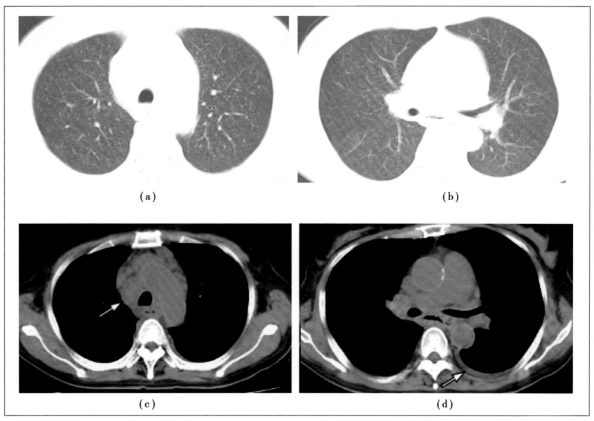

图 9-1

CT 平扫:双肺可见弥漫分布粟粒结节影及少量斑片影,结节边缘欠清[图 9-1(a)、(b)];纵隔内可见肿大淋巴结,左侧胸腔积液及胸膜增厚[图 9-1(c)、(d)]。

病例 2 非结核分枝杆菌肺病

男,39 岁,乏力、气促、咳嗽、咳痰 4 个月;HIV(+)3 个月;痰涂片:抗酸杆菌(+);支气管灌洗液培养(++);菌型鉴定:偶发\猪分枝杆菌;CD4$^+$T 淋巴细胞:68 个/μL。

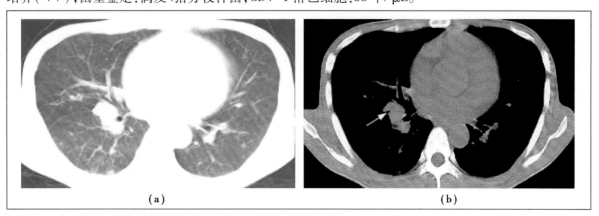

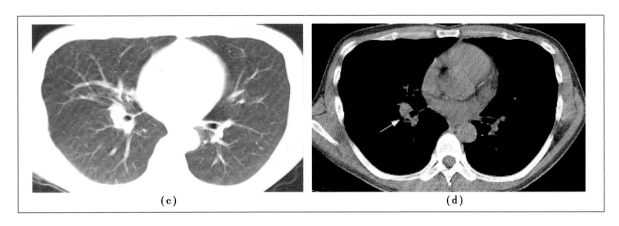

(c)　　　　　　　　　　　　　　(d)

图 9-2

CT 平扫:双肺散在斑片状、结节样密度增高影,右肺门淋巴结肿大[图 9-2(a)、(b)]。抗非结核分枝杆菌病治疗 6 个月后复查,双肺病灶吸收好转,右肺门淋巴结缩小[图 9-2(c)、(d)]。

病例 3　非结核分枝杆菌肺病

女,43 岁,咳嗽、发热;喘累、气促 2 个月,加重伴头痛 2 周,HIV(+),ART 1 年;痰涂片:抗酸杆菌(+);2 次痰培养(+);菌型鉴定:胞内分枝杆菌合并鸟分枝杆菌;CD4$^+$T 淋巴细胞:47 个/μL。

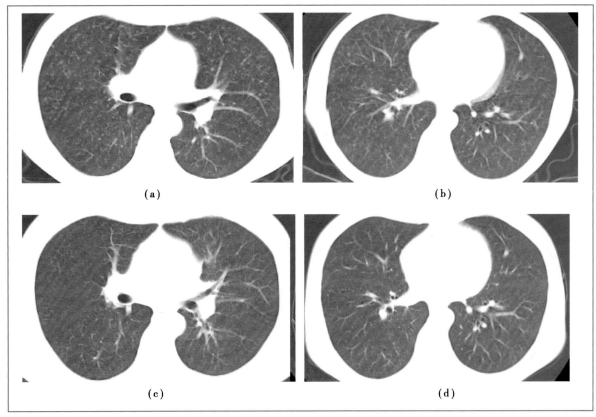

(a)　　　　　　　　　　　　　　(b)

(c)　　　　　　　　　　　　　　(d)

图 9-3

CT 平扫:双肺弥漫分布粟粒状结节影,结节边缘欠清[图 9-3(a)、(b)]。抗非结核分枝杆菌治疗 1 年后复查,双肺病变明显吸收[图 9-3(c)、(d)]。

病例 4 非结核分枝杆菌肺病

女,43 岁,反复咳嗽、咯痰 5 年,HIV(+)5 年,动后喘累 2 年余,加重 2 d;血沉 96 mm/h;痰涂片:抗酸杆菌(+);2 次痰培养(+);菌型鉴定:偶发\猪分枝杆菌。CD4$^+$T 淋巴细胞:218 个/μL。

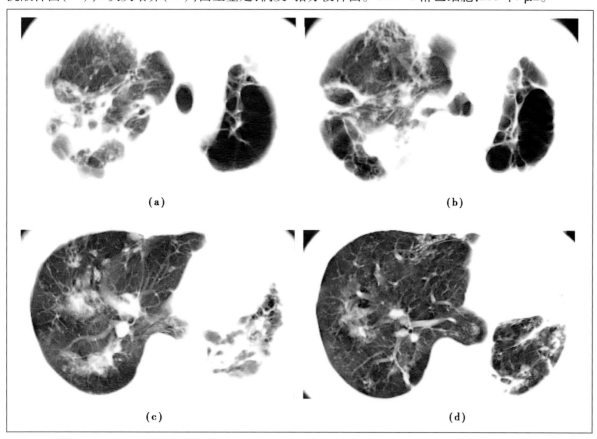

图 9-4

CT 平扫:左肺体积缩小,双肺散在片状、结节状及网格影,左肺上叶多个囊状含气腔,可见空洞及支气管扩张(图 9-4)。

病例 5 非结核分枝杆菌肺病

女,22 岁,咳嗽、咳痰 9 个月,再发伴痰血 3 d,HIV(+)半年;痰涂片:抗酸杆菌(++);2 次痰培养:分枝杆菌阳性;菌型鉴定:偶发/猪分枝杆菌;CD4$^+$T 淋巴细胞:123 个/μL。

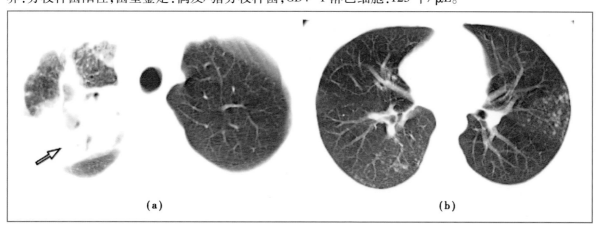

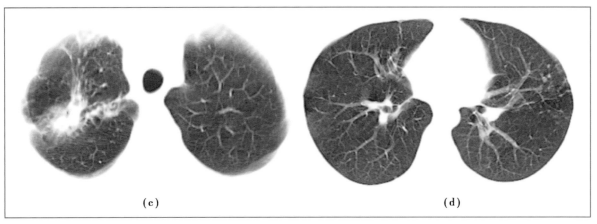

图 9-5

CT 平扫:右肺上叶大片状影,内见不规则空洞及支气管扩张(白箭头),余左肺上叶及右肺下叶见散在腺泡结节影,边界欠清[图 9-5(a)、(b)]。抗非结核分枝杆菌治疗 18 个月后复查:双肺病灶明显吸收好转,右肺上叶空洞缩小[图 9-5(c)、(d)]。

病例 6　非结核分枝杆菌肺病

男,24 岁,反复咳嗽,咳痰 1[+] 年,再发半个月,HIV(＋)半年;痰涂片:抗酸杆菌阳性,2 次痰培养(＋);菌型鉴定:胞内分枝杆菌;CD4[+]T 淋巴细胞:203 个/μL。

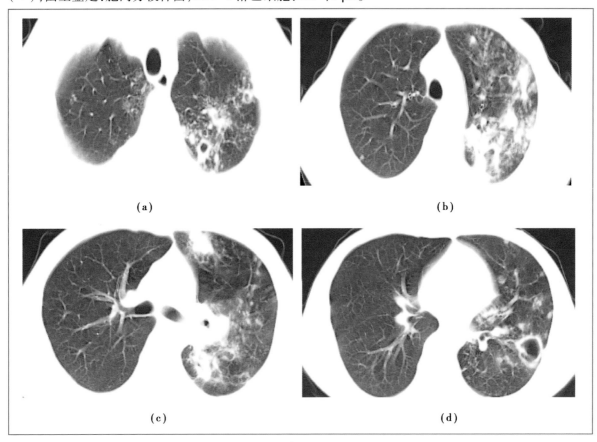

图 9-6

CT 平扫:右肺上叶及左肺见多发斑点状、斑片状及腺泡结节影,边界模糊,左肺多发空洞形成,内壁较光整,外壁模糊,周围见卫星灶(图 9-6)。

病例7 非结核分枝杆菌肺病

女,26岁,咳嗽、咳痰、发热1周,HIV(+)2 d;支气管刷检物夹层杯找抗酸杆菌(++);支气管灌洗液培养(+);菌型鉴定:偶发/猪分枝杆菌;CD4$^+$T淋巴细胞:116 个/μL。

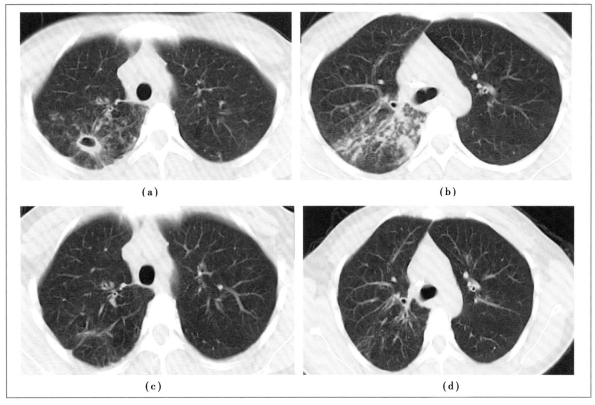

图9-7

CT平扫:右肺上叶尖后段可见空洞及条索影,并见支气管壁增厚、管腔扩张,呈双轨征,周围多发腺泡结节影及树芽征,邻近胸膜粘连[图9-7(a)、(b)]。抗非结核分枝杆菌治疗1年后复查:右肺病灶吸收好转,右肺上叶空洞闭合[图9-7(c)、(d)]。

病例8 非结核分枝杆菌肺病

男,31岁,气促1个月,加重伴发热10 d,偶有咳嗽,HIV(+)1 d;痰涂片(+),2次痰培养(+);菌型鉴定:鸟分枝杆菌;CD4$^+$T淋巴细胞:25 个/μL。

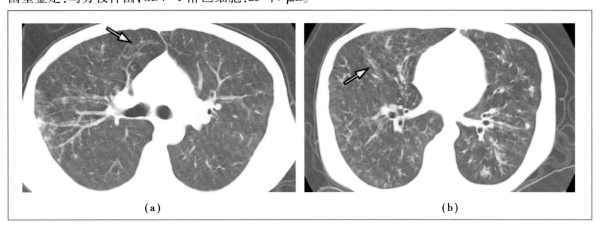

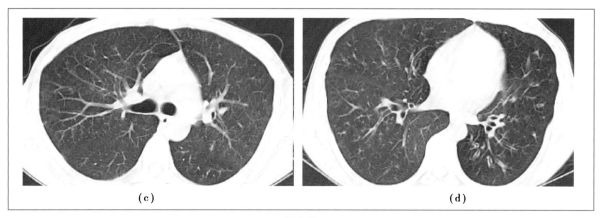

图 9-8

　　CT 平扫:双肺弥漫分布细小结节影及少量斑片影,可见支气管管壁增厚,管腔扩张[图 9-8(a)、(b)]。抗非结核分枝杆菌治疗 2 个月后复查,双肺病灶明显吸收好转[图 9-8(c)、(d)]。

　　病例 9　非结核分枝杆菌肺病

　　男,66 岁,咳嗽 1 个月,加重伴乏力 2 d,HIV(+)1 年;痰涂片(+),3 次痰培养(+);菌型鉴定:偶发/猪分枝杆菌;CD4$^+$T 淋巴细胞:31 个/μL。

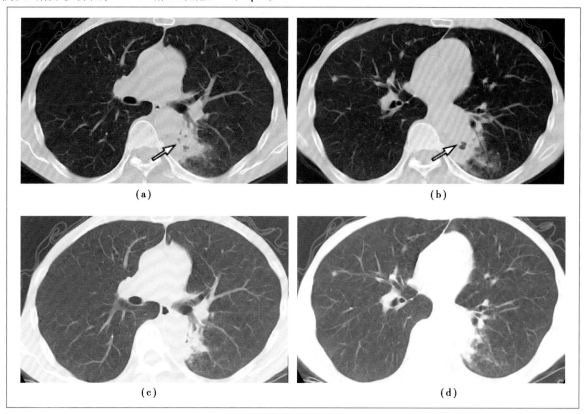

图 9-9

　　CT 平扫:左肺下叶可见片状影及少量结节影,边界欠清,病灶内小空洞及支气管扩张形成(白箭头),右肺上叶小结节影,边界较清[图 9-9(a)、(b)]。抗非结核分枝杆菌治疗 1 个月后复查,双肺病灶明显吸收好转[图 9-9(c)、(d)]。

　　病例 10　非结核分枝杆菌肺病

　　女,42 岁,咳嗽、喘累 3 周,HIV(+)半个月;痰涂片(+);2 次痰培养(+);菌型鉴定:戈登分枝杆菌;CD4$^+$T 淋巴细胞:67 个/μL。

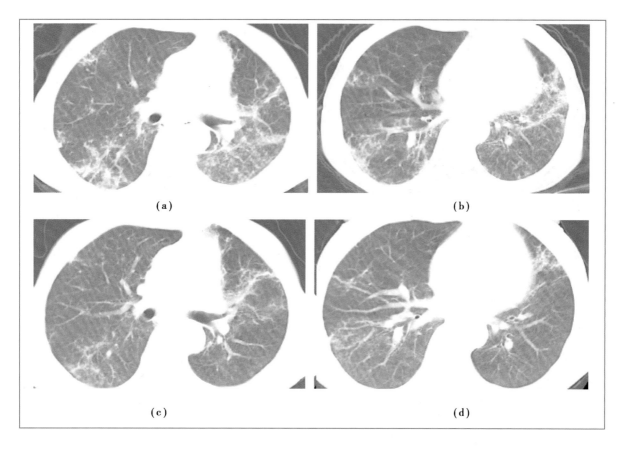

图 9-10

CT 平扫:双肺散在分布斑片、结节、条索状密度增高影,病灶分布以双肺下叶为主[图 9-10(a)、(b)]。抗非结核分枝杆菌治疗 3 个月后复查,双肺病灶吸收好转[图 9-10(c)、(d)]。

病例 11　颈部淋巴结非结核分枝杆菌病

女,42 岁,反复发热、右侧颈部包块 2 个月,HIV(＋)半个月;CD4$^+$T 淋巴细胞:84 个/μL;颈部淋巴结穿刺活检、病理组织培养及菌型鉴定:非结核分枝杆菌生长。

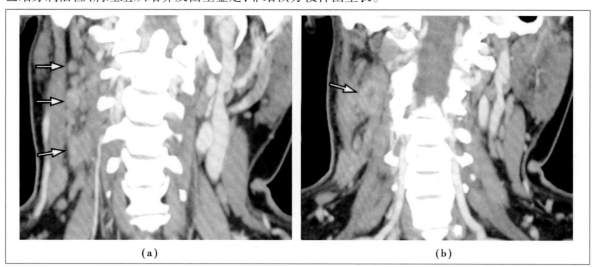

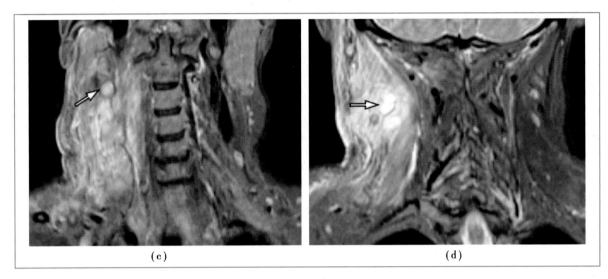

(c)   (d)

图 9-11

CT 平扫:右侧颈内静脉淋巴结上、中组及颈后三角淋巴结组结节状、团块状软组织密度影增多,密度欠均匀,增强后强化不均匀,病变内可见少量无强化坏死区[图 9-11(a)、(b)]。颈部 MRI 平扫,右颈部淋巴结信号不均匀,邻近软组织明显水肿,STIR 序列肿大淋巴结呈不均匀高信号[图 9-11(c)、(d)]。

病例 12　腹腔淋巴结非结核分枝杆菌病

男,37 岁,乏力、气促、咳嗽、咳痰伴腹痛 2 个月,HIV(+)1 个月;2 次痰涂片(+);2 次痰分枝杆菌培养(+);菌型鉴定:非结核分枝杆菌。

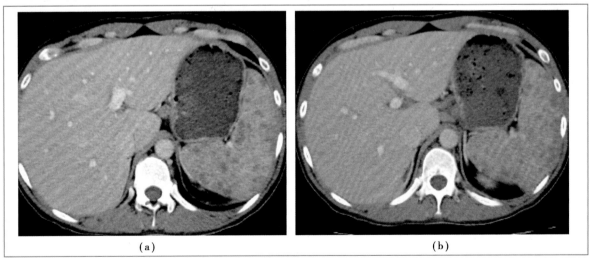

(a)   (b)

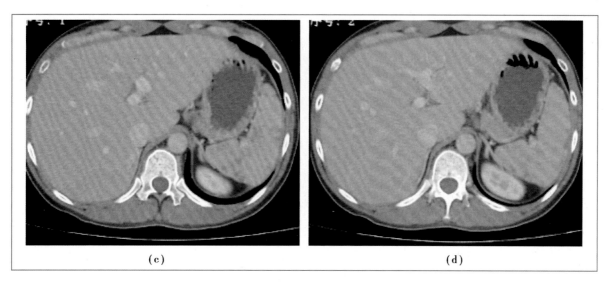

图 9-12

CT 平扫：脾脏增大，脾脏实质见弥漫小片状、结节样低密度影，增强后呈相对低强化［图 9-12（a）、（b）］。抗非结核分枝杆菌治疗 3 个月后复查，脾脏病变明显吸收好转［图 9-12（c）、（d）］。

病例 13 腹腔淋巴结非结核分枝杆菌病

男，32 岁，反复低热、乏力、纳差 2 个月，伴颈部淋巴结肿大，HIV（＋）3 年；痰培养（＋），菌型鉴定：非结核分枝杆菌；CD4$^+$ T 淋巴细胞：13 个/μL。

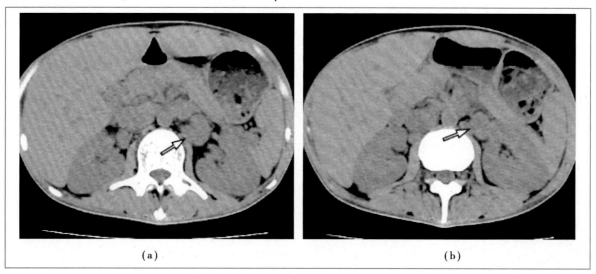

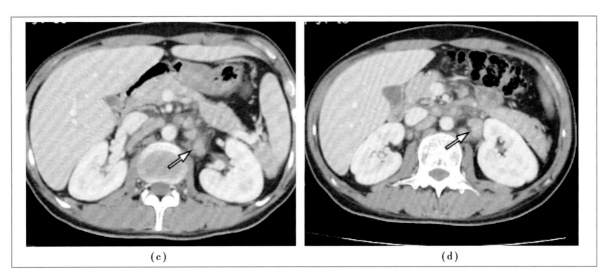

(c) (d)

图 9-13

CT 平扫:腹膜后多发淋巴结肿大(白箭头),密度较均匀,部分融合,与周围软组织分界欠清[图 9-13(a)、(b)]。抗非结核分枝杆菌治疗 3 个月后,腹腔淋巴结病变缩小[图 9-13(c)、(d)]。

十、鉴别病例

病例 1 细菌性肺炎

男,69 岁,咳嗽、咳痰、喘累 5 d;白细胞 13.76 × 10⁹ 个/L,中性粒细胞比率 86.6%,C 反应蛋白 135.13 mg/L。

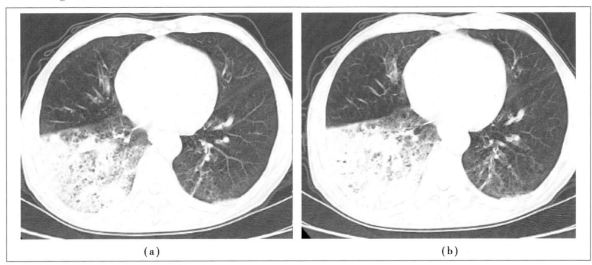

(a) (b)

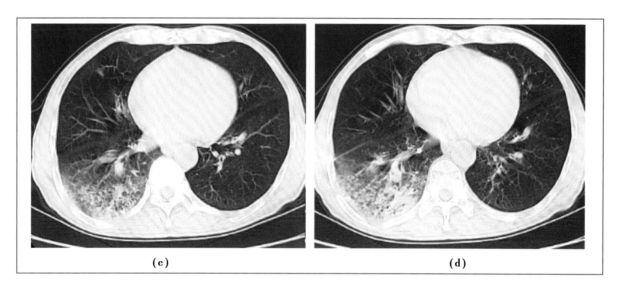

图 9-14

CT 平扫：双肺下叶可见斑片状、片状、磨玻璃、网格状密度增高影，可见充气支气管征象[图 9-14 (a)、(b)]。抗炎治疗 1 周后复查，双肺病灶明显吸收好转[图 9-14(c)、(d)]。

病例 2　支气管扩张伴感染

女,56 岁,反复咳嗽、咳痰 1 年半,再发伴发热 2 个月余,白细胞 12.62 × 10⁹ 个/L,中性粒细胞比率 81.5%,痰结核直接检测(荧光 PCR)阴性,痰涂片阴性。

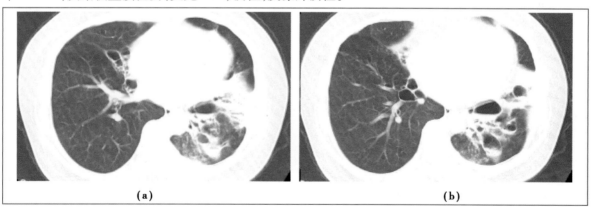

图 9-15

CT 平扫：双肺下叶及右肺中叶可见囊状支气管扩张伴气液平形成,周围可见片状、斑片状影(图 9-15)。

病例 3　支原体肺炎

男,79 岁,咳嗽、咳痰 4 年,喘累半年,加重 1 个月余,肺炎支原体 IgM、IgG 阳性,白细胞:13.59 × 10⁹ 个/L,C 反应蛋白:94.37 mg/L。

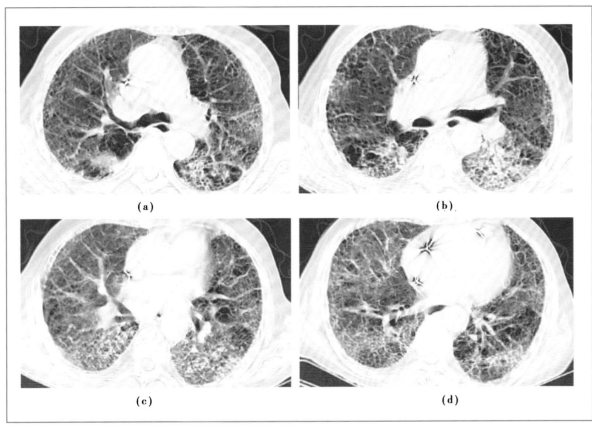

图 9-16

CT 平扫:双肺弥漫分布网织状密度增高影及少量斑片影,病变分布以双肺下叶为主,双肺局部气肿(图 9-16)。

病例 4 肺吸虫感染

男,49 岁,咳嗽、咳痰半年,再发伴痰血 1 个月,嗜酸性粒细胞 0.87×10^9 g/L,嗜酸性粒细胞比率 23.3%,肺吸虫抗体阳性(++)。

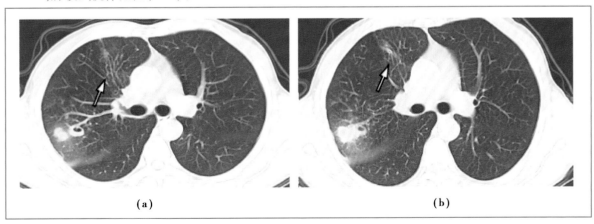

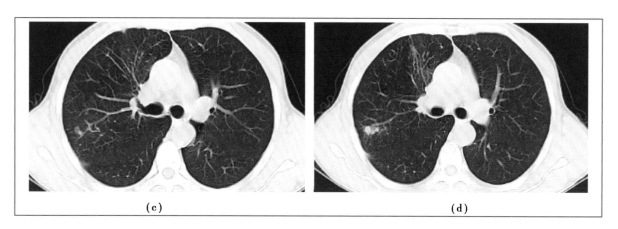

(c)　　　　　　　　　　　　　　　　　(d)

图 9-17

CT 平扫:右肺上叶可见片状影及空腔影,周围可见浅淡磨玻璃影,邻近胸膜稍增厚,右肺中叶支气管扩张形成(白箭头)[图 9-17(a)、(b)]。抗寄生虫治疗 3 个月后复查,病灶明显吸收好转[图 9-17(c)、(d)]。

病例 5　肺结核伴空洞及支气管扩张形成

女,24 岁,咳嗽、少量咳痰半年,咯血 2 个月,痰涂片及痰培养阳性。

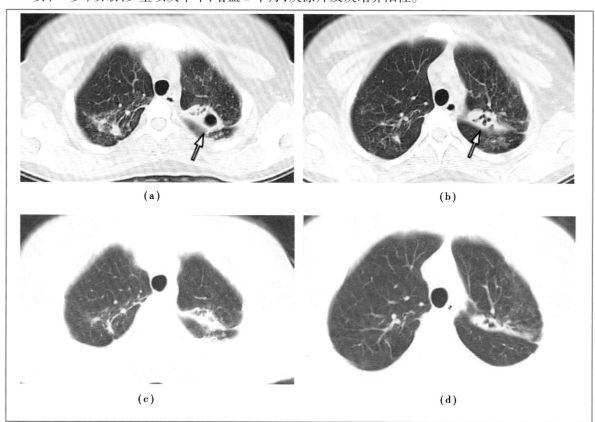

(a)　　　　　　　　　　　　　　　　　(b)

(c)　　　　　　　　　　　　　　　　　(d)

图 9-18

CT 平扫:左肺上叶空洞及支气管扩张形成,其余双肺可见斑片、结节状密度增高影[图 9-18(a)、(b)]。抗结核治疗 5 个月后,双肺病灶吸收好转,空洞缩小,支气管扩张减轻[图 9-18(c)、(d)]。

病例 6　粟粒性肺结核

男,17 岁,发热 3 个月,乏力、喘累半个月,偶干咳,伴盗汗,痰结核直接检测(荧光 PCR)阳性。

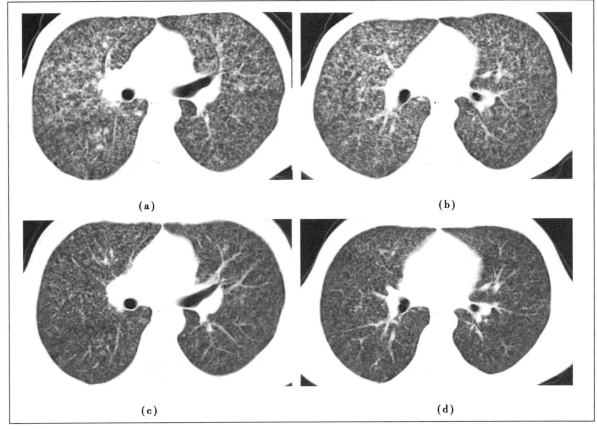

图 9-19

　　CT 平扫:双肺可见弥漫粟粒样结节影,结节形态、大小、密度及分布较均匀[图 9-19(a)、(b)],抗结核治疗 2 个月后,双肺病灶明显吸收好转[图 9-19(c)、(d)]。

第十章 | 弓形虫脑病

一、概述

刚地弓形虫(*Toxoplasma gondii*)是专性细胞内寄生虫,可感染包括人类在内的多种温血动物。弓形虫感染可累及人体脑部、肺部和眼部等,从而引发弓形虫脑病、弓形虫肺病和弓形虫眼病等。其中,弓形虫脑病(toxoplasmic encephalitis, TE)是艾滋病患者最常见的神经系统机会性感染之一,好发于 CD4$^+$T 淋巴细胞计数低于 50 个/μL 的 AIDS 患者。

二、病因及发病机制

当未曾感染弓形虫的人食用弓形虫组织囊肿(通常为未经烹煮的肉食)后,从囊肿中释放的缓殖子会感染肠道上皮细胞并在细胞内增殖。肠道中的缓殖子向活性速殖子的转化可导致其他宿主组织的感染,包括但不限于骨骼肌、眼组织以及脑灰质和白质。缓殖子通过修饰宿主细胞内信号传导,能够逃避宿主免疫系统,并且可以无限期地在细胞内存活。

三、病理生理基础

感染弓形虫的组织产生缓殖子。由缓殖子组成的休眠组织囊肿可以在免疫抑制期间重新激活,并可以转化为活跃的增殖性速殖子。速殖子能够感染任何中枢神经系统细胞,引发针对散布速殖子的免疫介导反应,最终导致坏死性病变。

四、临床症状及体征

在具有免疫能力的患者中,感染通常是无症状的,但可出现淋巴结肿大、脾肿大、低热、不适、肌痛或眼部症状等。对于免疫功能低下的患者,TE 通常为亚急性起病,症状在数周内发展。AIDS 合并 TE 患者常见多发性脑脓肿,其多灶性症状包括视力下降、局灶性癫痫、语言障碍、行为障碍、偏瘫或小脑功能障碍,非局灶性症状早期表现包括混乱、认知障碍或人格障碍,但随疾病进展,局灶性症状开始占主导地位。有研究显示,弓形虫病比其他 HIV 相关机会性感染更易导致运动障碍。

五、实验室检查

实验室检查包括特异性抗体检测、特异性抗原检测、核酸检测、病原体检测和脑脊液生化常规等。

脑组织活检为 TE 诊断的金标准。脑脊液生化常规检查通常表现为淋巴细胞为主的白细胞增高，伴有嗜酸性粒细胞和蛋白质增高。

六、影像学检查及表现

CT 及 MRI 为弓形虫脑病的首选检查方法，可以了解脑内病灶大小、形态、位置，并评估疗效。CT 比 MRI 更容易发现治疗后发生的钙化。MRI 对 TE 的诊断敏感度优于 CT，能更好地显示病灶多发分布、环形偏心性强化等，在诊断与鉴别诊断上较 CT 具有一定优势。单光子发射计算机断层扫描（single photon emission computed tomography，SPECT）区分 TE 和淋巴瘤的敏感度为 92%，特异度为 84%。

CT 检查多发生于基底节区及皮髓质交界处，典型表现为皮质或髓质内多发低密度或等密度灶，有出血或钙化时则为高密度，病变正常绕以水肿带，有明显的占位效应。小脑、脑干也可发生，甚至脑室也可以发生；呈单发或多发增强的环形、螺旋状或结节状异常强化，直径多小于 2 cm。偶尔可见 3~5 cm 的不规则环状异常强化。在头颅 CT 平扫时约 80% 的病灶表现为低密度，该低密度不能明确区分感染灶和其外周水肿。如果患者合并出血则在 CT 平扫时表现为高密度，但有研究者认为 AIDS 合并弓形虫出血的情况较少，即使有出血也是在抗弓形虫治疗的过程中出现。CT 增强后病灶呈镜界清晰的环状强化，少数呈结节状，位于室管膜下，酷似浸润性病变（如淋巴瘤）。病灶强化是由于血脑屏障的破坏以及边缘与炎症有关的新生血管床所致，病灶的数量和强化密度的显示，部分与技术条件有关。大剂量增强扫描能发现更多结节状病灶，这是由于病灶的少血管中心摄取造影剂的结果。血管性水肿通常出现在中央半卵圆区和间脑的白质通道。

MRI 检查表现为多发片状长 T1 长 T2 信号，增强扫描可见多发环状、螺旋状及结节状明显异常强化，壁厚均匀，周围脑组织水肿明显，可有占位效应。MRI 病灶检出率明显高于 CT 检查结果。艾滋病合并弓形虫脑病的 MRI 表现特点主要包括：①弓形虫脑病的发病部位以额叶、基底节及丘脑和脑干为主，而脑室、脑室管膜受侵很少；②颅内见多发病灶，其形态以类圆形或结节状为主；③病灶的 MRI 信号主要表现为 T1WI 低信号，如果病灶 T1WI 出现高信号，考虑为病灶内少量出血的可能；T2WI 多为高信号；增强后病灶的强化形式主要表现为环形强化、花瓣样和结节样强化。磁共振 T1WI 增强后的"靶征"具有一定的诊断意义。

正电子发射计算机断层扫描（position emission tomography，PET）或 SPECT 可能有助于鉴别 TE 和原发性中枢神经系统淋巴瘤，但影像学检查不完全特异，故需结合临床表现、实验室检查进行诊断。

七、诊断依据

AIDS 患者，尤其严重免疫缺陷者，出现头痛、发热、意识模糊等非特异性颅内感染症状时需考虑 TE，结合实验室检验和影像学检查，可进一步诊断。TE 诊断的依据包括：①实验室检查：抗弓形虫 IgG 抗体阳性，脑脊液检查通常表现为以淋巴细胞为主的白细胞增高，伴有嗜酸性粒细胞和蛋白质增高等；②影像学检查及表现：头颅 CT 或 MRI 检查可见表现为境界清晰的环形强化，增强后的"靶征"，伴或不伴周围水肿等；③排除其他病原体感染或疾病引起的颅内病变；④抗弓形虫治疗有效。

八、鉴别诊断

TE 需注意与其他神经系统疾病相鉴别，如结核性脑膜脑炎、隐球菌性脑膜脑炎、巨细胞病毒脑炎、进行性多灶性白质脑病、神经梅毒、颅内肿瘤等。

九、典型病例

病例 1　弓形虫脑病

男，35 岁，吐词不清半年，再发半个月；HIV（+）7 年；CD4$^+$T 淋巴细胞：13 个/μL；弓形虫抗体 IgG（+）。

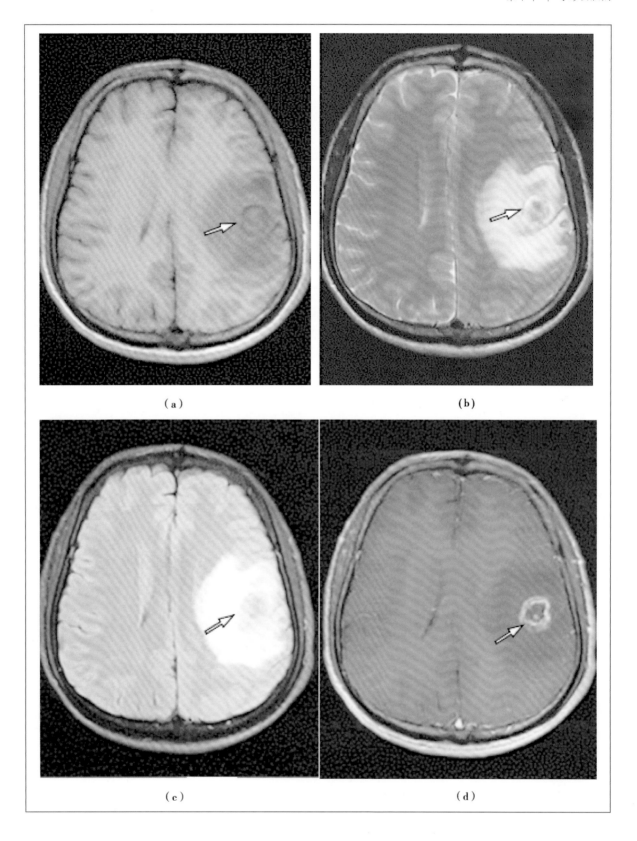

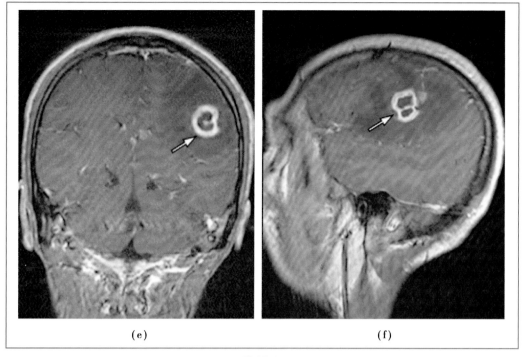

(e)　　　　　　　　　　(f)

图 10-1

MRI 平扫：左侧额顶叶可见结节状异常信号，病灶中心信号不均，T1WI 中心呈等、稍低信号，周边环呈低信号影[图 10-1(a)]；T2WI 中心呈等、低信号，周边环呈稍高信号影[图 10-1(b)]；FLAIR(T2)中心呈等、稍低信号，周边环呈等信号影，外周可见大片状水肿区[图 10-1(c)]。增强扫描：左侧额顶叶病灶呈环形强化，其内可见壁结节，呈偏心性靶征[图 10-1(d)—(f)]。

病例 2　弓形虫脑病

男，34 岁，头晕、左侧肢体麻木半个月，加重伴活动受限 1 周；HIV(+)1 d；CD4$^+$T 淋巴细胞：97 个/μL；弓形虫抗体 IgG(+)。

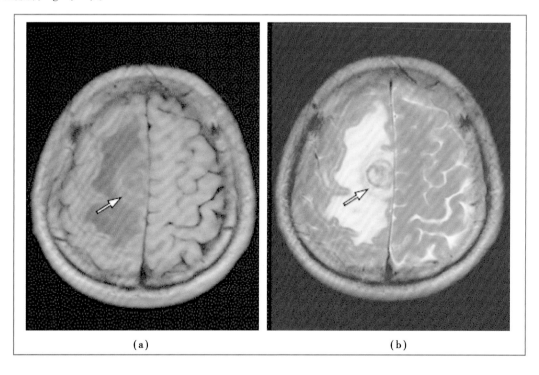

(a)　　　　　　　　　　(b)

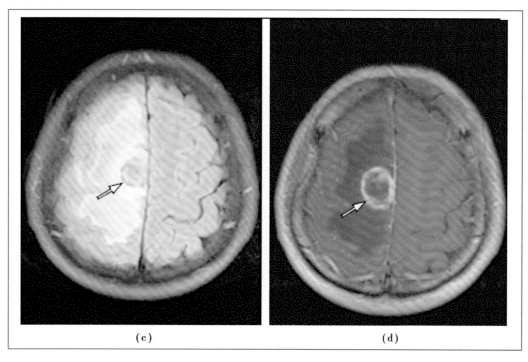

（c）　　　　　　　　　　　　　　　（d）

图 10-2

MRI 平扫:右侧额顶叶可见结节状异常信号,与大脑镰关系密切,病灶中心信号不均,T1WI 中心呈等、稍低信号影,周边环信号呈等、稍低信号影[图 10-2(a)];T2WI 中心可见高、等、低信号影,周边环呈低、等信号影[图 10-2(b)];FLAIR(T2)中心呈等、低信号影,周边环呈低信号影,外周可见大片状水肿区[图 10-2(c)]。增强扫描:右侧额顶叶病灶呈环形强化[图 10-2(d)]。

病例 3　弓形虫脑病

男,32 岁,头痛 20 d;CD4$^+$T 淋巴细胞:9 个/μL;HIV(+)4 年;脑脊液生化:葡萄糖 3.15 mmol/L;氯化物 119.1 mmol/L;弓形虫抗体 IgG(+)。

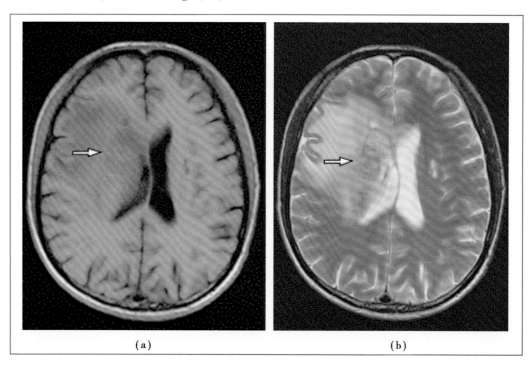

（a）　　　　　　　　　　　　　　　（b）

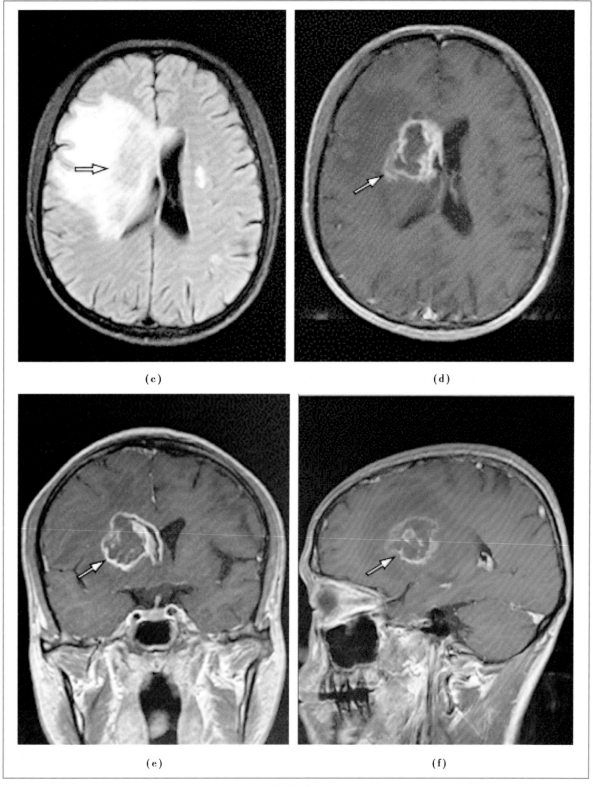

图 10-3

MRI平扫:右侧基底节区可见团块状混杂信号影,形态不规则,T1WI呈等、低信号影;T2WI呈稍高信号为主,伴等、低信号影;FLAIR序列呈等、低信号影,周围伴大片状水肿区,右侧侧脑室受压、变窄,中线结构稍向左偏移[图10-3(a)—(c)]。增强扫描:右侧基底节区病灶呈花环状强化,环壁厚薄不均,内见结节状强化灶,呈靶征改变[图 10-3(d)—(f)]。

病例 4 弓形虫脑病

男,29 岁,ART 治疗 2 年,乏力、纳差、反应迟钝 20 d;HIV(+)2 年;CD4$^+$T 淋巴细胞:27 个/μL;弓形虫抗体 IgG(+)。

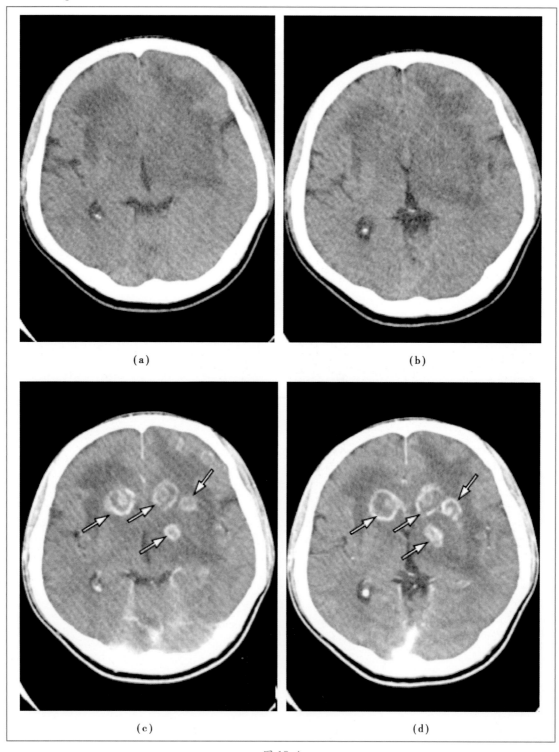

(a) (b) (c) (d)

图 10-4

CT 平扫:双侧额叶、岛叶、基底节区可见大片状稍低及低密度影,边界欠清。脑沟、脑裂变浅[图

10-4(a)、(b)]。增强扫描:病灶呈多发环形强化灶,部分病灶内见壁结节,呈偏心靶征[图 10-4(c)、(d)]。

病例 5　弓形虫脑病

男,40 岁,左侧肢体无力 1 周;HIV(+)1 个月;CD4$^+$T 淋巴细胞:16 个/μL;弓形虫抗体 IgG(+)。

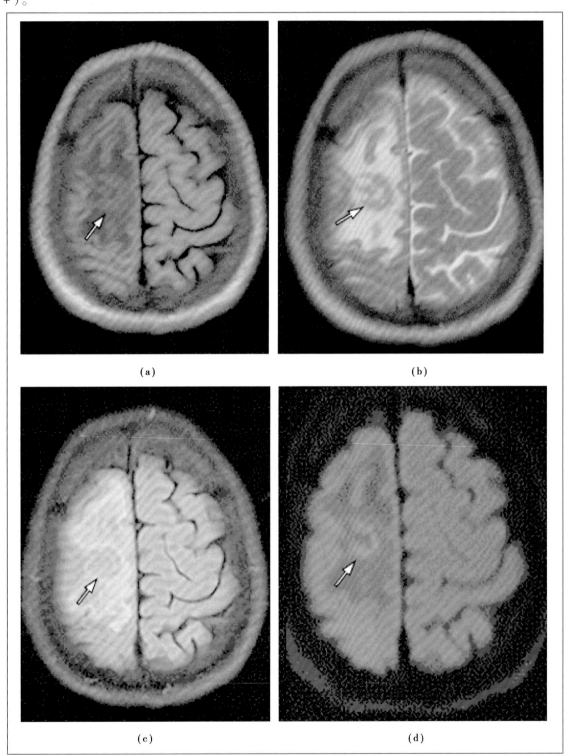

(a)　　　　　　　　(b)

(c)　　　　　　　　(d)

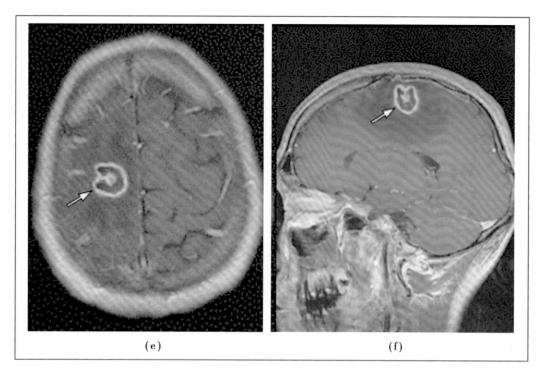

图 10-5

MRI 平扫:右侧额顶叶可见结节状异常信号,T1WI 中心呈低信号为主,周边环呈等信号[图 10-5(a)],T2WI 及 FLAIR(T2)中心呈高信号,周边环呈低信号[图 10-5(b)、(c)];DWI 右侧额顶叶病灶中心部分弥散受限,病灶周围可见大片水肿带[图 10-5(d)]。增强后病灶呈环形强化,中心结节状强化,呈"靶征"改变[图 10-5(e)、(f)]。

病例 6　弓形虫脑病

男,48 岁,皮疹半年,左侧肢体无力半个月;HIV(+)1 d;CD4$^+$T 淋巴细胞:47 个/μL;弓形虫抗体IgG(+)。

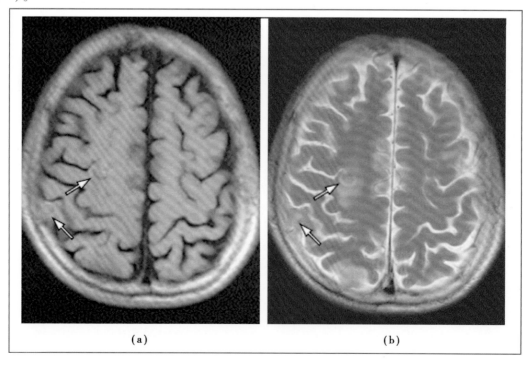

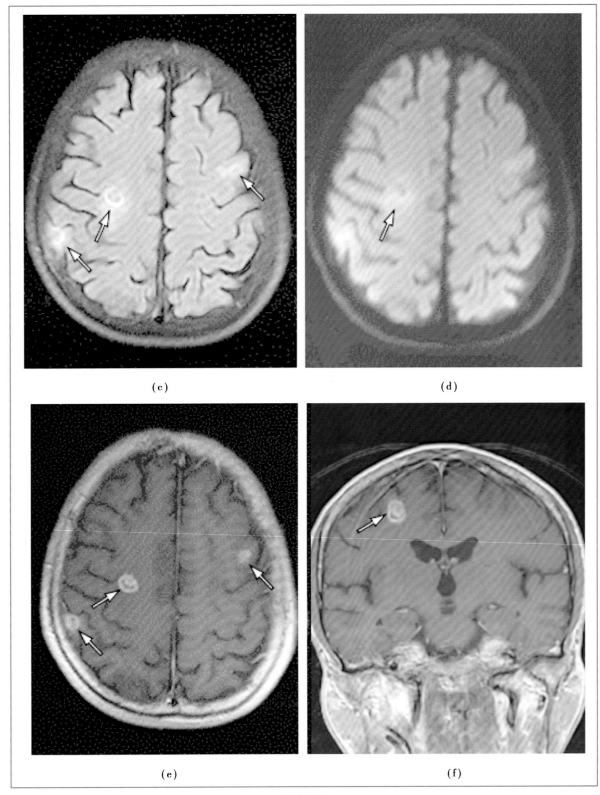

（c）　　　　　　　　　　　　　　　（d）

（e）　　　　　　　　　　　　　　　（f）

图 10-6

MRI 平扫：右侧半卵圆中心、顶叶及左侧额叶见散在结节状异常信号，T1WI 示病灶呈等、低信号影［图 10-6（a）］；T2WI 示右侧半卵圆中心病灶中心呈等信号，周围见高信号环［图 10-6（b）］；FLAIR（T2）病灶中心均呈等信号，周边见高信号环［图 10-6（c）］；DWI 病灶均呈稍高信号图［图 10-6（d）］。

增强扫描:右侧半卵圆中心病灶呈"靶环样"强化;左侧额叶及右侧顶叶病灶呈环形强化[图10-6(e)、(f)]。

病例7 弓形虫脑病

男,25 岁,头痛、恶心 10 d;HIV(+)1 d;CD4$^+$T 淋巴细胞:38 个/μL;弓形虫抗体 IgG(+)。

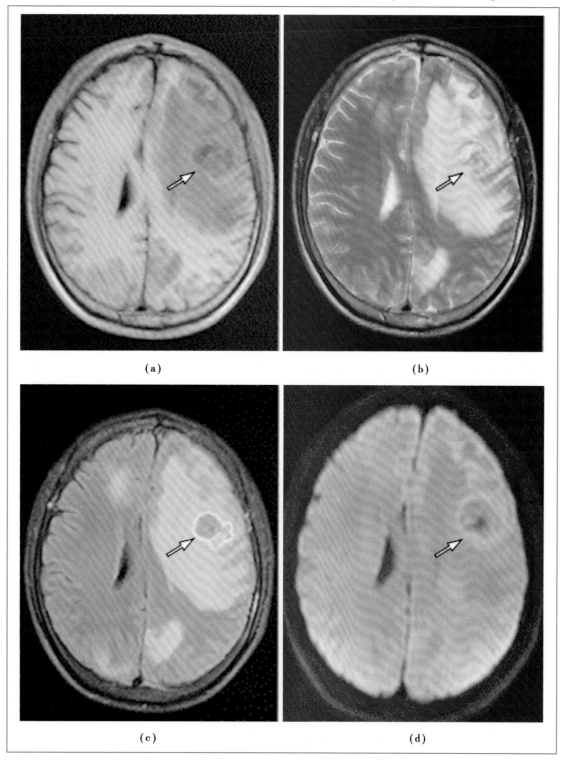

(a)

(b)

(c)

(d)

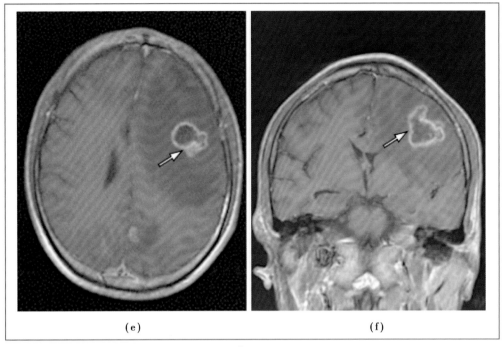

(e)　　　　　　　　　　　　(f)

图 10-7

MRI 平扫:左侧额叶左侧楔状叶及可见结节状及片状异常信号区,周围可见大片状水肿带,中线结构右移位。病灶中心信号不均,T1WI 示中心呈等、低信号,周边环呈等信号影[图 10-7(a)];T2WI 示中心呈稍高、等信号,周边环呈高信号影[图 10-7(b)];FLAIR(T2)示中心呈低信号,周边环呈高信号影[图 10-7(c)];DWI 示中心呈等、低信号,周边环呈高信号影[图 10-(d)];增强扫描:左侧额叶病灶呈花环状强化,局部环壁内凹,可见壁结节;左侧楔叶可见斑片状强化灶[图 10-7(e)、(f)]。

病例 8　弓形虫脑病

男,43 岁,头晕、乏力、咳嗽 1 个月,加重半个月;HIV(+)1 d;CD4$^+$T 淋巴细胞:18 个/μL;弓形虫抗体 IgG(+)。

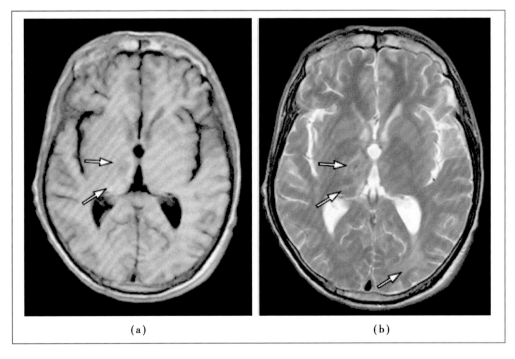

(a)　　　　　　　　　　　　(b)

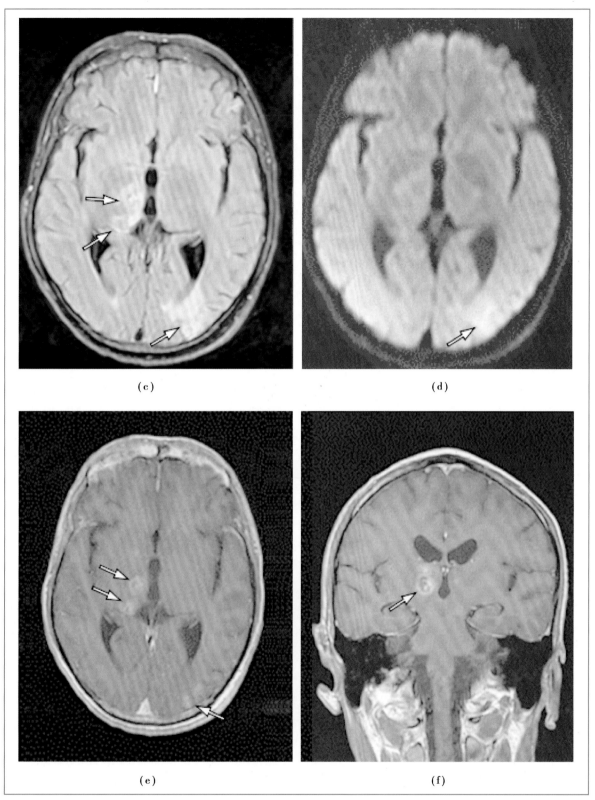

图 10-8

MRI 平扫:T1WI 示右侧基底段、丘脑及左侧枕叶可见多发结节稍低信号影,T2WI 呈稍高或低信号影,FLAIR(T2)部分病灶中心可见结节状高信号影,周围可见片状稍高信号区[图 10-8(a)—(c)]。DWI 右侧基底节及丘脑病变呈等信号,左侧枕叶病变呈稍高信号[图 10-8(d)]。增强扫描:右侧基底节、丘脑及左侧枕叶可见多发结节状、环状高强化灶,右侧丘脑处环形强化灶内可见壁结节强化[图10-8(e)、(f)]。

十、鉴别病例

病例1　隐球菌脑炎

男,31岁,四肢乏力2个月,加重半个月;HIV(+)6个月;CD4$^+$T淋巴细胞:43个/μL;脑脊液新型隐球菌涂片(墨汁染色):见新型隐球菌。

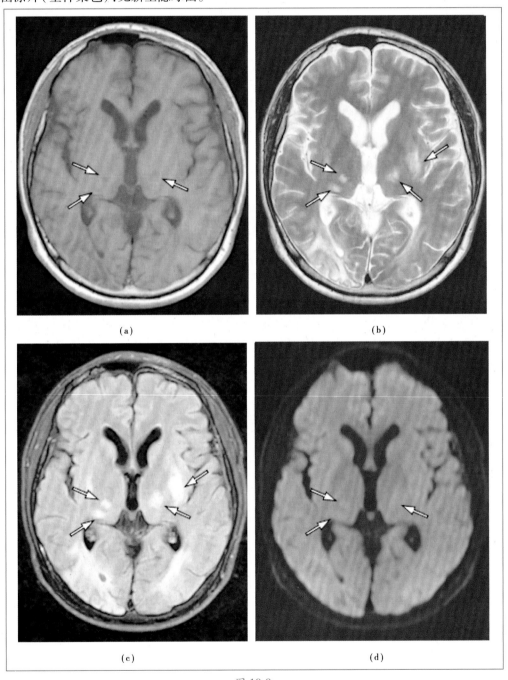

图10-9

MRI平扫:T1WI示双侧豆状核、双侧丘脑及双侧枕叶可见结节、斑片状等、低信号影[图10-9(a)],T2WI及FLAIR(T2)呈高信号影[图10-9(b)、(c)],DWI呈等、稍高信号影[图10-9(d)]。

病例2 颅内结核

女,52岁,反复发热4个月,再发伴乏力1 d;HIV(+)1 d;CD4$^+$T淋巴细胞:219个/μL;痰结核分枝杆菌培养阳性。

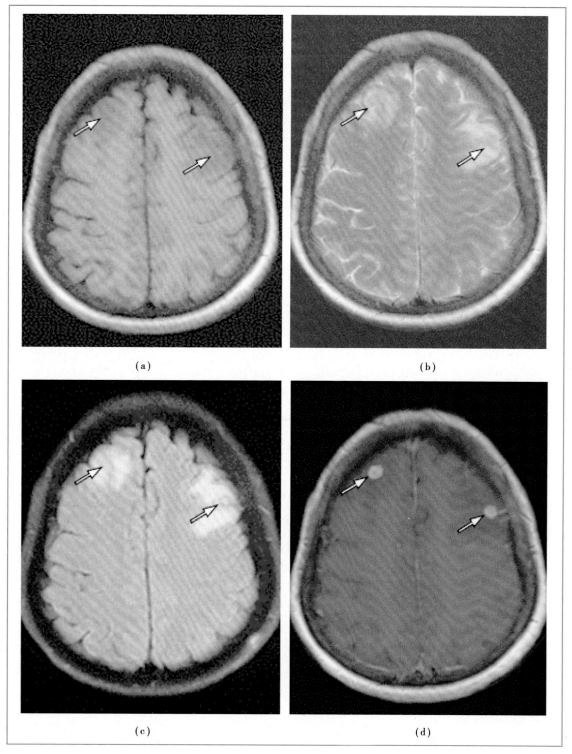

(a)

(b)

(c)

(d)

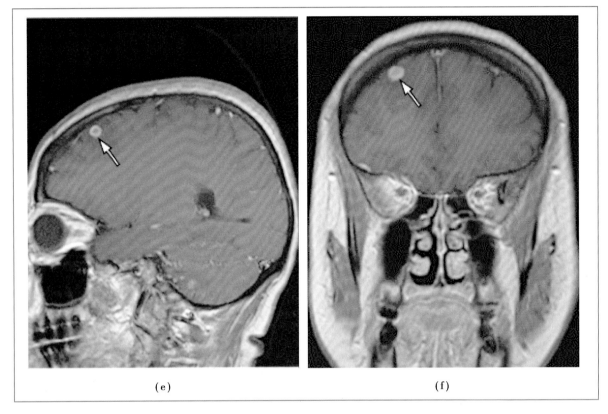

图 10-10

  MRI 平扫:双侧额叶可见多发小结节状异常信号影,T1WI 中心呈等信号影,周边环呈低信号影;T2WI 中心呈低信号影,周边环呈等信号影;FLAIR(T2)中心呈等信号影,周边环呈低信号影;周围可见水肿区[图 10-10(a)—(c)]。增强扫描:病灶呈结节状或环形强化灶[图 10-10(d)—(f)]。

第十一章 | 多重感染、多种疾病

　　艾滋病即获得性免疫缺陷综合征,是人类免疫缺陷病毒感染引起的一种免疫细胞耗减为特征的临床综合征。HIV破坏CD4$^+$T淋巴细胞,导致体内CD4细胞严重低下,从而直接或间接导致细胞免疫功能受损、低下,甚至免疫功能缺陷,导致各种机会性感染。而机会性感染是艾滋病患者最常见的并发症,尤其是在CD4细胞小于200个/μL的情况下更易发生。在AIDS患者CD4细胞小于200个/μL的情况下,每年发生机会性感染的概率可达50%左右,而肺部是艾滋病患者机会性感染的最常见发生部位,占所有机会性感染的一半以上。

　　最常见的机会性感染是肺孢子菌肺炎、肺结核、肺部真菌感染、细菌性肺炎及巨细胞病毒性肺炎等。随着机体免疫功能的进一步降低,不但机会性感染的发生率逐渐增加,病情的严重程度也随之增加,治疗难度也逐渐增大,且发生多重感染的概率逐渐增大。多重感染本身通常也与感染严重程度增加和患者预后较差有关。临床常为多种表现的混合存在,缺乏特异性,实现实验室检查快速准确的诊断有一定困难。

　　艾滋病多重感染、多种疾病影像学改变虽然常常混合存在,但由于每一种机会性感染影像学改变有一定特点,影像学医师可以从杂乱无章的影像学表现中逐条理出艾滋病多重感染、多种疾病的影像学表现。

　　病例1　肺孢子菌肺炎,右肺下叶细菌性肺炎

　　男,47岁,HIV阳性15年,CD4$^+$T淋巴细胞:68个/μL;白细胞:18.33×10^{9}个/L;中性粒细胞比率89.90%;C反应蛋白:193.39 mg/L;痰培养:肺炎克雷伯菌。

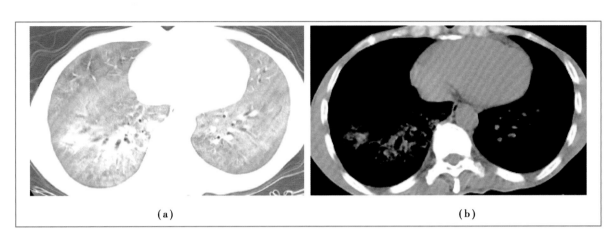

(a) (b)

图 11-1

CT 平扫:双肺透光度减低,可见弥漫分布磨玻璃影、细网状影,右肺下叶可见斑片状实变影,其内可见充气支气管影(图 11-1)。

病例 2 肺孢子菌肺炎,细菌性感染

女,31 岁,HIV 阳性 1 d,发热、气促 1 周,加重 2 d,咳少量白色泡沫痰;CD4$^+$T 淋巴细胞:28 个/μL;白细胞:7.54×10^9 个/L;中性粒细胞比率 82.30%;淋巴结细胞比率:10.60%。

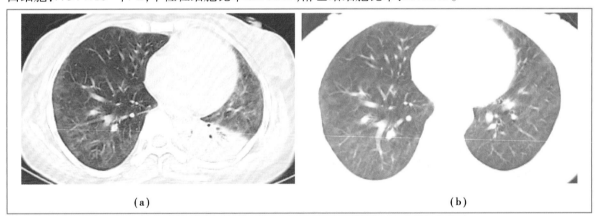

(a) (b)

图 11-2

CT 平扫:双肺透光度减低,可见弥漫分布磨玻璃影,左肺下叶可见片状实变影,其内可见充气支气管影[图 11-2(a)]。抗细菌、PJP 治疗 6 d 后复查,双肺病灶明显吸收好转[图 11-2(b)]。

病例 3 肺孢子菌肺炎、隐球菌肺炎

男,56 岁,HIV 阳性 5 个月,咳嗽 2 个月,发热,气促 2 周,头痛 1 周;CD4$^+$T 淋巴细胞:15 个/μL;白细胞:1.89×10^9 个/L;隐球菌抗原定量检测阳性(1:40):阳性;右下肺穿刺活检:提示隐球菌。

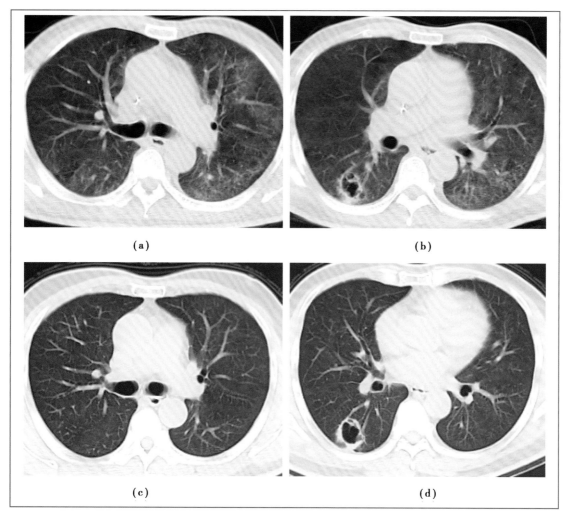

图 11-3

　　CT 平扫：双肺弥漫分布磨玻璃影，部分呈网状改变，右肺下叶可见形态不规则结节影，边界模糊，其内透光区，空洞内壁不光整［图 11-3（a）、（b）］。抗 PJP 治疗 14 d 后 CT 复查，双肺磨玻璃影、网状影基本吸收，右肺下叶空洞内外壁病较前光整［图 11-3（c）、（d）］。

　　病例 4　肺孢子菌肺炎，真菌感染

　　男，48 岁，HIV 阳性 1 d，气促、咳嗽半个月；CD4$^+$T 淋巴细胞：21 个/μL；白细胞：4.71×10^9 个/L；中性粒细胞比率 80.60%；淋巴结细胞比率：11.30%；C 反应蛋白：22.04 mg/L；真菌 D-葡聚糖定量：812.8 pg/mL。

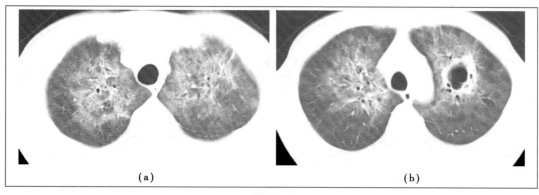

图 11-4

胸部CT平扫:双肺透光度减低,可见弥漫分布磨玻璃影、斑片状模糊影、条索状高密度影[图11-4(a)],左肺上叶可见厚壁空洞,空洞内壁较光整,内见细线状影[图11-4(b)]。

病例5　肺结核,真菌性肺炎

男,25岁,HIV阳性3年,咳嗽2个月,发热1个月;CD4$^+$T淋巴细胞:119个/μL;血沉:126 mm/h;痰涂片抗酸杆菌检查(++++);结核直接检测(荧光PCR):阳性;结核RNA恒温扩增检测:阳性;GM试验(曲霉菌):阳性。

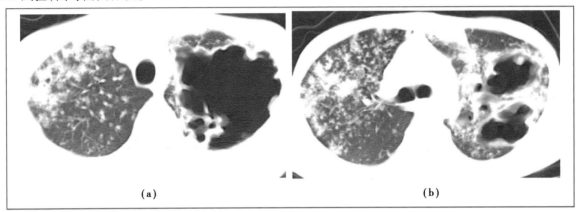

图11-5

CT平扫:左肺上叶可见毁损腔形成,腔内壁形态不规则,其内可见多发结节影,双肺散在斑片状、结节状不均密度增高影,部分呈"树芽征"改变(图11-5)。

病例6　肺结核,曲霉菌肺炎

女,66岁,HIV阳性17 d,咳嗽、气促、纳差1个月余,发热1 d;CD4$^+$T淋巴细胞:60个/μL;白细胞:5.96×10^{9}个/L;中性粒细胞比率82.6%;痰涂片抗酸杆菌检查(++);血沉:70 mm/h;真菌G试验:24.8pg/mL;GM试验(曲霉菌):0.32 μg/L。

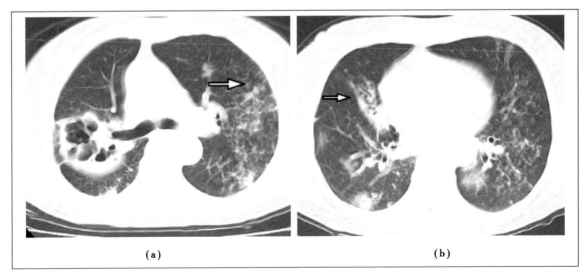

图11-6

CT平扫:双肺可见斑片状、结节状影,部分呈"树芽征"改变[图11-6(a)],右肺上叶可见厚壁空洞,其内可见分隔、软组织结节影,右肺中叶支气管呈"双轨征"[图11-6(b)]。

病例7　肺结核,肺孢子菌肺炎,真菌性肺炎

男,61岁,HIV阳性2 d,咳嗽半年,咳白色泡沫痰,痰中无血丝,加重1 d;CD4$^+$T淋巴细胞:32个/

μL;血沉:38 mm/h;分枝杆菌 BD960 快速培养:阳性;结核抗体 IgG:阳性;结核基因 LAM(抗体):阳性;结核基因 38KD(抗体):阳性;曲霉菌抗原:阳性。

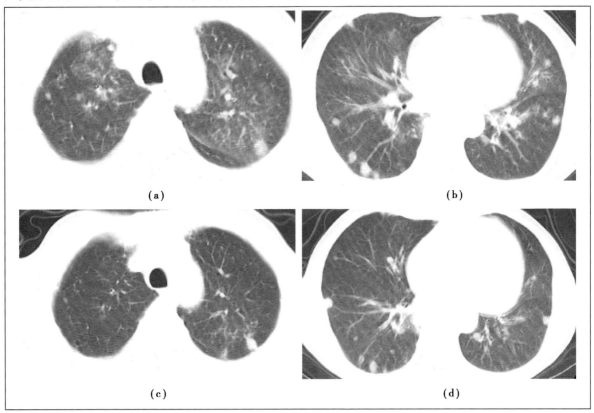

图 11-7

CT 平扫:双肺散在结节状影、斑片状磨玻璃影,边界模糊[图 11-7(a)、(b)]。抗 PJP、抗真菌感染治疗 1 个月复查胸部 CT,双肺结节影边界变清,斑片影、磨玻璃影有所吸收好转[图 11-7(c)、(d)]。

病例 8 病毒性肺炎、支原体肺炎、真菌性肺炎

男,24 岁,HIV 抗体阳性 1 d,咳嗽、发热 10 d,咳黄脓痰,体温最高 39 ℃;CD4$^+$T 淋巴细胞:201 个/μL;白细胞:29.25 × 10^9 个/L;中性粒细胞比率 88.50%;淋巴结细胞比率:5%;C 反应蛋白:255.03 mg/L;呼吸道病原体检测:流感病毒 B 型阳性;肺炎支原体抗体半定量阳性(1:320);真菌试验:真菌 D-葡聚糖定量 229.1 pg/mL;肺泡灌洗液:烟曲霉菌。

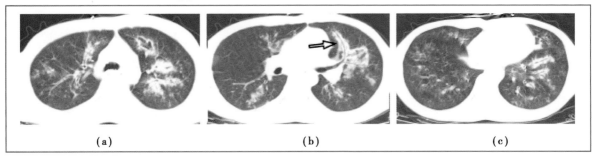

图 11-8

CT 平扫:双肺散在结节状、斑片状模糊影,双肺上叶、左肺下叶支气管不同程度扩张,支气管壁明显增厚,沿支气管走行可见斑片状高密度影,边界模糊(图 11-8)。

病例9　尘肺,肺结核,曲霉菌感染

男,51岁,HIV 阳性 11 个月,石匠 30⁺年,咳嗽、咳痰半年,发热 3 个月,加重半个月。CD4⁺T 淋巴细胞:410 个/μL;痰液抗酸杆菌涂片镜检(++);结核荧光染色检测:阳性;结核 DNA(荧光定量):阳性;曲霉菌抗原检测:1.61 μg/L。

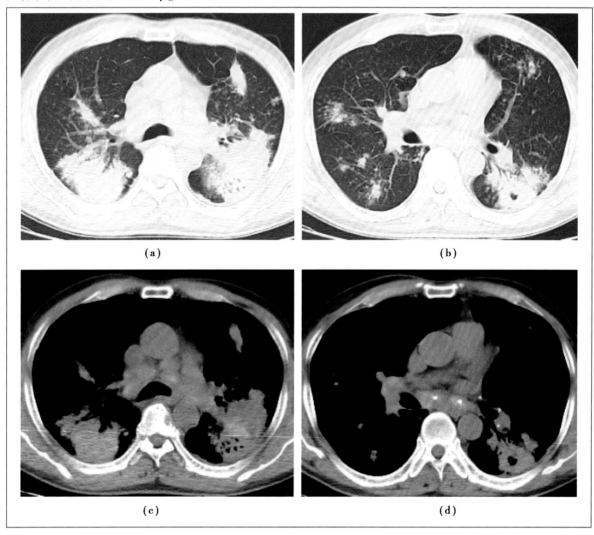

(a)　　　　　　(b)

(c)　　　　　　(d)

图 11-9

CT 平扫:双肺较对称分布团块状高密度影,余肺可见斑片状、结节状影[图 11-9(a)、(b)],纵隔可见多发肿大及钙化的淋巴结[图 11-9(c)、(d)]。

病例10　肺结核,左肺鳞癌

男,54岁,HIV 阳性 1 个月,反复咳嗽、胸背部疼痛 1 个月;CD4⁺T 淋巴细胞:377 个/μL;痰液抗酸杆菌涂片镜检(++);肿瘤标志物 CA199:1 000 U/mL;CA125:108 U/mL;CA15-3:49.40 U/mL;神经元特异性烯醇化酶:44.8ng/mL;CEA:7.08ng/mL;纤维支气管镜活检:鳞状细胞癌。

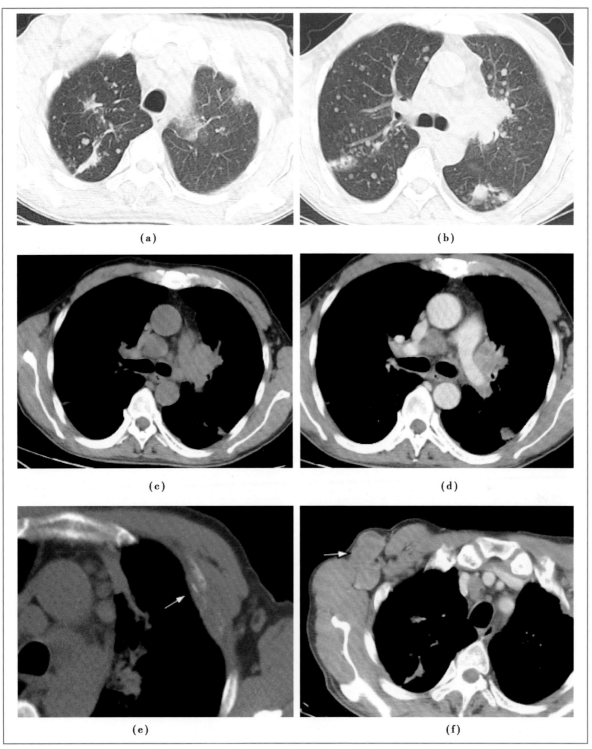

图 11-10

CT 平扫:右肺上叶尖后段、左肺下叶背段可见结节状、斑片状、条索状影,边界模糊,余肺散在大小不等圆形结节影,边界光滑[图 11-10(a)、(b)];左肺门可见形态不规则软组织肿块影,可见分叶、毛刺,与肺动脉关系密切,纵隔淋巴结肿大[图 11-10(c)],增强后左肺门肿块及纵隔淋巴结呈不均匀强化[图 11-10(c)、(d)];左侧肋骨骨质破坏,周围可见软组织肿块影[图 11-10(e)];右腋窝可见肿大淋巴结,增强后呈不均匀强化[图 11-10(f)]。

病例 11　弓形虫脑病,EB 病毒脑炎

女,33 岁,HIV 阳性 3 d,头晕 2 d,持续性发作,伴恶心、干呕,偶有视物旋转;CD4$^+$T 淋巴细胞: 68 个/μL;脑脊液总蛋白 713.89 mg/L;脑脊液微量白蛋白 449.3 mg/L;脑脊液氯化钠 119.9 mmol/L; 脑脊液 NGS(第二代 DNA 测序)结构回示:发现 EB 病毒、刚地弓形虫。

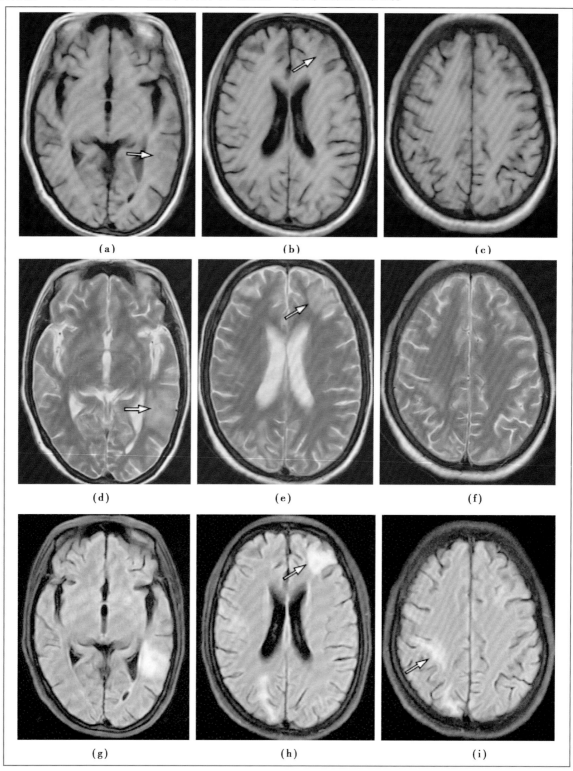

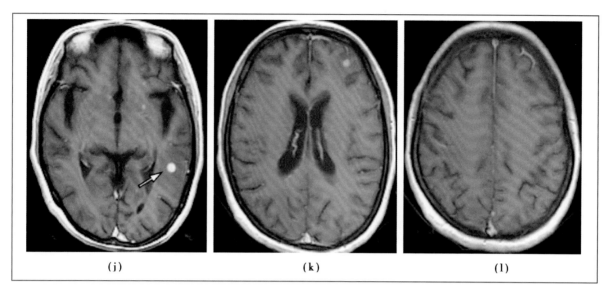

图 11-11

头颅 MRI 平扫:FLAIR 序列左侧颞叶、额叶可见结节状异常信号影[图 11-11(a)—(i)],T1WI 呈低信号影[图 11-11(a)—(c)],T2WI 呈高信号影[图 11-11(d)—(f)],FLAIR 序列结节中心可见高信号影、边缘可见相对低信号影,周围可见高信号水肿带,右侧顶、枕叶可见条片状高信号影[图 11-11(g)—(i)]。增强后左颞叶、额叶病灶呈结节状、环状强化,部分可见壁结节,右顶、枕叶可见条状强化[图 11-11(j)—(l)]。

第十二章 | 艾滋病合并机会性感染的复杂性和多样性

免疫缺陷是获得性免疫缺陷综合征的本质特征,其结果是发生免疫缺陷相关的机会性感染(免疫防御功能缺陷)、恶性肿瘤(免疫监视功能缺陷)和自身免疫性疾病(免疫失衡)等。其中机会性感染最常见、最危重、最复杂,因此艾滋病患者住院的最常见原因就是相关机会性感染的发生。

艾滋病相关机会性感染是全身性感染,往往发生同一器官播散性感染和多个器官的感染,以及全身播散性感染和血行感染。感染可累及肺部、消化道、脑、皮肤和黏膜部位。除了HIV以外的单个病原体感染也不常见,多为2种以上病原体的同时感染或相继感染。多数患者可能发生细菌(含结核和非结核分枝杆菌)、真菌、病毒、原虫等不同类型病原体的共同感染。机会性感染与免疫功能相关。机体免疫功能处于不同阶段时,发生机会性感染的频率及种类不同。免疫功能缺陷越严重,发生机会性感染的概率越高,感染病原体的种类越多,感染越严重,机会性感染的临床症状越不典型,病情越复杂,可能涉及多个脏器的损伤,病损程度严重、治疗难度大、疗程相对较长。同时,其影像学表现多样化,缺乏特异性,鉴别困难,极易误诊。

一、不同时期同一感染

病例1 不同时期的肺孢子菌肺炎

男,42岁,反复咳嗽1个月,伴喘累、气促5 d;HIV(+)2年;CD4$^+$T淋巴细胞:16个/μL;真菌D-葡聚糖定量:413.3 pg/mL。

同一患者1年后就诊:喘累半个月,进食时胸骨后疼痛3 d;CD4$^+$T淋巴细胞:4个/μL;真菌D-葡聚糖定量:531.1 pg/mL。

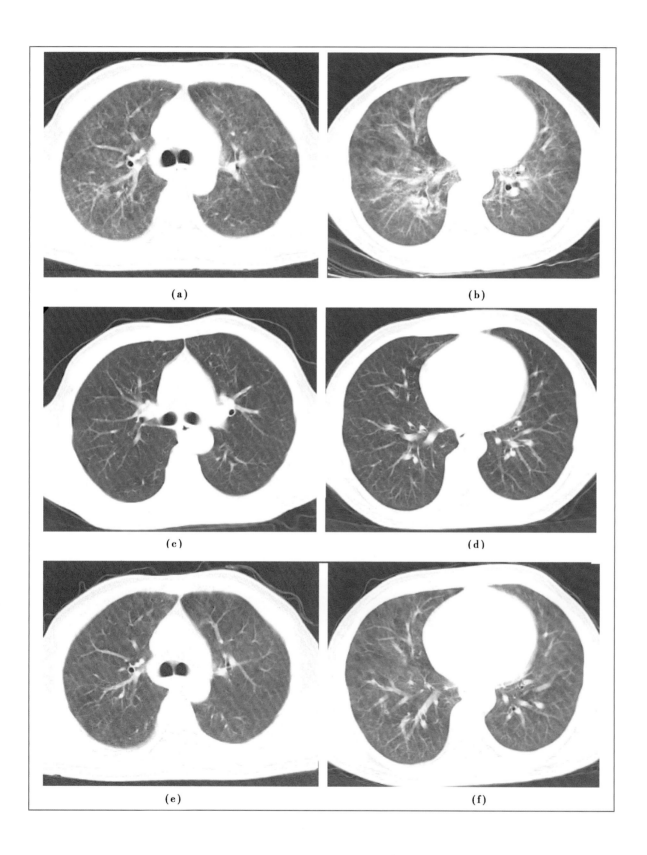

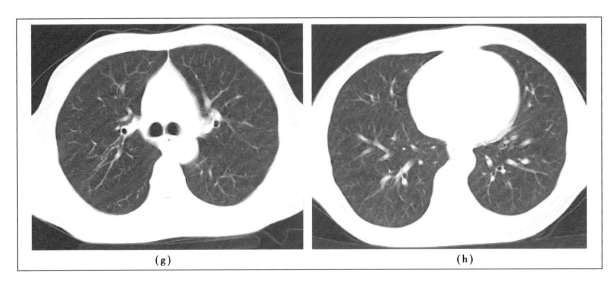

(g)　　　　　　　　　　　　　　　　　　　(h)

图 12-1

　　CT 平扫:肺孢子菌肺炎双肺透光度下降,双肺可见弥漫分布磨玻璃影及少许斑片影,呈对称性分布,以中内带显著[图 12-1(a)、(b)]。抗肺孢子菌肺炎治疗 3 个月复查,双肺病变基本吸收[图 12-1(c)、(d)]。

　　同一患者 1 年后复查,双肺弥漫分布浅淡磨玻璃影,边界模糊[图 12-1(e)—(f)]。抗肺孢子菌肺炎治疗 28 d 复查,双肺病变完全吸收[图 12-1(g)、(h)]。

　　病例 2　不同时期的细菌性肺炎

　　男,49 岁,发热、咳嗽、咳痰、活动后气促伴右侧胸痛 1 周;HIV(+)18 个月;CD4⁺T 淋巴细胞:58 个/μL;白细胞:6.74×10^9 个/L;中性粒细胞比例 78.5%。

　　同一患者半年后就诊:发热、咳嗽伴右侧胸痛 4 d;CD4⁺T 淋巴细胞:72 个/μL;中性粒细胞比例 79.4%。

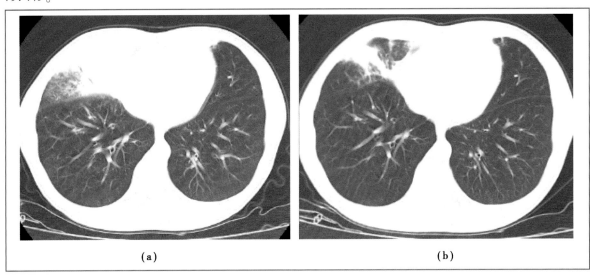

(a)　　　　　　　　　　　　　　　　　　　(b)

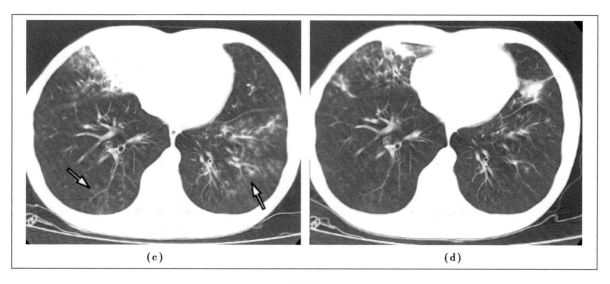

(c)   (d)

图 12-2

CT 平扫:右肺中叶可见大片状、絮状密度增高影,边界模糊,其内可见少许充气支气管征象[图 12-2(a)]。抗细菌治疗 2 周后复查,右肺中叶病变明显吸收好转,病变范围缩小[图 12-2(b)]。

CT 平扫:同一患者半年后就诊,右肺中叶可见片状、斑片状密度增高影,边界模糊,双肺下叶可见腺泡样密度增高影,部分呈树芽征,边界模糊[图 12-2(c)]。抗细菌治疗 2 周后复查,左肺下舌段新增斑片影,余肺病变明显吸收好转[图 12-2(d)]。

二、不同时期不同感染

病例 1 不同时期不同感染(肺孢子菌肺炎、细菌性肺炎)

男,28 岁,气促 20 d,伴喘累 2 d;HIV(＋)1 d;CD4$^+$T 淋巴细胞:20 个/μL;氧分压 53 mmHg,二氧化碳分压 37 mmHg。

同一患者 2 个月后就诊:咳嗽 3 d;CD4$^+$T 淋巴细胞:9 个/μL;中性粒细胞比例 80.4%。

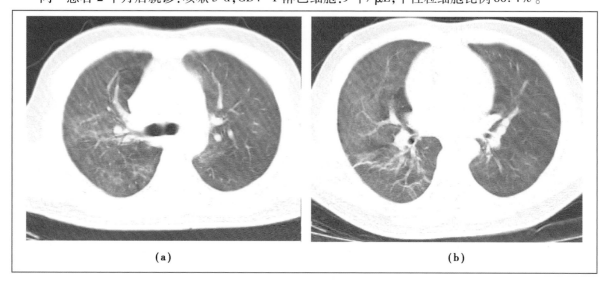

(a)   (b)

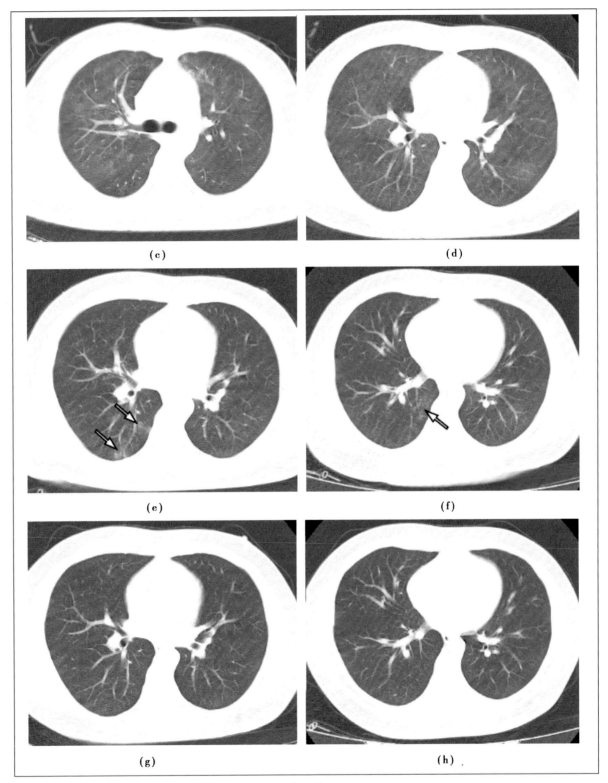

图 12-3

　　CT 平扫:肺孢子菌肺炎双肺可见弥漫分布磨玻璃影,边界模糊。右肺下叶基底段可见少许条索影[图 12-3(a)、(b)]。抗肺孢子菌肺炎治疗 14 d 后复查,双肺病灶明显吸收好转[图12-3(c)、(d)]。

　　同一患者 2 个月后就诊:右肺下叶后基底段胸膜下可见少许斑片状、絮状及腺泡影,边界欠清[图12-3(e、f)]。抗细菌治疗半个月复查,右肺下叶病变完全吸收[图 12-3(g)、(h)]。

病例2 不同时期不同感染(肺孢子菌肺炎、细菌性肺炎)

59 岁,咳嗽、喘累 10^+ d;HIV(+)1 年;CD4$^+$T 淋巴细胞:28 个/μL。

同一患者 2 年后就诊:咳嗽、发热半个月;CD4$^+$T 淋巴细胞:52 个/μL;白细胞 12.20×10^9 个/L;中性粒细胞计数 83.10% 。

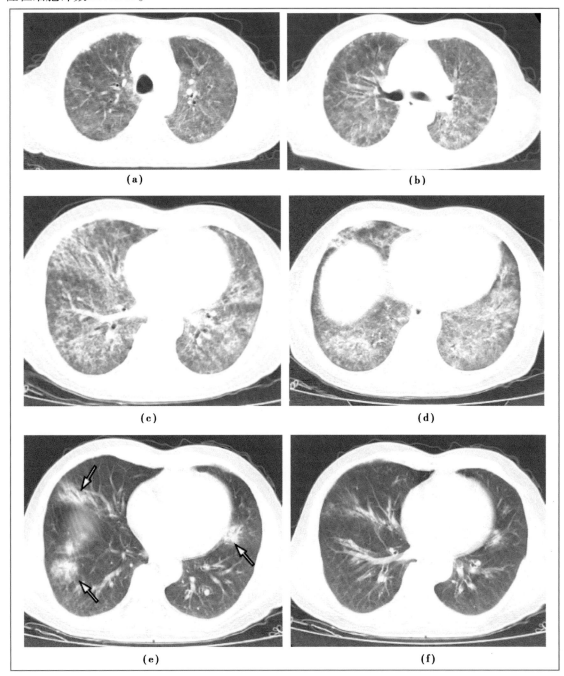

(a)　　　　　　　　　　(b)

(c)　　　　　　　　　　(d)

(e)　　　　　　　　　　(f)

图 12-4

CT 平扫:肺孢子菌肺炎双肺透光度下降,双肺可见弥漫分布磨玻璃影及散在分布实变影、斑片影,病灶分布较对称,密度不均,边界不清。双侧胸膜下可见少许条索影,并可见小叶间隔增厚。

同一患者 2 年后就诊,右肺中叶、左肺舌段及右肺下叶散在分布斑片状、絮状影(白箭头),其内可见充气支气管征象,边界模糊[图 12-4(e)]。抗细菌治疗 2 周后复查,右肺下叶病变基本吸收;右肺中叶及左肺舌段病变吸收好转[图 12-4(f)]。

病例 3　不同时期不同感染(肺孢子菌肺炎、细菌性肺炎)

男,43 岁,咳嗽、喘累 15 d;HIV(+)2 d;CD4$^+$T 淋巴细胞:28 个/μL。

同一患者 1 年后就诊:咳嗽、咳痰 4 d;双肺可闻及湿啰音;CD4$^+$T 淋巴细胞:41 个/μL,白细胞 4.99 ×10^9 个/L;超敏 C 反应蛋白:65 mg/L;中性粒细胞计数 80.50% 。

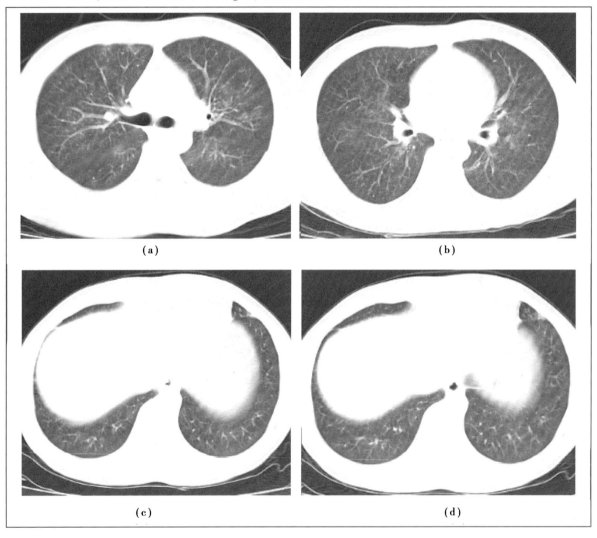

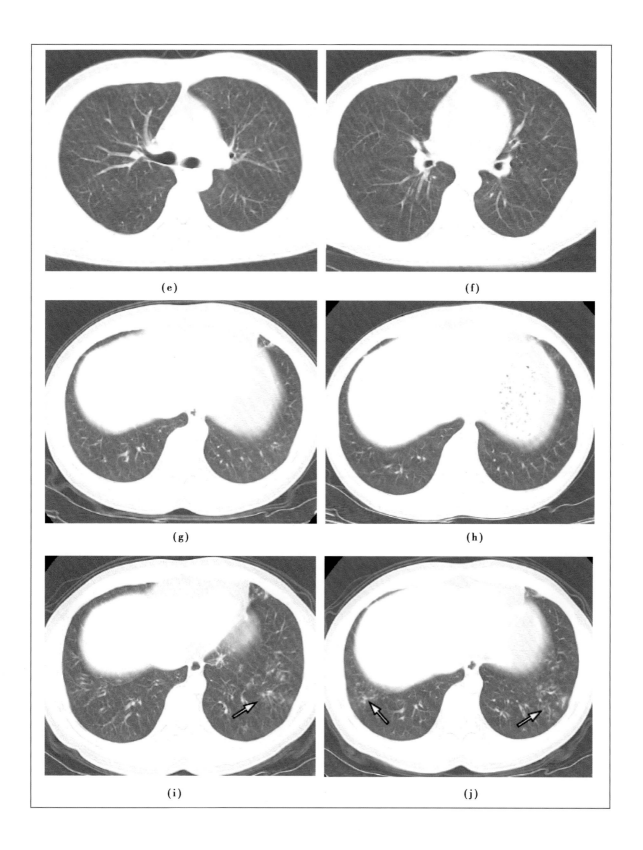

(e)   (f)

(g)   (h)

(i)   (j)

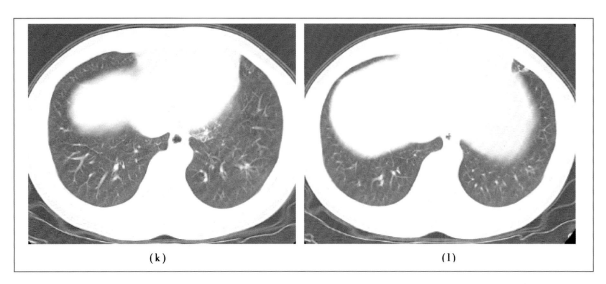

(k)　　　　　　　　　　　　　　　　　(l)

图 12-5

CT 平扫:肺孢子菌肺炎双肺可见弥漫分布磨玻璃影及散在斑点影,边界模糊[图 12-5(a)—(d)]。抗肺孢子菌肺炎治疗 14 d 后复查,双肺病灶明显吸收好转[图 12-5(e)—(h)]。

同一患者 1 年后就诊,左肺舌段及双肺下叶散在腺泡结节状密度增高影(箭头),部分呈树芽征,边界欠清[图 12-5(i)、(j)]。抗细菌治疗 7 d 后复查,双肺病灶明显吸收好转[图 12-5(k)、(l)]。

病例 4　不同时期不同感染(细菌性肺炎、肺孢子菌肺炎)

男,32 岁,发热、咳嗽 1 周;HIV(+)1 d;CD4$^+$T 淋巴细胞:1 个/μL;中性细胞比率91.2%。

同一患者 3 个月后就诊:喘累、气促半个月;氧分压 23 mmHg,二氧化碳分压 65 mmHg;CD4$^+$T 淋巴细胞:12 个/μL;真菌 D-葡聚糖定量:334.7 pg/μL。

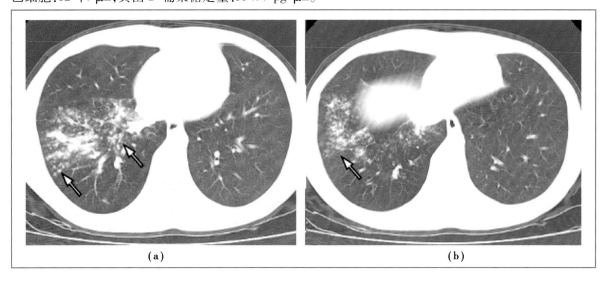

(a)　　　　　　　　　　　　　　　　　(b)

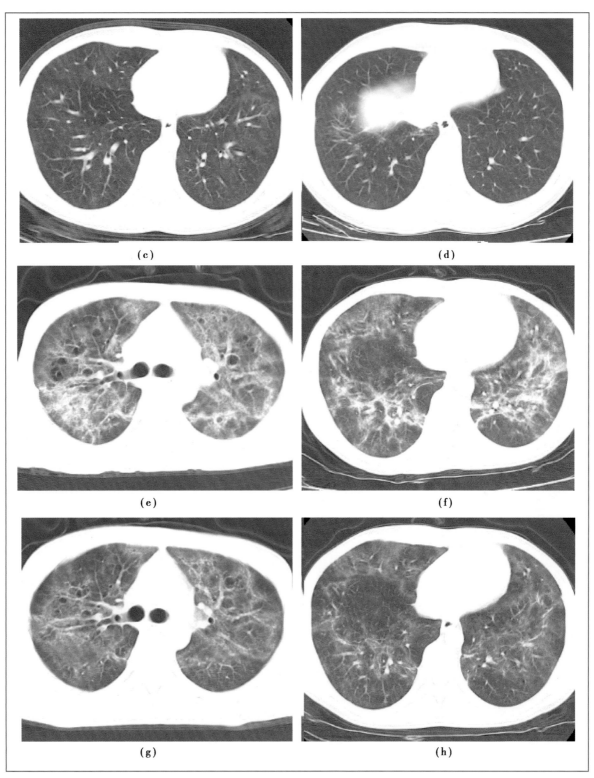

图 12-6

CT 平扫:细菌性肺炎右肺下叶基底段可见多发腺泡结节状、斑片状密度增高影(箭头),部分呈树芽征,以前基底段为主[图 12-6(a)、(b)]。抗细菌治疗 9 d 复查,右肺下叶病灶明显吸收好转[图 12-6(c)、(d)]。

同一患者 3 个月后就诊,双肺弥漫分布磨玻璃影、网格状、条索影,边界模糊,其内可见散在囊状影[图 12-6(e)、(f)]。抗肺孢子菌肺炎治疗 14 d 复查,双肺病变明显吸收好转[图 12-6(g)、(h)]。

病例 5　不同时期不同感染(肺孢子菌肺炎、弓形虫脑病、继发性肺结核)

男,34 岁,咳嗽 1 个月,喘累、气促 1 周;HIV(+)1 d;CD4$^+$T 淋巴细胞:17 个/μL;氧分压 56 mmHg,二氧化碳分压 37 mmHg。

同一患者 1 个月后就诊:视物模糊,口齿不清半个月;CD4$^+$T 淋巴细胞:13 个/μL;弓形虫抗体 IgG (+)。

同一患者 3 个月后再次就诊:发热、盗汗 1 个月;CD4$^+$T 淋巴细胞:45 个/μL;结核潜伏感染检测 (QFT):阳性。

CT 平扫:肺孢子菌肺炎双肺可见弥漫性分布磨玻璃影、网格影及散在囊状影、斑片影,边界模糊。

同一患者 1 个月后就诊,右侧楔状叶可见小结节异常信号影(箭头),T1WI 呈等、低信号影,T2WI 呈等、稍高信号影,FLAIR(T2)呈高信号[图 12-7(e)—(g)]。增强扫描:病灶呈环状强化,其内可见壁结节,呈靶征改变[图 12-7(h)—(j)]。

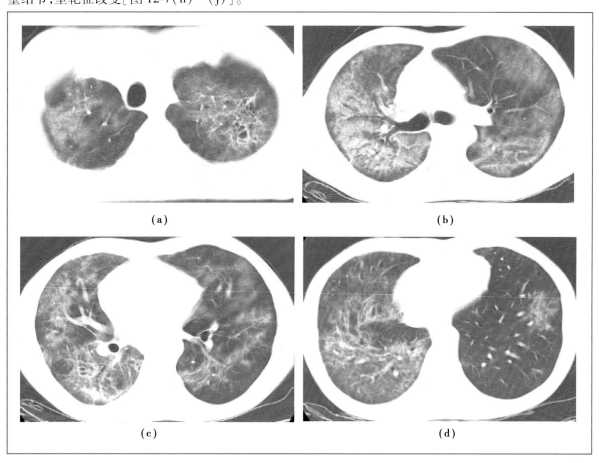

(a)　　　　　　　　　　　　(b)

(c)　　　　　　　　　　　　(d)

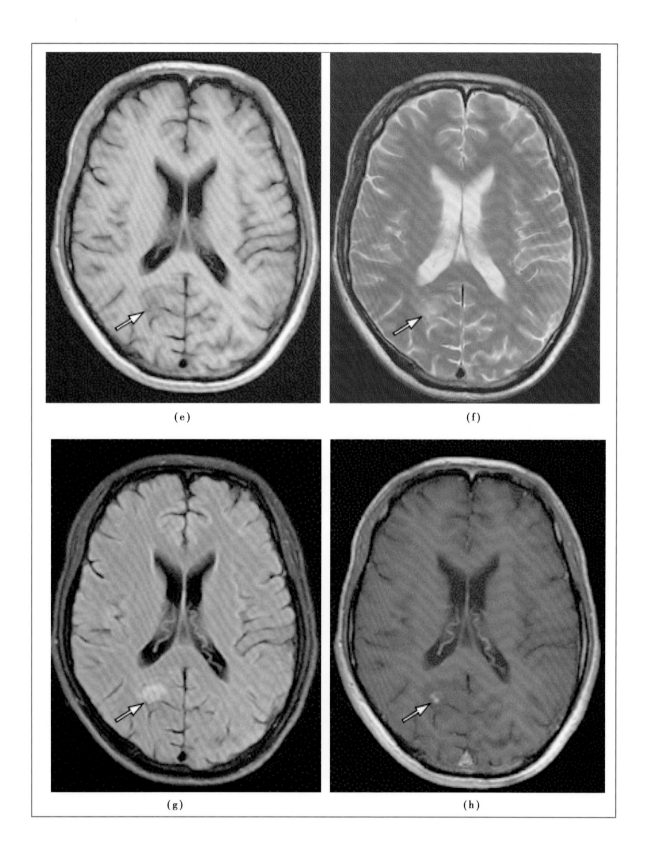

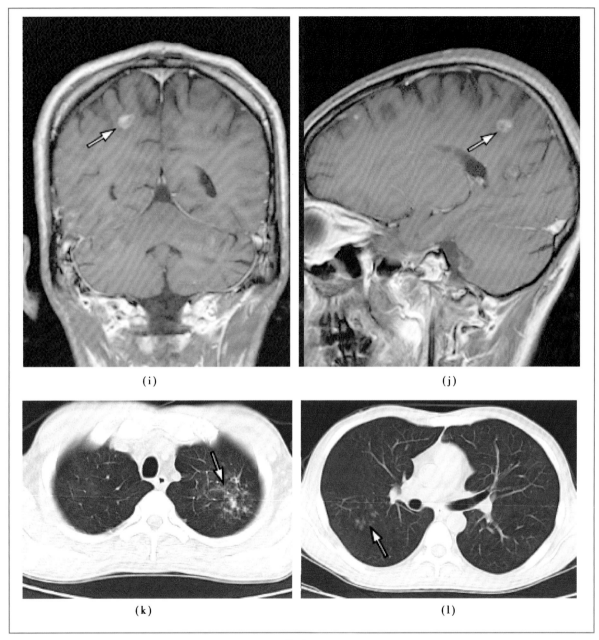

图 12-7

CT 平扫:继发性肺结核同一患者 3 个月后再次就诊,双肺上叶尖后段见散在结节影、树芽征及条索影,密度不均,边界不清。

病例 6　不同时期不同感染(颅内结核、弓形虫脑病)

男,30 岁,间断头痛 1 个月。HIV(+)1 年;CD4$^+$T 淋巴细胞:118 个/μL;(脑脊液)抗酸杆菌涂片检查(++)。

同一患者 3 年后就诊:头痛 20 d;脑脊液蛋白定性:阳性;脑脊液生化:葡萄糖 3.15 mmol/L,氯化物 119.1 mmol/L;CD4$^+$T 淋巴细胞:9 个/μL;弓形虫抗体 IgG(+)。

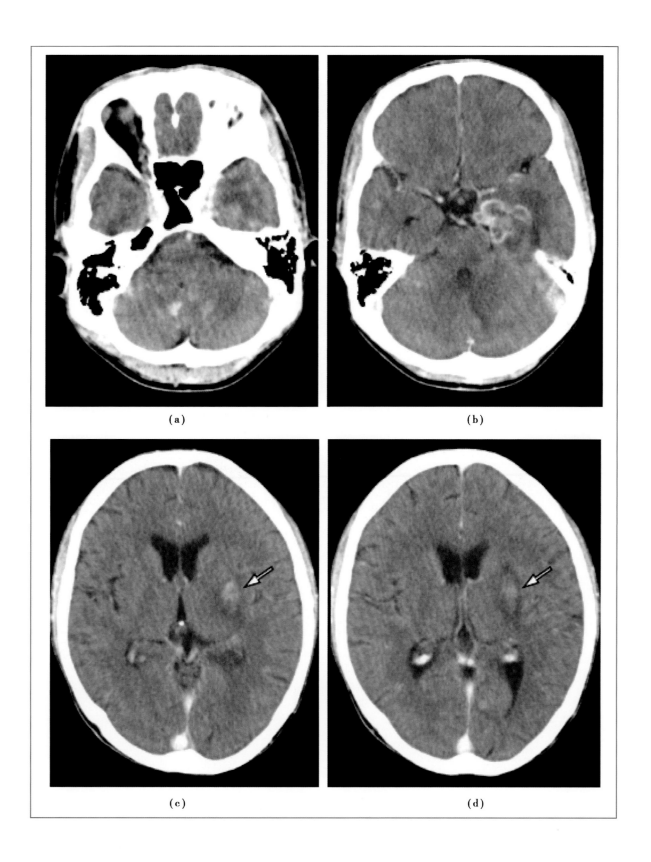

(a)

(b)

(c)

(d)

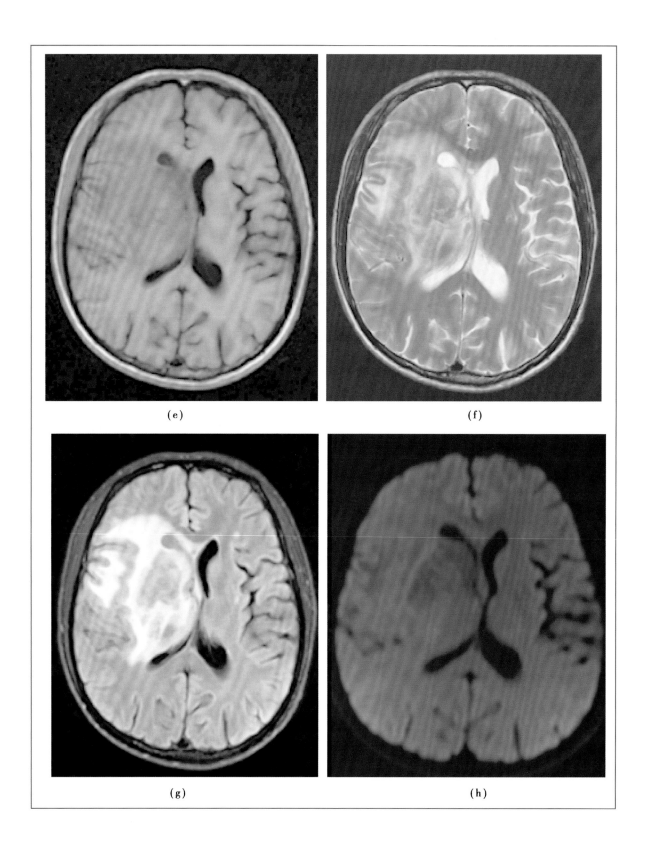

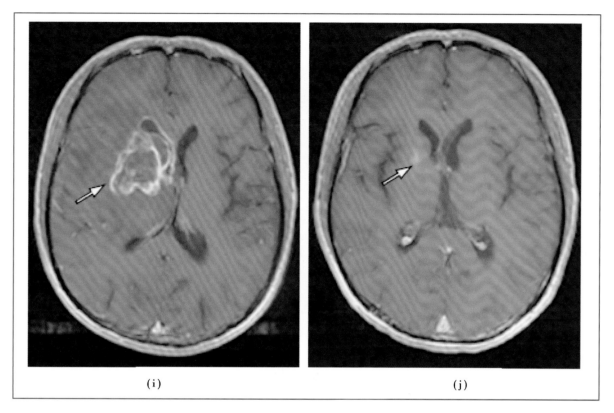

图 12-8

　　CT 平扫:CT 增强扫描示右侧小脑半球结节状强化灶[图 12-8(a)]。左侧颞叶花环状强化灶,周围水肿区无强化[图 12-8(b)]。左侧基底节区结节状强化灶[图 12-8(c)、(d)]。

　　同一患者 3 年后就诊,MR 平扫示右侧基底节区形态不规则团块影,信号混杂,T1WI 呈等、低信号,T2WI 呈稍高信号为主,FLAIR(T2)呈等、稍高信号新等,周围大片状水肿区,DWI 未见弥散受限。中线稍向左偏移[图 12-8(e)—(h)]。增强扫描:病灶呈花环状强化[图 12-8(i)]。抗结核治疗 8 个月复查,右侧基底节病变明显吸收,残留小结节状病灶[图 12-8(j)]。

参考文献 / References /

［1］COGLIATI M. Global molecular epidemiology of Cryptococcus neoformans and Cryptococcus gattii：an Atlas of the molecular types［J］. Scientifica,2013,2013:675213.

［2］MARUVADA R,ZHU L K,PEARCE D,et al. Cryptococcus neoformans phospholipase B1 activates host cell Rac1 for traversal across the blood-brain barrier［J］. Cell Microbiol,2012,14(10):1544-1553.

［3］XU L J,GUO Y Z,ZHAO Y Z,et al. Chemokine and cytokine cascade caused by skewing of the Th1-Th2 balance is associated with high intracranial pressure in HIV-associated cryptococcal meningitis［J］. Mediat Inflamm,2019,2019:1-9.

［4］HASIMOTO E SOUZA L K,COSTA C R,FERNANDES O,et al. Clinical and microbiological features of cryptococcal meningitis［J］. Rev Soc Bras Med Trop,2013,46(3):343-347.

［5］HAKYEMEZ I N,ERDEM H,BERAUD G,et al. Prediction of unfavorable outcomes in cryptococcal meningitis：results of the multicenter Infectious Diseases International Research Initiative（ID-IRI）cryptococcal meningitis study［J］. Eur J Clin Microbiol Infect Dis,2018,37(7):1231-1240.

［6］李兰娟,王宇明. 感染病学［M］. 3 版. 北京：人民卫生出版社,2015.

［7］KOURBETI I S,MYIONAKIS E. Fungal central nervous system infections：prevalence and diagnosis［J］. Expert Rev Anti Infect Ther,2014,12(2):265-273.

［8］施裕新,张志勇,万红燕,等. 艾滋病合并新型隐球菌脑膜脑炎的影像学表现［J］. 放射学实践,2009,24(9):935-938.

［9］胡志亮,池云,魏洪霞,等. 艾滋病合并隐球菌病患者的肺部影像学特征［J］. 中华临床感染病杂志,2013,6(4):237-240.

［10］LATGÉ J P. Aspergillus fumigatus and aspergillosis［J］. Clin Microbiol Rev,1999,12(2):310-350.

［11］EL-BABA F,GAO Y Q,SOUBANI A O. Pulmonary aspergillosis：what the generalist needs to know［J］. Am J Med,2020,133(6):668-674.

［12］PRASAD A,AGARWAL K,DEEPAK D,et al. Pulmonary aspergillosis：what CT can offer before it is too late！［J］. J Clin Diagn Res,2016,10(4):TE01-TE05.

［13］SON V T,KHUE P M,STROBEL M. Penicilliosis and AIDS in Haiphong,Vietnam：evolution and predictive factors of death［J］. Médecine Maladies Infect,2014,44(11/12):495-501.

［14］LI Y H,LUO H L,FAN J T,et al. Genomic analysis provides insights into the transmission and pathogenicity of Talaromyces marneffei［J］. Fungal Genet Biol,2019,130:54-61.

［15］XI L Y,XU X R,LIU W,et al. Differentially expressed proteins of pathogenic Penicillium marneffei in yeast and mycelial phases［J］. J Med Microbiol,2007,56(Pt 3):298-304.

［16］PAUTLER K B,PADHYE A A,AJELLO L. Imported penicilliosis marneffei in the United States：report of a second human infection［J］. Med Mycol,1984,22(5):433-438.

［17］ QIU Y,ZHANG J Q, PAN M L,et al. Determinants of prognosis in Talaromyces marneffei infections with respiratory system lesions［J］. Chin Med J(Engl),2019,132(16):1909-1918.

［18］ DISALVO A F,FICKLING A M,AJELLO L. Infection caused by Penicillium marneffei:description of first natural infection in man［J］. Am J Clin Pathol,1973,60(2):259-263.

［19］ TSANG C C,LAU S K P,WOO P C Y. Sixty years from Segretain's description:what have we learned and should learn about the basic mycology of Talaromyces marneffei? ［J］. Mycopathologia,2019,184 (6):721-729.

［20］石秀东,黄诗雯,詹艺,等. AIDS 合并马尔尼菲青霉菌感染的胸部 CT 表现［J］. 放射学实践, 2019,34(2):143-146.

［21］张云桂,赵月娟,李玉叶,等. 226 例艾滋病合并马尔尼菲青霉菌病患者的影像学特征［J］. 皮肤病与性病,2016,38(2):91-94.

［22］余成成,刘晋新,张烈光,等. 艾滋病合并马尔尼菲蓝状菌的胸部空洞 CT 表现［J］. 医学影像学杂志,2018,28(2):233-236.

［23］ KO C I,HUNG C C,CHEN M Y,et al. Endoscopic diagnosis of intestinal penicilliosis marneffei:report of three cases and review of the literature［J］. Gastrointest Endosc,1999,50(1):111-114.

［24］ YOUSUKH A,JUTAVIJITTUM P,PISETPONGSA P,et al. Clinicopathologic study of hepatic Penicillium marneffei in northern Thailand［J］. Arch Pathol Lab Med,2004,128(2):191-194.

［25］何仁亮,梁志远,张绮丽. AIDS 合并马尔尼菲青霉病误诊为亚急性重症肝炎 1 例［J］. 中国真菌学杂志,2008,3(6):351-353.

［26］蔡奇志,郑秀金,叶林峰. 以发热 肝损害为首发表现的艾滋病合并马尔尼菲青霉菌败血症 1 例［J］. 中国实用内科杂志,2007,27(19):1554-1555.

［27］谢浩锋,郑晓林,黄翔,等. 艾滋病合并马尔尼菲蓝状菌病的腹部 CT 及 MRI 征象分析［J］. 影像诊断与介入放射学,2017,26(4):282-286.

［28］张烈光,刘晋新,唐小平,等. 艾滋病合并播散性马尔尼菲青霉菌病的腹部 CT 表现［J］. 中华放射学杂志,2009,43(4):369-372.

［29］刘艳华,陈桂泓,刘盛楠,等. 肠镜下结肠多发溃疡的艾滋病合并马尔尼菲青霉菌感染一例［J］. 中华消化内镜杂志,2016,33(6):411-412.

［30］黄星月,段笑娇,吴嘉瑞,等. 基于 Meta 分析的热毒宁注射液治疗社区获得性肺炎临床评价研究［J］. 药物流行病学杂志,2018,27(9):573-581.

［31］周冬娟. 病毒性、细菌性、肺炎支原体及混合感染性肺炎临床特征比较［D］. 苏州:苏州大学,2018.

［32］卢洪洲,沈银忠. 艾滋病及其相关疾病诊疗图谱［M］. 上海:上海科学技术出版社,2019.

［33］王凌航,李兴旺. AIDS 患者常见的肺部感染［J］. 传染病信息,2007,20(6):338-341.

［34］覃江龙,吴念宁,梁纲,等. 艾滋病合并马红球菌感染 1 例并文献复习［J］. 中国热带医学,2018, 18(9):968-972.

［35］步宏,李一雷. 病理学［M］. 9 版. 北京:人民卫生出版社,2018.

［36］陈灏珠,林果为. 实用内科学［M］. 13 版. 北京:人民卫生出版社,2009.

［37］张嵩.肺部细菌感染临床与影像解析［M］.北京:科学出版社,2019.

［38］杨莹.儿童大叶性肺炎肺泡灌洗液病原检测及临床分析［D］.石河子:石河子大学,2017.

［39］欧阳起,黄瑞玲.AIDS合并马红球菌肺炎的X线及CT表现［J］.右江民族医学院学报,2013,35(1):52-54.

［40］沙达海.马红球菌医学研究进展［J］.中国社区医师(医学专业),2012,14(12):9-10.

［41］中华医学会呼吸病学分会感染学组.铜绿假单胞菌下呼吸道感染诊治专家共识［J］.中华结核和呼吸杂志,2014,37(1):9-15.

［42］陈怡.基层医院社区获得性肺炎的临床特征及病原学检测结果分析［D］.广州:暨南大学,2012.

［43］瞿介明,曹彬.中国成人社区获得性肺炎诊断和治疗指南(2016年版)修订要点［J］.中华结核和呼吸杂志,2016,39(4):241-242.

［44］施毅.肺部革兰阳性球菌感染的诊治进展［J］.解放军医学杂志,2010,35(7):763-768.

［45］袁新宇.儿童细菌性肺炎影像特点及其临床价值［J］.中国实用儿科杂志,2018,33(9):679-682.

［46］李正伦,李健健,张米,等.艾滋病合并马红球菌感染病人临床实验室检测特点分析［J］.中国艾滋病性病,2019,25(4):334-337.

［47］李葳.布鲁氏菌性脊柱炎与结核性脊柱炎的临床、病理及影像学表现对比研究［D］.广州:南方医科大学,2018.

［48］李振豪,莫文斌,周广超,等.布鲁杆菌病性脊柱炎的研究进展［J］.中医正骨,2018,30(1):51-54,58.

［49］IS M,GEZEN F. Brucellar lumbar epidural abscess［J］. Neurosurg Q,2006,16(2):100-103.

［50］MORENO S,ARIZA J,ESPINOSA F J,et al. Brucellosis in patients infected with the human immunodeficiency virus［J］. Eur J Clin Microbiol Infect Dis,1998,17(5):319-326.

［51］HASHIMOTO D,MILLER J,MERAD M. Dendritic cell and macrophage heterogeneity in vivo［J］. Immunity,2011,35(3):323-335.

［52］徐克.医学影像学［M］.北京:人民卫生出版社,2013.

［53］何少波.结核性与布鲁氏菌性脊柱炎判别诊断指标的建立［D］.昆明:昆明医科大学,2018.

［54］ERDEM H,ELALDI N,BATIREL A,et al. Comparison of brucellar and tuberculous spondylodiscitis patients:results of the multicenter backbone-1 study［J］. Spine J,2015,15(12):2509-2517.

［55］KATONIS P,TZERMIADIANOS M,GIKAS A,et al. Surgical treatment of spinal brucellosis［J］. Clin Orthop Relat Res,2006,444:66-72.

［56］YANG X H,ZHANG Q,GUO X H. Value of magnetic resonance imaging in brucellar spondylodiscitis［J］. Radiol med,2014,119(12):928-933.

［57］ESPINOSA B J,CHACALTANA J,MULDER M,et al. Comparison of culture techniques at different stages of brucellosis［J］. Am J Trop Med Hyg,2009,80(4):625-627.

［58］KAPTAN F,GULDUREN H M,SARSILMAZ A,et al. Brucellar spondylodiscitis:comparison of patients with and without abscesses［J］. Rheumatol Int,2013,33(4):985-992.

［59］王晓花,廉颖,汪明明,等. 布鲁菌病218例临床特征分析［J］. 中国病原生物学杂志,2014,9（10）:928-931.

［60］张耀,张强,赵昌松,等. 腰椎布氏菌性脊柱炎影像与病理观察［J］. 中国矫形外科杂志,2017,25（19）:1771-1776.

［61］闫君杰,赵建民,刘瑞,等. 布氏杆菌性脊柱炎诊断与治疗研究进展［J］. 中华实用诊断与治疗杂志,2019,33（6）:615-618.

［62］倪少楠. 布鲁氏菌病合并脊柱炎患者临床特征及相关因素分析［D］. 长春:吉林大学,2018.

［63］刘晓慧,梁秀文. 布鲁氏菌病性脊柱炎的影像学诊断［J］. 内蒙古医科大学学报,2018,40（2）:191-195.

［64］ALP E,KOC R K,DURAK A C,et al. Doxycycline plus streptomycin versus ciprofloxacin plus rifampicin in spinal brucellosis［ISRCTN31053647］［J］. BMC Infect Dis,2006,6:72.

［65］伊敏. 当前治疗布鲁氏杆菌病性脊柱炎的研究进展［J］. 医学理论与实践,2015,28（24）:3342-3343.

［66］徐蕊,陈文静,燕桂新. 布鲁氏杆菌性脊柱炎的影像学比较［J］. 分子影像学杂志,2019,42（2）:186-189.

［67］梅庭广,刘毅,马玉杰,等. 布鲁氏杆菌性脊柱炎治疗方式研究近况［J］. 新疆中医药,2019,37（6）:146-148.

［68］王仲秋,王季秋. 布鲁氏菌性脊柱炎的诊断和鉴别诊断［J］. 中国地方病防治杂志,2010,25（5）:339-340.

［69］SPRINGER K L,WEINBERG A. Cytomegalovirus infection in the era of HAART:fewer reactivations and more immunity［J］. J Antimicrob Chemother,2004,54（3）:582-586.

［70］张雪,欧阳净,陈耀凯. 巨细胞病毒性视网膜炎诊断和治疗的研究进展［J］. 中华实验和临床病毒学杂志,2019（4）:444-448.

［71］吴迪,谢红浪. 肺孢子虫肺炎与巨细胞病毒肺炎影像学特点［J］. 肾脏病与透析肾移植杂志,2010,19（1）:66-70.

［72］李秋钰,路明,姚婉贞. 造血干细胞移植患者巨细胞病毒肺炎的诊治进展［J］. 中华结核和呼吸杂志,2019,42（2）:134-137.

［73］思治广. AIDS合并进行性多灶性脑白质病的MRI诊断［J］. 医学影像学杂志,2018,28（5）:710-713.

［74］胡彩琴,朱彪. 进行性多灶性脑白质病的发病机制研究进展［J］. 浙江大学学报（医学版）,2018,47（5）:534-540.

［75］蒋荣猛,黄昌宏,李兴旺. JC病毒研究进展［J］. 传染病信息,2010,23（6）:372-375.

［76］ENGSIG F N,HANSEN A B E,OMLAND LH,et al. Incidence,clinical presentation,and outcome of progressive multifocal leukoencephalopathy in HIV-infected patients during the highly active antiretroviral therapy era:a nationwide cohort study［J］. J Infect Dis,2009,199（1）:77-83.

［77］CINQUE P,SCARPELLINI P,VAGO L,et al. Diagnosis of central nervous system complicationsin HIV-infected patients:cerebrospinal fluid analysis by the polymerase chain reaction［J］. AIDS,1997,

11(1):1-17.

[78] 石秀东,黄诗雯,施裕新. 磁共振诊断 HIV 相关进行性多灶性脑白质病的研究进展[J]. 中国临床医学,2017,24(1):141-144.

[79] BERGER J R,AKSAMIT A J,CLIFFORD D B,et al. PML diagnostic criteria:consensus statement from the AAN Neuroinfectious Disease Section[J]. Neurology,2013,80(15):1430-1438.

[80] 谢周华,林艳荣,卢焕. 艾滋病与非结核分枝杆菌的双重感染研究进展[J]. 中国热带医学,2019,19(4):396-400.

[81] 人类免疫缺陷病毒/艾滋病患者合并非结核分枝杆菌感染诊治专家共识[J]. 传染病信息,2019,32(6):481-489.

[82] 李子玲,张新华,张方,等. 非结核分枝杆菌淋巴结炎特征性组织病理学改变的初步研究[J]. 医学研究生学报,2007,20(2):160-162,230.

[83] 金江,贾军,丁晓岚,等. 散发性皮肤非结核分枝杆菌感染 37 例回顾研究[J]. 北京大学学报(医学版),2015,47(6):939-944.

[84] 韩明其,余英豪,黄金生,等. 皮肤软组织偶发分枝杆菌感染的病理学观察[J]. 临床与实验病理学杂志,2001,17(5):409-411.

[85] GRIFFITH D E,BROWN-ELLIOTT B A,BENWILL J L,et al. Mycobacterium abscessus. "pleased to meet you,hope you guess my name"[J]. Annals ATS,2015,12(3):436-439.

[86] 刘敬东. 非结核分枝杆菌病临床研究现状[J]. 浙江临床医学,2003,16(9):641-642.

[87] 高薇,王洪生. 皮肤非结核分枝杆菌病治疗进展[J]. 中国麻风皮肤病杂志,2019,35(1):61-64.

[88] 高峰,彭荣华,黄永穗,等. 非结核分枝杆菌与肺结核的高分辨 CT 影像对比[J]. 现代医用影像学,2019,28(6):1276-1278.

[89] 中华医学会热带病与寄生虫学分会艾滋病学组. 人类免疫缺陷病毒/艾滋病患者合并非结核分枝杆菌感染诊治专家共识[J]. 传染病信息,2019,32(6):481-489.

[90] VIDAL J E. HIV-related cerebral toxoplasmosis revisited:current concepts and controversies of an old disease[J]. J Int Assoc Provid AIDS Care,2019,18:2325958219867315.

[91] FURUYA H,IKEDA K,IIDA K,et al. Disseminated toxoplasmosis with atypical symptoms which developed with exacerbation of systemic lupus erythematosus[J]. Lupus,2019,28(1):133-136.

[92] KAPLAN J E,BENSON C,HOLMES K K,et al. Guidelines for prevention and treatment of opportunistic infections in HIV-infected adults and adolescents:recommendations from CDC,the National Institutes of Health,and the HIV Medicine Association of the Infectious Diseases Society of America[J]. MMWR Recomm Rep,2009,58(RR-4):1-207.

[93] FERGUSON D J P,HUTCHISON W M. The host-parasite relationship of Toxoplasma gondii in the brains of chronically infected mice[J]. Vichows Archiv A Pathol Anat,1987,411(1):39-43.

[94] CHEW W K,WAH M J,AMBU S,et al. Toxoplasma gondii:determination of the onset of chronic infection in mice and the in vitro reactivation of brain cysts[J]. Exp Parasitol,2012,130(1):22-25.

[95] MCCABE R E,BROOKS R G,DORFMAN R F,et al. Clinical spectrum in 107 cases of toxoplasmic lymphadenopathy[J]. Rev Infect Dis,1987,9(4):754-774.

［96］ ZHANG Y H, CHEN H, CHEN Y, et al. Activated microglia contribute to neuronal apoptosis in toxoplasmic encephalitis［J］. Parasit Vectors, 2014, 7:372.

［97］ BOWEN L N, SMITH B, REICH D, et al. HIV-associated opportunistic CNS infections: pathophysiology, diagnosis and treatment［J］. Nat Rev Neurol, 2016, 12(11):662-674.

［98］ LEON R M. A novel case of solitary cerebral toxoplasmosis mimicking glioblastoma as the first presentation of HIV［J］. J Clin Neurol, 2016, 12(2):248-250.

［99］ PEREIRA-CHIOCCOLA V L, VIDAL J E, SU C. Toxoplasma gondii infection and cerebral toxoplasmosis in HIV-infected patients［J］. Future Microbiol, 2009, 4(10):1363-1379.

［100］ ROBERT-GANGNEUX F, BELAZ S. Molecular diagnosis of toxoplasmosis in immunocompromised patients［J］. Curr Opin Infect Dis, 2016, 29(4):330-339.

［101］ 陈生弟. 难治性神经系统疾病［M］. 上海:上海科学技术出版社, 2007.

［102］ 刘敏, 丁月旭, 刘倩, 等. 获得性免疫缺陷综合征合并弓形虫脑病 57 例临床分析［J］. 中国感染与化疗杂志, 2018, 18(3):258-262.

［103］ REVEL M P, GRAY F, BRUGIERES P, et al. Hyperdense CT foci in treated AIDS toxoplasmosis encephalitis: MR and pathologic correlation［J］. J Comput Assist Tomogr, 1992, 16(3):372-375.

［104］ 袁虹. 艾滋病合并脑内寄生虫感染的临床及影像表现［J］. 新发传染病电子杂志, 2018, 3(4):239-243.

［105］ HODGSON H A, SIM T, GONZALEZ H, et al. Successful treatment of cerebral toxoplasmosis using pyrimethamine oral solution compounded from inexpensive bulk powder［J］. Open Forum Infect Dis, 2018, 5(4):ofy055.

［106］ YANG M, SUN J, BAI H X, et al. Diagnostic accuracy of SPECT, PET, and MRS for primary central nervous system lymphoma in HIV patients: a systematic review and meta-analysis［J］. Medicine, 2017, 96(19):e6676.

［107］ SON V T, KHUE P M, STROBEL M. Penicilliosis and AIDS in Haiphong, Vietnam: evolution and predictive factors of death［J］. Médecine Maladies Infect, 2014, 44(11/12):495-501.